精神卫生工作指要

JINGSHEN
WEISHENG
GONGZUO ZHIYAO

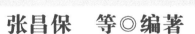

张昌保 等◎编著

中国出版集团
世界图书出版公司
广州·上海·西安·北京

图书在版编目（CIP）数据

精神卫生工作指要 / 张昌保等编著. —广州：世界图书
出版广东有限公司，2025.1重印
ISBN 978-7-5100-9082-0

Ⅰ.①精…　Ⅱ.①张…　Ⅲ.①精神卫生—卫生工作
Ⅳ.①R749

中国版本图书馆 CIP 数据核字（2014）第 276758 号

精神卫生工作指要

策划编辑　刘婕妤　黄　琼
责任编辑　曾跃香
出版发行　世界图书出版广东有限公司
地　　址　广州市新港西路大江冲25号
http://www.gdst.com.cn
印　　刷　悦读天下（山东）印务有限公司
规　　格　787mm × 1092mm　1/16
印　　张　15.75
字　　数　423 千
版　　次　2015 年 1 月第 1 版　　2025 年 1 月第 3 次印刷
ISBN　978-7-5100-9082-0/R · 0265
定　　价　78.00 元

《精神卫生工作指要》编委会

主　编：

张昌保　　孙守强　　许安荣

副主编：

吴　江　薛焕英　唐　荣　陈　燕　周光涛　朱俊杰
徐　静　胡绍英　杨　晓　曾　勇　张昌军　陈生梅

编　委：（按姓氏拼音字母为序）

艾春启　敖　敏　陈胜华　陈　蕾　陈　娇　陈国锋
程晓娜　储　霞　董甲梅　高秀红　郭　睿　龚士虎
龚　芹　何清华　黄　斌　姜学军　金　花　雷东红
李世林　李郧丹　廖宗芳　刘玉杰　柳　森　罗克俭
吕世平　阙爱华　冉丹荔　王贞珍　王　熙　吴爱民
夏　群　叶富云　尹海星　张　杰

前 言
Preface

　　随着医学科学的发展，精神医学也取得了长足的进步，尤其是自 2013 年 5 月 1 日《中华人民共和国精神卫生法》的颁布实施后，精神卫生工作已走上法制化轨道。广大精神卫生工作者面对的不仅仅是精神疾病的医疗问题，而且还要掌握精神卫生工作的相关法律法规、伦理道德、权益保障、功能康复、社区管理、诊疗常规及技术操作规范等知识，努力为广大精神疾病患者及家属提供全方位的精神卫生服务。

　　为适应精神卫生事业的发展，普及精神卫生知识，方便精神卫生工作者学习、查阅有关知识，在全国知名青年精神卫生专家、医学博士、湖北省精神卫生中心主任刘忠纯教授的指导下，由湖北医药学院附属东风医疗集团茅箭医院(十堰市精神病医院)组织编写了《精神卫生工作指要》。

　　全书共分精神病学基础知识、常见精神疾病的诊断及治疗、精神药物治疗、心理治疗、精神科护理、社区精神卫生、精神卫生相关法律法规及规范七大部分。其中精神卫生法律法规、精神卫生政策、精神卫生工作原则是到目前为止较权威的最新信息。美国《精神障碍诊断与统计手册(第五版)》(DSM-5)是目前国际上精神疾病分类诊断系统的最新版本，由于到目前为止没有规范的中文翻译版本，本书只列出其分类系统的中英文对照。精神疾病的诊断和治疗、心理治疗主要参照中华医学会的诊疗指南及规范。精神科护理方面主要是我们近四十年的临床工作经验和体会，也参考了国内的专业文献，供同道们参考。

　　本书涉及知识面广，查阅方便，实用性强，相信能为广大精神卫生工作者提供一定的帮助，也可作为普及精神卫生知识的参考教材。由于编者水平有限，错误之处在所难免，欢迎读者批评指正。

《精神卫生工作指要》编委会

2014 年 11 月

目　　录

第一章

精神病学基础知识

第一节　精神病学的概念及发展

Section 1

一、精神病学的基本概念

精神病学是研究精神障碍的病因、发病机制、临床表现、疾病的发展规律、治疗及预防康复的一门临床医学。精神病学的生理基础是神经科学,心理基础则与心理学、社会学、人类学密切相关。精神医学的任务有两个:一是研究各类精神疾病的病因、发病机制、临床表现、治疗和预防;二是研究社会心理因素对人体健康和疾病作用的影响。精神障碍是一种有临床意义的行为或症状群或类型,其发生与当事人目前的痛苦烦恼有关,或明显增加病死、引起痛苦、功能不良和丧失自由的风险。精神障碍除包括精神疾病外,还包括痴呆、精神活性物质所致精神和行为障碍、心境障碍、神经性障碍、应激相关障碍、躯体形式障碍、人格障碍等。精神卫生是指对精神障碍的预防、治疗、康复的研究和精神卫生知识的普及,主要研究精神疾病的发生、发展规律及其防治,保障和促进人群心理健康,提高个体承受应激和适应社会的能力以减少心理和行为问题的发生。

二、精神病学的发展

精神病学的任务就是探讨各种异常的心理现象与规律,并寻求精神障碍的治疗和预防措施。人们对精神现象的认识影响其对精神障碍的态度及处理方法,在文化和科技落后的时代,精神病患者被视为魔鬼缠身,多用巫术和迷信的方法进行惨无人道的粗暴干预。随着人们对大脑功能的进一步认识,逐步将人的行为与大脑的思维联系起来,为以后的生物精神医学发展奠定了基础。在漫长的探索过程中,发现心理因素、个性和社会环境与精神疾病的发生不无关系,从而建立了生物－心理－社会的精神医学模式。精神病学的认识发展过程反映了人们对精神障碍及其规律的认识过程,同时也反映了人们对精神疾病的歧视逐渐减弱的过程。从20世纪50年代精神药物广泛应用于临床,到现代的药物－心理－物理－康复综合治疗,从封闭式管理到开放式管理,从单纯治疗疾病到关注社会功能康复,从单靠临床症状诊断到脑电图、脑电地形图、脑诱发电位、CT、MRI、SPECT、PET、心理测验、人格测验和智力测验等新技术的开发,大大促进了当代精神医学的发展。2013年5月1日《中华人民共和国精神卫生法》颁布实施,将精神卫生工作纳入法制化管理,精神医学的发展又进入了一个新时代。精神疾病的家庭、社区、医院的综合诊疗模式和个案管理,群防群治,联合应用不同的治疗措施,多学科合力探讨将是今后精神医学的发展方向。

第二节　精神检查的一般原则和基本技能
Section 2

一、建立医患关系的原则与技能

医患关系是医师与患者在健康与疾病问题上建立起来的亲密的人际关系,性质不同于一般的人际关系,具有单一性、专业性和亲密性等特征。医师和患者及其家属之间的关系可以影响精神检查和治疗。一个值得信赖、乐于助人和具有同情心的医师,能让患者感到安全并乐于接受。

（一）良好的医患关系建立应遵循的原则
(1)医师的态度、患者是我们的服务对象,值得我们尊敬和接纳。
(2)医患关系是围绕疾病的诊治而建立起来的,医师是一个特定的社会角色。
(3)从内心深处接受患者,充分尊重和理解患者的人格、价值取向和生活态度。
(4)相信患者是可以进行沟通和交流的,有问题可以协商解决。
(5)医患关系在医疗活动中并非一成不变,而是动态发展的,需要维护、反思,不能偏离伦理的界限和专业的需要。
(6)一种良好的医患关系至少可以改善社会功能,提高生活情趣和生活质量。
(7)当患者不了解这种关系时,需要医师花时间和耐心去建立这种关系。
（二）良好的医患关系建立需要的基本技能
(1)用同情的态度倾听患者及家属的谈话,不需要过多解释或说明事情的真实性。
(2)使用适当的称谓、尊敬的目光、和蔼的语气,使患者乐于接受。
(3)鼓励目光接触,让患者和家属能感受到医师的关切。
(4)医师应沉着、冷静、亲切、认真,避免紧张、手足无措。
(5)尽量使用通俗易懂的语言,专业术语尽可能少用。
(6)切忌当着患者及家属的面对病情妄加评论,更不要同行之间相互诋毁。
(7)不要急于打断患者的陈述,自己随意发表意见,要使用共情性的倾听,鼓励患者表达。
(8)对患者及家属迫切关心的问题给予解答,必要时告知治疗方案,和家属共同协商。
(9)要有良好的医德,不要透露患者的隐私。

二、面谈的基本原则和技能

面谈是精神科医师需要尽快掌握并不断完善的核心临床技能。熟练而有效的面谈是对疾病准确诊断、成功治疗的基本保障之一。面谈的质量取决于面谈的设置、过程技巧和医患关系。
（一）面谈的基本原则
(1)在与患者面谈前,医师应当熟悉病情,了解患者的心理状况,做到有针对性的面谈。
(2)建立良好的医患关系,告知自己的角色定位,取得患者的充分信任。
(3)面谈中注意尊重患者,同情理解,给予适当的安慰和保证。

(4)注意接触交谈的一般仪态和言语,应当仪表端庄,态度温和,语言诚恳。

(5)善于启发提示或引导患者。

(二)面谈常用技能

(1)积极倾听:以患者为中心是最主要的方法。不要随意打断患者的话语,分析综合患者的谈话内容,掌握弦外之音。

(2)当患者出现偏离主题或思路停顿,要给予适当的启发和引导。

(3)医师应当用积极和鼓励的话语,让患者充分的表达,允许患者完成他的发言,谈话内容与主题相关。

(4)开放式提问与追究性交谈,给予患者适当的空间和信息,对患者的观点感兴趣,让患者表达自己的感受,针对问题进行提问,得到更详尽的资料。停顿可以降低谈论心理、社会问题的抑制阈值,给患者补充谈话的机会,鼓励患者继续说下去,尤其是将犹豫的内容说出来。

(5)复述是指用患者的话进行重复,接纳患者的观点,聚焦患者谈论的焦点。

(6)总结信息中最重要的部分,医师和患者达成内容上的一致。

(7)情感回应:医师通过言语表情和肢体动作对患者的情绪做出回应。

第三节　精神障碍的症状学

Section 3

精神症状是人脑功能紊乱的表现,精神障碍的症状学是精神医学的重要基础,也是精神疾病临床诊断的主要依据。异常的精神活动通过人的外显行为如言谈、书写、表情、动作行为等表现出来,称为精神症状。精神症状是异常的精神活动,但异常的精神活动不完全等于精神症状。精神症状反映形式与个体的文化背景、人格特征以及生活经历有关。研究精神症状及其产生机制的学科称为精神障碍的症状学,又称精神病理学。精神疾病的临床诊断主要是通过病史采集及精神检查发现精神症状,通过综合分析和判断而建立,因此掌握症状学是精神卫生工作者必备的基本功。常见的精神症状如下。

一、感知觉障碍

感知包括感觉和知觉两个部分。感觉是大脑对直接作用于感觉器官的客观事物的个别属性的反映,如光、声、色、气味、温度、硬度等,通过感觉器官在人脑中的直接反映。知觉是客观事物的各种属性在人脑中经过综合,并借助于过去的经验所形成的一种完整的印象。视觉、听觉、味觉、嗅觉、触觉、平衡觉、运动觉等都是不同类型的感觉,分别反映事物的个别属性,而知觉就是在这些感觉的综合基础上产生的。通常我们对事物的感受都是综合性的。在精神科临床实践中,常常将感觉和知觉统称为感知,因此,感知障碍包括感觉障碍和知觉障碍两个部分。

(一)感觉障碍

常见的感觉障碍有感觉过敏、感觉减退、内感不适等。

1.感觉过敏

又称感觉增强,由感觉阈值降低或强烈的情绪因素所致。临床表现为患者对一般强度的刺激反应特别强烈、难以忍受,比如不能忍受电话铃声、关门声、冷水、阳光等。感觉过敏多见于丘脑或周围神经病变,精神科见于神经衰弱、疑病症、焦虑症等。

2.感觉减退

又称感觉抑制,由感觉阈值升高或强烈的情绪抑制所致。临床表现为患者对强烈的刺激不能感知或感觉轻微,比如针刺没有疼痛感。感觉减退多见于神经系统疾病、谵妄或其他类型的意识障碍,精神科见于精神分裂症、抑郁症等。

3. 内感不适

由感觉异常所致。临床表现为患者叙述体内有异常的不适感,比如喉部阻塞感、内脏挤压扭转或牵拉疼痛、蚁爬感等,没有明确的定位,性质难以描述。内感不适多见于精神分裂症、疑病症、躯体形式障碍等。

(二)知觉障碍

常见的知觉障碍有错觉、幻觉和感知综合障碍三种。

1. 错　觉

错觉是指对客观事物的歪曲的知觉。比如将草绳看成蛇,将墙上的裂纹看成是蜈蚣等。错觉主要表现为错听和错视,常见于器质性精神障碍的谵妄及物质依赖障碍。

2. 幻　觉

幻觉是一种缺乏外界相应的客观刺激作用于感觉器官时所出现的知觉体验,是一种虚幻的知觉。如没有人讲话时听见讲话的声音,能看到实际不存在的东西。幻觉可以在意识完全清晰时发生,也可以在不同程度的意识障碍时发生。意识清晰时出现的幻觉属于精神病性症状,是精神病患者最常见的症状之一。健康人有时也会出现幻觉,主要发生在入睡前和醒来后,通常是短暂的、单纯的,多能自我觉察和纠正。

(1)按所涉及的感觉器官不同,常见幻觉有以下几种:

1)幻听:这是最常见的一种幻觉。患者可以听见各种声音,如言语声音、噪声、音乐等。如幻觉内容为言语交谈,称为言语性幻听。言语性幻听可以是几个单词、一段话、几个句子。如果言语内容是评论患者的言行,称为评论性幻听。如果言语内容为命令患者做某事,称为命令性幻听。言语性听幻觉尤其是评论性听幻觉、命令性听幻觉多见于精神分裂症。幻听内容有时十分清晰,有时非常模糊。临床上多数患者的行为和情绪受听幻觉影响,甚至产生不良后果。

2)幻视:视幻觉比听幻觉少见,常与其他幻觉一起出现。视幻觉可以是简单的闪光,也可以是复杂的图像。视幻觉中图像较正常大的为物体显大性幻觉,较正常小的为物体显小性幻觉,视幻觉多见于器质性精神障碍,如谵妄、中毒、癫痫等,也可见于精神分裂症等。

3)幻味和幻嗅:味幻觉和嗅幻觉比较少见,通常是患者可以辨认的特殊气味和味道,如花香、臭味等。味幻觉和嗅幻觉常同时出现,常见于颞叶癫痫、精神分裂症等。

4)幻触:触幻觉又称皮肤黏膜幻觉,通常患者感到皮肤或黏膜表面有接触、针刺、虫爬、通电等异常感觉。多见于周围神经病、精神分裂症、分离性障碍等。

5)内脏幻觉:又称体感幻觉,临床上较少见。患者有内脏被捏、拉、膨胀、掏空、虫爬、刀割等体验。常见于疑病妄想、虚无妄想、精神分裂症、抑郁症等。

(2)按幻觉体验的来源分为真性幻觉和假性幻觉:

1)真性幻觉:患者的幻觉体验来源于客观世界,具有与知觉体验相同的鲜明性、生动性和不随意性。比如患者听见有人在议论自己,情绪激动,心情不愉快。临床上多数幻觉属于真性幻觉。

2)假性幻觉:幻觉形象不够鲜明生动,不是通过感觉器官而获得。如听到肚子里有说话的声音,可以不用自己的眼睛就能看到头脑里有一个人像,虽然幻觉的形象与一般知觉不同,但是患者却往往非常肯定地认为他的确是听到了或看到了,因而对此坚信不疑。

(3)按幻觉产生的条件分为功能性幻觉、反射性幻觉、心因性幻觉和入睡前幻觉四种:

1)功能性幻觉:是患者的幻觉与现实刺激伴随出现的幻觉。比如听见流水的声音,就听见别人在议论自己。客观刺激和幻觉同时为患者感受,这种现象多见于精神分裂症和心因性精神障碍。

2）反射性幻觉：患者的某一感觉器官感受到现实的刺激时，他（她）的另一个感觉器官产生幻觉。比如看见有人在前面几米远的地方，就听见别人在议论自己。反射性幻觉多见于精神分裂症。

3）心因性幻觉：幻觉内容与心理因素密切相关，在强烈心理因素影响下产生的幻觉。比如想起已故的亲人时就听见已经死去的亲人的说话声等等。常见于心因性精神障碍、分离性障碍等。

4）入睡前幻觉：指发生在入睡前的幻觉。幻觉发生在将睡未睡时，入睡前幻觉一般没有病理性意义。

幻觉是一种精神病性症状，可以发生在各种重性精神障碍中，如精神分裂症、情感性障碍和器质性疾病。幻觉没有特征性疾病的诊断意义。听幻觉、味幻觉、嗅幻觉、本体幻觉多见于精神分裂症。

3.感知综合障碍

感知综合障碍是患者对客观事物能够正确认识，但是对部分属性如大小比例、形状结构、空间距离、物体的动静等产生错误的知觉体验。常见以下几类：

（1）时间知觉综合障碍：患者对时间体验的判断出现障碍。比如患者感到时间"飞快"，或者时间"凝固"。这种症状多见于颞叶癫痫和精神分裂症。

（2）空间知觉综合障碍：患者对事物空间距离或事物大小的判断出现障碍。比如患者看见物体形象比真实物体大或者小，或者将近物看得很远。这种症状多见于癫痫和精神分裂症。

（3）运动知觉综合障碍：患者觉得运动的物体静止不动，或者静止不动的物体在运动。比如患者感到面前的房屋在往后退，坐着的凳子在移动。这种症状多见于癫痫和精神分裂症。

（4）体形知觉综合障碍：又称体象感知综合障碍。比如患者感到自己的脸变长、变大，鼻子变宽等等。这种症状见于器质性精神障碍、癫痫和精神分裂症。

二、思维障碍

思维是人脑对客观事物的间接和概括的反映，是人类认识过程的高级阶段。思维在感觉和知觉的基础上产生，由感知所获得的材料通过分析、综合、抽象、概括、判断、推理等过程形成概念，并借助语言和文字来表达。通过概念与概念的联系，即通过联想和逻辑的过程来实现。思维活动的特征有：①目的性：指思维是围绕着一定目的，有意识地进行；②连贯性：指思维过程中的概念之间前后衔接，互相联系；③逻辑性：指思维过程是有一定道理，合乎逻辑的。

思维障碍是精神疾病重要的精神症状，主要包括思维形式障碍和思维内容障碍。

（一）思维形式障碍

1.思维奔逸

指思维的联想速度过度加快和思维量增加。患者表现为思维和谈话都非常快，一个概念接着另一个概念。患者讲话时，语量增多，语速变快，甚至滔滔不绝，不易打断。思维奔逸时常常伴有随境转移、音联意联。如问患者姓名，回答："鄙人姓张，弓长张，名字是××。今年28岁，生日是6月18日，结婚刚满一年零八个月……"病情严重时患者有思维压力感、思维大量涌现。思维奔逸是躁狂症的典型症状，也见于精神分裂症。

2.思维迟缓

指思维的联想过度缓慢，与思维奔逸正相反。患者表现为讲话速度缓慢，应答迟钝。回答一个简单的问题要花上很长的时间，令提问者不耐烦。思维迟缓者常常伴有动作和行为的减少或抑制、情绪的低落。这是抑郁症的典型症状，也见于精神分裂症。

3. 思维散漫

指联想范围松散，缺乏固定的指向和目的，思维缺乏目的性、连贯性和逻辑性。患者认真讲了一段话，每句话、每段叙述的语法结构和逻辑性完整，但是整篇谈话内容散漫，使听者不得要领，不知道患者想要说明什么问题。

4. 思维破裂

指概念之间联想的断裂，建立联想的各种概念内容之间缺乏内在联系。表现为联想完全没有逻辑性，句与句之间互不相关，甚至是语词的堆积，不能组成完整的句子。比如，问"你叫什么名字"，回答："你上课，人民兴高采烈，水流哗哗响……"思维破裂主要见于精神分裂症。

5. 思维贫乏

指思维数量的减少，概念缺乏。患者常感到脑子一片空白，想不出问题。临床表现为患者回答问题时言语内容简单、空洞，自觉脑中空虚。如询问患者今后有什么打算？回答："没有。"询问患者家属探望时谈些什么？回答："没什么。"询问患者对住院治疗有什么看法？回答："没什么看法。"思维贫乏多见于精神分裂症，也见于抑郁症和脑器质性精神障碍。

6. 病理象征性思维

指用无关的、不被大家所理解的具体概念来代表抽象概念，不经患者解释，别人无法理解。如不穿衣服表示光明磊落。病理性象征性思维常见于精神分裂症。

7. 语词新作

指患者自创新词、新字、图形、符号等，代替已被大家公认的概念。如患者指"尖"为心，称："解剖鸡的心脏，是上面小，下面大。所以'尖'应该读'心'。"语词新作常见于精神分裂症。

8. 持续言语

指回答问题时患者持续重复第一次回答，尽管提问者已经开始提下面的问题。如问患者年龄，回答："60岁"（回答正确）；又问其住址，仍回答："60岁。"持续言语主要见于器质性精神障碍，如痴呆，也见于其他精神障碍。

9. 思维中断

指思维突然中断。患者表现为谈话时话题突然中断，联想突然受到抑制，片刻后以新的话题内容出现，但患者对此不能解释。如问患者什么时候住院的？回答："我昨天来医院的。"停顿片刻，又问："刚才你问什么问题？我可以看书吗？"思维中断主要见于精神分裂症。

10. 病理性赘述

指患者在叙述一件事时加入许多不必要的细节，无法简明扼要讲清问题。如问患者坐什么车子来医院的？回答："坐49路公交车，从终点站，经人民广场，到淮海路，再到衡山路、乌鲁木齐路、中山医院、儿科医院、中山南路下车，走过来的。"赘述主要见于癫痫，也见于其他精神障碍。

11. 思维插入

指患者感到有某种思想不是属于自己的，不受他的意志所支配，是别人强行塞入其脑中。比如患者告诉医生："气功师傅用气把师傅的思维放入我的大脑，来控制我。我现在的思维一部分是自己的，还有一部分是师傅的。"思维插入常见于精神分裂症。

12. 思维扩散

患者体验到自己的思想一出现，即尽人皆知，感到自己的思想与人共享，毫无隐私而言。比如患者在回答医生问题时称："其实你们都已经知道，还要故意问我。我的想法还没有讲出来就已经通过电视、广播让全世界都知道了，你还不知道？至于用什么方法从我脑子中发出去的，我也不知道。"思维播散常见于精神分裂症。

13. 思维被窃

患者认为自己的思维没有了，被外界偷走了，并常常有思维中断现象。比如患者称："特殊部门用一种高科技手段把我脑子中的思想都抽取了，脑子不舒服，想不出问题。他们在考验我，拿我做试验。"思维被窃常见于精神分裂症。

14. 强迫思维

指一种反复出现的思维，表现为一种想法、冲动等，尽管患者明知不对、不必要、不合理，但也很难克服和摆脱。抵抗是强迫思维的特征，也是与妄想鉴别的要点。通常强迫思维的内容是不愉快的、痛苦的。患者认为这些想法是没有意义的，甚至是不可告人的。常见于强迫症。

（二）思维内容障碍

妄想是一种病理性的歪曲信念，是病态的推理与判断，其内容与事实不符，与患者的文化水平及社会背景也不符合，但患者仍坚信不疑，难以用摆事实、讲道理的方法加以纠正。妄想属于精神病性症状，是精神病患者最常见的症状之一。

1. 按起源划分

（1）原发性妄想是一种无法以患者当前的环境和以往的心境解释的，不是来源于其他异常精神活动的病理信念。原发性妄想是精神分裂症的特征性症状。

（2）继发性妄想常与下列情况相关：①情感障碍如抑郁症和躁狂症以及情绪低落或高涨时产生的自罪妄想、夸大妄想等；②知觉障碍：如听幻觉基础上产生的被害妄想；③意识障碍：如意识模糊与错觉有关的后遗性妄想；④智能障碍：如轻度精神发育迟滞、脑器质性障碍、老年性痴呆等因推理、判断、记忆缺损所产生的继发性妄想；⑤性格障碍：如多疑、敏感、主观、固执、高傲的偏执性格容易发生妄想；⑥强烈的精神刺激：如等待审判、亲人的突然死亡所致的心因性妄想；⑦暗示：易于接受暗示或自我暗示的患者容易受暗示产生妄想。

2. 按内容划分

（1）被害妄想：这是最常见的妄想。患者感到正在被人迫害、追杀、围攻、窃听、诽谤、诬陷、毒害等。被害妄想常见于各种精神病状态，伴有幻觉的被害妄想多见于精神分裂症。

（2）关系妄想：较常见，患者感到周围的一事一物均与自己有关，或具有某种特殊意义。如患者认为报刊、电视中的内容都与自己有关，有些是明的讲自己，有些是暗示自己，路旁有人讲话或动作认为是针对自己的。关系妄想多见于精神分裂症，也见于其他各类精神病。

（3）夸大妄想：患者认为自己是重要人物、出身名门，有特殊才能，有巨大财富等。如患者坚信自己是某个领袖人物的亲戚，家中有许多的钱财等。夸大妄想常见于躁狂症，也见精神分裂症、器质性精神病。

（4）自罪妄想：又称罪恶妄想。患者将过去的缺点、错误无限上纲，看成是很大的罪行，对不起家人，不可饶恕，不配正常地生活下去。如同朋友吃一餐便饭，认为自己是受贿，应该判刑，罪有应得。患者常可伴有自杀或自伤行为或者主动去公安局自首。自罪妄想多见于抑郁症，也可见于精神分裂症。

（5）虚无妄想：又名否定妄想。患者认为客观存在的物质已不复存在，一切都是虚假的。如患者感到自己的胃肠已消失，因而不必吃饭，也没有饥饿感。虚无妄想多见于抑郁症，也见于精神分裂症、老年期精神病。

（6）疑病妄想：患者深信自己患了某种严重疾病，如癌症、艾滋病等。一系列详细检查和反复的医学验证都不能纠正患者的病态信念，常伴有反复就医的行为和焦虑不安的情绪。疑病妄想常见于抑郁症，尤其是中老年患者，也见于精神分裂症。

（7）嫉妒妄想：患者捕风捉影地认为自己的配偶另有新欢，坚信配偶对自己不忠，常跟踪、逼问配偶，以求证实，甚至对配偶或第三者采取攻击性行为。嫉妒妄想常见于精神分裂症、偏执性精神病等。嫉妒妄想男性多于女性,夫妇双方条件相差大者、更年期妇女容易发生。

(8)钟情妄想:患者认为自己被异性看中、所爱,因而眷恋、追逐对方。患者钟情的对象常常是名人如影星、歌星等。可以是突发的,也可以在一次见面之后产生。如在一次演唱会上向明星献过花,其实对方根本不认识他(她),也没有任何意思。钟情妄想多见于精神分裂症。

(9)物理影响妄想:或称被控制感,患者觉得自己的一言一行都受到外界某种力量的控制,如电波、仪器、光等,因而不能自主,常伴有与妄想内容相应的行为。如患者感到自己的行为受到情报部门的控制,情报部门在自己的大脑中安装了特殊仪器,然后操纵他的一举一动,连讲话的内容和声音也是借助于患者的大脑和喉咙。物理影响妄想是诊断精神分裂症的重要症状。

其他常见的妄想还有非血统妄想、宗教妄想、变兽妄想等。

三、情感障碍

在日常生活中情感和情绪常常互相通用,情感和情绪都是指个体对现实环境和客观事物所产生的内心体验和所采取的态度。在心理学中,将主要与机体生理活动相联系的、伴有明显的自主神经反应的、初级的内心体验称为情绪,如由外伤引起的痛苦体验,精彩表演产生的愉快享受。把与社会心理活动相联系的高级的内心体验称为情感,如友谊感、审美感、爱感、道德感等。情感既有情境性,又有稳固性和长期性。临床上情绪和情感经常互相兼用。情感障碍通常表现为三种形式,即情感性质的改变,情感波动性的改变和情感协调性的改变。

(一)情感性质的改变

指在患者的精神活动中占据明显优势地位的病理性情绪状态,其强度和持续时间与现实环境刺激不相适应。情感性质的改变临床表现为情感高涨、情绪低落、焦虑、恐惧。正常人在一定的处境下也可以表现这些情感反应,因此只有在情感反应不能依其处境及心境背景来解释时方可作为精神症状处理。

1. 情绪高涨

患者情绪异常高涨,心境特别愉快。表现为喜悦、语音高亢、动作明显增多、自我感觉良好,扬扬得意、盛气凌人,常常伴有明显的夸大色彩。常见于躁狂症、分裂情感性精神障碍、脑器质性疾病或酒醉状态。

2. 情绪低落

患者情绪异常低落,心境抑郁。表现为忧愁、语音低落、动作明显减少、自我感觉不良,常常自责自卑,严重者有明显的罪恶感,甚至可出现自伤和自杀行为。情绪低落时常常伴有某些生理功能的改变,如食欲减退或缺乏、闭经等。常见于抑郁症,也见于其他精神障碍或躯体疾病时的抑郁状态。

3. 焦　　虑

病态焦虑指在缺乏相应的客观因素下,出现内心极度不安的期待状态,伴有大祸临头的恐惧感。表现为惶惶不安、坐立不定、精神紧张。常常伴有心悸、气急、出汗、四肢发冷、震颤等自主神经功能失调的表现和运动性坐立不安,严重者可以表现为惊恐发作。焦虑伴有严重的运动性不安,如搓手跺脚时称为激越状态,常见于焦虑障碍。焦虑是日常生活中常见的现象,正常人在预期不利的情况下、执行无把握的任务时均可出现相应的焦虑表现。

4. 恐　　惧

指面临具体不利或危险的处境时出现的焦虑反应。轻者表现为提心吊胆;重者极度害怕、狂奔呼喊,精神极度紧张。同时伴有明显的自主神经系统症状,如心跳加快、气急、呼吸困难、出汗、四肢发抖,甚至大小便失禁。恐惧常常导致抵抗和逃避。常见于各种恐惧症,也见于幻觉、错觉、妄想状态。

(二)情感波动性的改变

指情感的始动功能失调。临床表现为情感不稳定、情感淡漠、易激惹性、病理性激情等。

1. 易激惹性

患者情绪或情感极易诱发，轻微刺激即可引起强烈的情绪或情感反应，常见于疲劳状态、人格障碍、神经症、轻躁狂、偏执性精神病、脑器质性精神障碍和躯体疾病并发的精神障碍。

2. 情感不稳定

患者的情感稳定性差，容易变动起伏，喜、怒、哀、乐极易变化；常常从一个极端波动到另一个极端，一会儿兴奋，一会儿伤感，且不一定有外界诱因。常见于脑器质性精神障碍、癫痫性精神病、乙醇中毒、人格障碍。与外界环境有关的轻度的情感不稳定可以是一种性格表现，表现为极易伤感多愁，动辄呜咽哭泣，称为情感脆弱，多见于分离性障碍、神经衰弱、抑郁症。

3. 情感淡漠

患者对客观事物和自身情况漠不关心，缺乏应有的内心体验和情感反应，处于无情感状态。常见于精神分裂症。如果患者对客观刺激的情感反应虽然存在，但反应速度明显迟缓、强度明显减低，称为情感迟钝，常见于精神分裂症、躯体疾病并发的精神障碍、痴呆。

4. 病理性激情

患者骤然发生的、强烈而短暂的情感暴发状态。常常伴有冲动和破坏行为，事后不能完全回忆。见于脑器质性精神障碍、躯体疾病并发的精神障碍、癫痫、乙醇中毒、反应性精神病、智能发育不全并发的精神障碍、精神分裂症等。

(三)情感协调性的改变

患者的内心体验和环境刺激及其面部表情互不协调，或者内心体验自相矛盾。临床表现为情感倒错、情感幼稚、情感矛盾。

1. 情感倒错

患者的情感反应与环境刺激不相一致，或者面部表情与其内心体验不相符合。如遇到愉快的事情表现悲痛，痛哭流涕，多见于精神分裂症。

2. 情感幼稚

患者的情感反应退化到童年时代的水平，容易受直觉和本能活动的影响，缺乏节制。面部表情幼稚，喜忧易形于色，不能很好地适应环境变化，极易受周围环境的影响而波动。多见于分离性障碍、痴呆。

3. 情感矛盾

患者在同一时间内体验到两种完全相反的情感，但患者并不感到这两种情感的互相矛盾和对立，没有苦恼或不安，患者常将相互矛盾的情感体验同时暴露出来，使别人不可理解。常见于精神分裂症。

四、意志障碍

意志是人们自觉地确定目标并克服困难用自己的行动去实现目标的过程。意志与情绪密切相关，互相渗透。当人们认识到有前途或未来时，就会向着既定目标采取自觉的积极的行动。反之，就会消极行动。意志障碍的临床表现有意志增强、意志减弱、意志缺乏、矛盾意向。

1. 意志增强

指病态的自信和固执的行动。常见于偏执性精神病、精神分裂症等。如有被害妄想的患者，反复上访，向有关部门申述和要求安全保障等等。

2. 意志减弱

指病态的缺乏主动性和进取性,缺乏克服困难的决心和力量。如不想做事,没有积极性等。常见于精神分裂症、抑郁症、药物成瘾等。

3. 意志缺乏

指患者的意志要求显著减退或消失。患者的生活处于被动状态,处处需要别人的督促和管理,常常伴有情感淡漠和思维贫乏。常见于精神分裂症和痴呆。

4. 矛盾意向

指对同一事物,同时出现两种完全相反的意向和情感,但患者并不感到不妥。如遇到朋友时,一面想哭,一面又想笑。常见于精神分裂症,这是诊断精神分裂症的重要症状。

五、注意障碍

注意指精神活动在一段时间内集中指向某一事物的过程。此时人们对所注意的事物的感知最为清晰,而周围其他事物相对不清晰。注意分为主动注意、随意注意和被动注意、不随意注意。主动注意是有意地去注意某一事物,而被动注意是无意地注意到周围的事物。如上课时同学听老师讲课是主动注意,走廊的声音是被动注意。前者是有目的的,需要做出自觉的努力;后者是无目的的,不需要自觉努力。通常讲的注意是主动注意。注意障碍指精神活动在一段时间内过度或不能集中指向某一事物的过程。常见注意障碍有注意增强、注意减退、随境转移、注意范围缩小。

1. 注意增强

指患者特别容易为某种事物所吸引或特别注意某些活动。比如妄想患者对周围环境的变动特别注意。常见于有妄想的患者、躁狂症、疑病症。

2. 注意减退

又称注意涣散,指主动注意减退,注意力不易集中,或不能持久。多见于神经症、精神分裂症、儿童多动症、疲劳过度。

3. 随境转移

指被动注意明显增强。表现为患者的注意极易为外界的事物所吸引,且注意的对象经常变换。主要见于躁狂症,是躁狂症的主要症状之一。

4. 注意范围缩小

指患者的注意集中于某一事物时,就不能再去注意其他的事物,即主动注意范围缩小,被动注意减弱,患者表现十分迟钝。正常人对事物缺乏兴趣或疲劳时也会出现注意范围缩小。常见于有智能障碍、意识障碍的患者。

六、动作行为障碍

动作指简单的随意和不随意的运动,如点头、弯腰行为则指为达到一定目的而进行的复杂随意运动,它是一系列动作的有机组合。一定的行为反映一定的思想、动机和目的。精神疾病患者由于认知、情感和意志等活动的障碍,常导致动作和行为的异常,称为动作行为障碍,又称精神运动性障碍。动作行为障碍分为精神运动性兴奋、精神运动性抑制、刻板动作、模仿动作、作态等。

（一）精神运动性兴奋

指患者的动作和行为增加,分协调性和不协调性精神运动性兴奋。

1. 协调性兴奋

指患者的动作和行为的增加与其思维、情感活动是一致的,与其思维和情感活动的量的增加相协调,是有目的的、可以理解的,身体各部分的动作与整个精神活动是协调的。例如情绪激动时的兴奋、轻躁狂时的兴奋、焦虑时的坐立不安都是典型的协调性兴奋。

2. 不协调性兴奋

指患者动作和行为的增加与其思维、情感是不一致的。表现为动作单调杂乱、无动机、无目的,令人难以理解。患者的动作行为与其整个精神活动不相协调,与外界环境也不相协调。如精神分裂症紧张型的紧张性兴奋,青春型的愚蠢行为和装怪相、做鬼脸,意识障碍时的谵妄状态。

（二）精神运动性抑制

指患者的整个精神活动的抑制,表现为动作、行为的明显减少。

1. 木　　僵

指患者的动作和行为明显减少或抑制,并常常保持一种固定姿势。严重的木僵称为僵住,患者不言、不语、不动、不食,面部表情固定刻板,保持一个固定姿势,僵住不动,大小便潴留,对刺激缺乏反应。轻度木僵称为亚木僵,表现问之不答、唤之不动、表情呆滞,但在无人时能自动进食、自动解大小便。木僵常见于精神分裂症,也见于抑郁症、反应性精神障碍及脑器质性精神障碍。

2. 蜡样屈曲

指患者静卧或呆立不动,但身体各部位却可以听人摆布,即使把他摆成一个很不舒服的姿势也可以维持很长的时间。因为患者的临床表现像塑料蜡人一样,故称为蜡样屈曲。此时,患者的意识清晰,事后患者能够回忆。当患者躺在床上把他(她)的枕头抽去,患者仍可悬空维持,称为空气枕头。蜡样屈曲是一种被动服从,常见于精神分裂症。

3. 缄默症

指患者缄默不语,不回答问题,有时以手示意,见于精神分裂症紧张型和分离性障碍。

4. 违拗症

指患者对于要求他做的动作不但没有反应,反而表现抗拒。如要他躺下,患者却站住。患者做出与对方要求完全相反的动作称为主动性违拗;拒绝别人的要求,不去执行称为被动性违拗。违拗常见于精神分裂症紧张型,常在木僵的基础上出现。

（三）刻板动作

指患者机械刻板地反复重复某一单调的动作,常与刻板言语同时出现,多见于精神分裂症。

（四）模仿动作

指患者无目的地模仿他人的动作,常与模仿言语同时存在。常见于精神分裂症。

（五）作　　态

指患者用一种不常用的表情、姿势或动作来表达某一有目的的行为,常见于精神分裂症和器质性精神障碍。

七、记忆障碍

记忆是贮藏在脑内的信息或经历再现的功能,包括识记、保存、回忆、再认四个过程。记忆障碍包括如下几种。

1. 记忆增强

指病态的记忆增强，患者对过去很远的、极为琐碎的事情都能回忆出来，常常包括许多细节。如小时候一小学老师怎样批评自己，当时的语调、具体的每句话、同学们的具体反应等等。多见于躁狂症、强迫症、偏执性精神病等。

2. 记忆减退

指记忆的四个基本过程普遍减退。轻者表现为回忆的减弱，如记不住刚见过面的人、刚吃过的饭。严重时远记忆力也减退，如回忆不起个人经历等。可见于较严重的痴呆患者。

3. 遗　　忘

指患者部分或完全不能再现以往的经历。临床上分为心因性遗忘和器质性遗忘两类。

（1）心因性遗忘：指对以往经历的某一特定时期或阶段有关的记忆丧失。通常这一阶段或时期发生的事件是不愉快的，或与强烈的恐惧、愤怒、羞辱情境有关，具有高度选择性。多见于分离性障碍。

（2）器质性遗忘：由于脑部疾病引起的记忆缺失。通常近事遗忘比远事遗忘重。临床常见的器质性遗忘有逆行性遗忘、顺行性遗忘和遗忘综合征。

4. 错　　构

指对过去曾经历的事件在发生地点、时间、情节上出现错误回忆，尤其时间上容易发生，但患者仍坚信不疑。多见于脑部器质性疾病、抑郁症等。

5. 虚　　构

指患者对自己记忆的缺失部分，以虚构一套事情来填补，其内容常很生动、多变，并带有荒诞的色彩，常瞬间即忘。常见于器质性脑部疾病。

6. 似曾相识或旧事如新感

似曾相识指患者感受从未经历过的事物或进入一个陌生的环境时，有一种早先曾经经历过的熟悉感。旧事如新感指感受早已熟悉的事物或环境时，有一种初次见面的陌生感。常见于癫痫患者，也见于正常人。

八、意识障碍

意识在临床医学中指患者对周围环境及自身能否正确认识和反应的能力。它涉及觉醒水平、注意、感知、思维、情感、记忆、定向、行为等心理活动。

意识障碍指意识清晰度下降和意识范围改变，它是脑功能抑制所致。不同程度的脑功能抑制造成不同程度的意识障碍。通常时间定向最早受累，其次是地点定向，最后是人物定向受损。定向障碍是临床上判断患者有无意识障碍的重要标志。临床上常见的意识障碍有嗜睡、昏睡、昏迷、意识混浊、谵妄、梦样状态、朦胧状态。

1. 嗜　　睡

指患者的意识水平下降，如不予刺激，患者昏昏入睡，但呼叫或推醒后能够简单应答，停止刺激患者又进入睡眠。此时，患者的吞咽、瞳孔、角膜反射存在。

2. 昏　　睡

指患者的意识水平更低，对周围环境及自我意识均丧失，但强烈刺激下患者可以有简单或轻度反应。此时角膜反射减弱，吞咽反射和对光反射存在。

3. 昏　　迷

指患者的意识完全丧失，对外界的刺激没有反应，随意运动消失。此时，吞咽、角膜、咳嗽、括约肌、腱反射，甚至对光反射均消失。

4. 意识混浊

指患者的意识清晰度受损，表现似醒非醒，缺乏主动，强烈刺激能引起反应，但患者的反应迟钝，回答问题简单，语音低而慢，有时间、地点、人物的定向障碍。此时，吞咽、对光、角膜反射尚存在。

5. 谵　　妄

指患者除了意识水平下降外，还有记忆障碍和时间、地点定向障碍，常常伴有幻觉、错觉、情绪和行为的障碍。谵妄常由感染、中毒、躯体疾病所致急性脑病综合征引起。

6. 梦样状态

指患者表现像做梦一样，完全沉湎于幻觉、妄想之中，对外界环境毫不在意，但外表好像清醒。对其幻觉内容过后并不完全遗忘。迷茫状态、困惑状态和梦呓状态都可纳入意识梦样改变的范围。睡眠剥夺或过度疲劳均可以引起梦样状态，精神分裂症、某些药物如致幻剂也可引起梦样状态。

7. 朦胧状态

指患者的意识活动范围缩小，但其意识水平仅有轻度降低。患者对一定范围内的各种刺激能够感知和认识，并能做出相应反应，但对其他事物感知困难。朦胧状态可有多种原因，其中器质性原因有癫痫、脑外伤、脑血管疾病、中毒等；心因性朦胧常见于分离性障碍和心因性精神障碍。

九、自我意识障碍

自我意识指个体对自身精神状况和躯体状况的认识。正常情况下，每个人都能意识到自己的存在，并体验到自己是与客观环境相独立的单一的个体。自己的精神活动完全由自己控制，并为自己所认识。常见的自我意识障碍有人格解体、双重人格、自我界限障碍和自知力缺乏。

1. 人格解体

指患者感到自身已有特殊的改变，甚至已不存在了。有的患者感到世界正在变得不真实，或不复存在，称为现实解体或非现实感。有些患者感到自己丧失了与他人的情感共鸣，不能产生正常的情绪或感受。多见于抑郁症，也见于精神分裂症和神经症。

2. 双重人格

指患者在不同的时间体验到两种完全不同的心理活动，有着两种截然不同的精神生活，是自我单一性的障碍。除了自我以外，患者感到还有另一个"我"存在。或者患者认为自己已经变成了另一个人。常见于分离性障碍、精神分裂症。

3. 自我界限障碍

指患者不能将自我与周围世界区别开来，因而感到精神活动不再属于自己所有，自己的思维即使不说出来，他人也会知道，称为思维被洞悉感或思维播散。自己的思维、情感、意志、冲动和行为不是自己的，而是由他人或某种仪器所操纵或强加控制，称为被控制感。这些都是精神分裂症的特征性症状。

4. 自知力缺乏

又称内省力缺乏，指患者对自己疾病的判断和认识的能力的缺乏。患者不能认识自己的精神病理现象是病态，称为"无自知力"，判断有无自知力有四条标准：①患者是否意识到别人认为他/她有异常的现象；②患者是否自己认识到这些现象是异常的；③患者是否认识到这些异常现象是自己的精神疾病所致；④患者是否意识到这些异常现象需要治疗。通常，患者对自己的精神病理现象不能做出正确的估计，不能意识到疾病前后精神活动的改变，不能认识到自己的病态行为与正常人的区别,因而常常否认有病,抗拒治疗。多数精神病患者的自知力不完全,自知力不但是诊断精神疾病的重要指标,而且也是判断患者能否配合治疗和预测疗效的标准之一。

十、智能障碍

智能又名智力,指人们认识客观事物并运用知识解决实际问题的能力。这种能力是在实践中发展的,是先天素质、后天实践共同作用产生的。

临床上常常根据个体解决实际问题的能力,运用词汇、数字、符号、图形和非语言性材料构成概念的能力,来测定一个人的智能水平。目前,应用智力测验来评估个体的智能水平。智力测验的前提是认为同一年龄的群体其智能的得分基本上呈正态分布。临床常用的智力测验是韦氏智力测验,有成人和儿童两个版本。智力测验所得的结果用数字表示,称为智商(IQ)。

正常智能的基础是健全的大脑和合适的学习、实践。因此,智能障碍由脑部疾病和缺乏学习、实践引起。引起智能障碍的原因有许多,通常在脑发育完成前产生的智能障碍称为精神发育不全或精神发育迟滞。脑发育完成以后因为疾病造成的智能障碍称为痴呆。

十一、常见的精神科综合征

1. 幻觉妄想综合征

以幻觉为主,在幻觉的基础上产生妄想,如被害妄想、物理影响妄想等。本综合征的特点是幻觉和妄想密切结合,互相补充,互相影响。多见于精神分裂症,也见于某些器质性精神障碍。

2. 紧张综合征

包括紧张性木僵和紧张性兴奋两种状态。

(1)紧张性木僵包括木僵、违拗、刻板言语和动作、模仿言语和动作、蜡样屈曲、缄默等症状,可以持续数周至数月。紧张性木僵可以突然转入紧张性兴奋状态。

(2)紧张性兴奋持续时间短暂,常常是突然爆发的兴奋和暴力行为,然后又突然进入木僵或缓解。典型的紧张综合征见于精神分裂症的紧张型、抑郁症、急性应激障碍。

3 遗忘综合征

又称柯萨可夫综合征,以近事遗忘、虚构和定向障碍三联为特征。多见于乙醇中毒性精神障碍、颅脑损伤所致的精神障碍、脑肿瘤及其他脑器质性障碍。

4. 急性脑病综合征

以意识障碍为主要临床表现,起病急、症状鲜明、持续时间较短。可伴有急性精神病表现,如不协调性精神运动性兴奋、紧张综合征、类躁狂表现、抑郁状态等。多继发于急性器质性疾病或急性应激状态。

5. 慢性脑病综合征

以痴呆为主要表现,伴慢性精神病症状如抑郁状态、类躁狂状态、类精神分裂症状态,以及明显的人格改变和遗忘综合征,通常不伴有意识障碍。常由慢性器质性疾病引起,也可以是急性脑病综合征迁延所致。

6. 脑衰弱综合征

主要表现为易感疲劳、虚弱、思维迟缓、注意力不集中、情绪不稳定、情感脆弱,常伴有头痛、头晕、感觉过敏、出虚汗、心悸、睡眠障碍等。常见于器质性疾病的初期、恢复期或慢性器质性疾病的过程中。

7. 易人综合征

又名 Capgras 综合征,患者认为他(她)周围某个非常熟悉的人是其他人的化身或冒充者,多为自己的亲人如父母、配偶等。见于精神分裂症,偶见于癫痫、分离性障碍。

8. 虚无妄想综合征

又名 Cotard 综合征,指患者感到自己已不复存在,或者自己的躯体是一个没有五脏六腑的空壳。多见于老年精神分裂症、抑郁症、痴呆、顶叶病变等。

9. Ganser 综合征

指患者回答问题时表现出能理解问题,但做近似而不正确的回答。常见于分离性障碍,精神分裂症、器质性精神障碍、诈病。

10. 病理嫉妒综合征

指以怀疑配偶不忠的嫉妒妄想为核心症状的综合征。多见于男性,患者以许多似是而非的证据来证明配偶另有新欢,但往往说不出具体的对象,为此经常反复侦察、盘问、跟踪,甚至拷打。本综合征常见于偏执状态,也见于精神分裂症、慢性乙醇中毒、器质性精神病。

第四节 精神障碍的分类

Section 4

精神障碍的分类体系是精神卫生及相关学科的重要内容。国际上目前有两种非常重要的分类系统,并且广为业界人士所接受,一个是世界卫生组织主导制定的《疾病及有关健康问题的国际分类》(简称国际疾病分类,ICD)第五章:精神与行为障碍分类。该分类体系自 1893 年发行第一版以后,基本上每十年修订一次。1992 年第十次修订,简称"ICD-10",目前有关组织正在进行第十一次修订。另一个是美国精神病学会制定的《精神障碍诊断与统计手册》(DSM),该分类体系 1950 年第一次出版,简称为"DSM-1",2013 年 5 月第五次修订正式出版,简称"DSM-5",这是目前精神障碍分类系统的最新版本。我国于 1978 年制定出版《中国精神障碍分类与诊断标准》第一版,简称"CCMD-1"。2001 年第三次修订出版,简称"CCMD-3",但中国的分类系统基本上不为国际接受。本书只介绍 DSM-5 分类体系,供同行们参考。(参见附录一)

第二章

常见精神障碍的诊断及治疗

第一节 器质性精神障碍
Section 1

一、阿尔茨海默病

(一)概　述

阿尔茨海默病(AD)属于一组原因未明的原发性脑变性病变,起病缓慢,以逐渐加重的痴呆为主要临床症状,病情发展虽可停顿一时,但不可逆转。病理改变主要为皮层弥漫性脑萎缩、神经元大量减少,并可见老年斑、神经元纤维缠结、颗粒性空泡小体等病变,胆碱乙酰化酶及乙酰胆碱含量减少。病理检查对明确诊断和排除其他精神障碍有重要意义。

(二)临床表现

1. 记忆障碍

早期主要累及短程记忆,学习新知识困难,不能完成新的任务;记不住熟人姓名,难以进行有效的交谈;常放错或丢失东西等。随着病程进展,远程记忆也逐渐受累,可出现错构和虚构症。

2. 定向障碍

如常在熟悉环境或家中迷失方向,散步或外出不知回家的路,时间定向力也差。

3. 言语障碍

先出现语义学障碍,表现为用词不当,说话重复,可有病理性赘述,也可出现阅读和书写困难,继之出现命名性失语。言语障碍最终发展为胡乱发音或缄默不语。

4. 失认或失用

如不能识别物体、地点和面容(失认);不能正确完成系列动作,不能按指令执行可以自发完成的动作(失用)。

5. 全面性智能减退

包括理解、推理判断、抽象概括和计算等认知功能障碍。思维迟钝,内容贫乏,不能进行分析归纳,说话常自相矛盾。

6. 人格改变

可以是既往人格特点的发展,或向另一极端偏离。懒散,退缩,自我中心,敏感多疑,乖戾自私,不负责任。言语粗俗,行为不顾社会规范,不讲卫生,藏匿物品,捡拾破烂。可出现性脱抑制,不知羞耻,当众脱光衣服或公开手淫。

7. 妄想和情感障碍

有些是继发于人格改变,有的则是认知缺陷所致。妄想内容多为不系统的偷窃、被害、贫困和嫉妒。可出现情感淡漠、历时短暂的抑郁心境,也可出现欣快、焦虑和易激惹。

8. 激越反应

常为应激状况下产生的继发性激越,表现为突然而强烈的言语或人身攻击,发生和终止都很突然。

9. 进食、睡眠和行为障碍

常有食欲减退、睡眠节律紊乱。动作重复刻板或表现退缩。

10. 神经系统症状

可有肌张力增高、震颤等锥体外系症状,也可出现伸趾、强握、吸吮等原始反射。晚期可见癫痫发作。

11. 其 他

为慢性进行病程,总病程一般为 2 ~ 10 年,预后不良,部分患者病程进展较快,最终常因营养不良、肺炎等并发症或衰竭死亡。

(三)诊断要点

(1)临床诊断以病史和症状为主,辅以精神、智能和神经系统检查。老年或老年前期发生的进行性认知障碍,以记忆尤其是近记忆障碍、学习新知识能力下降为早期症状,继而出现智能减退、定向障碍和人格改变。

(2)体检和神经系统检查未能发现肿瘤、脑血管病等证据。

(3)血液、脑脊髓液、EEG 及脑影像学检查(脑 CT 或 MRI 等可见普遍性脑萎缩)不能显示特殊病因,无物质依赖或其他精神病史,加上各项心理测查、实验室检查,诊断正确率可达 90%。

(四)分 型

1. 老年前期型

(1)起病年龄在 65 岁以前。

(2)符合上述诊断要点。

(3)病情恶化较快,常早期出现失语,失写、失读和失用等症状,额叶及顶叶病变较重,多有同病家族史。

2. 老 年 型

(1)起病年龄为 65 岁或 65 岁以后。

(2)病情缓慢加重,早期以记忆障碍为主要表现。

(3)符合阿尔茨海默病的诊断标准。

3. 非典型或混合型

符合阿尔茨海默病的诊断标准,但临床症状不典型,或同时并发脑血管病。

4. 其 他 型

符合阿尔茨海默病的诊断标准,但不完全能归入上述三型的。

(五)鉴别诊断

1. 年龄相关记忆缺损(AAMI)

为大脑的生理性衰老,仅有记忆减退,无其他认知功能的明显减退,亦无明显社会功能的缺损。

2. 抑 郁 症

部分老年期抑郁症患者可以有类似痴呆的表现,称为抑郁性假性痴呆。患者有突出的情感症状,抗抑郁治疗有较好效果。

3. 其他原因所致痴呆

可以引起痴呆的疾病很多,最常见者为血管性痴呆、Lewy病、Parkinson痴呆和Pick病等。鉴别诊断依靠病史、体格检查、脑影像学及病理学证据。

(六)治　疗

1. 治疗原则

(1)目前大部分本病患者无法根治,但治疗能延缓病情进展,使精神障碍获得改善,减轻心理社会性不良后果以及减少并发疾病的患病率及死亡率。

(2)提倡早期发现、早期治疗。应用恰当的药物、心理治疗、心理社会康复等。

(3)由于该病的慢性进行性病程,因此要采用长期的全程综合性治疗和护理。

(4)努力取得患者及其家属的配合,增强执行治疗计划的依从性。

(5)精神科医生除直接治疗患者外,还常作为合作伙伴或指导者,以团队工作方式与其他人员共同努力,最大程度地改善患者的社会功能和生活质量。

2. 治疗方案

(1)一般治疗:注意饮食、营养(高蛋白、各种维生素)、水电解质平衡,防止缺氧、脑水肿的发生;鼓励患者适当活动和锻炼,预防感染,尤其是肺和尿道感染;预防便秘、尿潴留,卧床患者还需防褥疮。

(2)益智药(促认知药)与脑代谢改善药:常用胆碱酯酶抑制剂,对都分轻中度患者有一定效果。如多那培佐 5～10mg/d,艾斯能 3～6mg/d,加兰他敏 15～45mg/d,石杉碱甲 0.2mg/d等。如患者能耐受,剂量可增加。但要注意胆碱能的不良反应。其他非胆碱酯酶抑制剂,如美金刚、脑活素、银杏叶制剂、雌激素(用于女性)、非甾体抗炎药、盐酸吡硫醇(脑复新)、氢麦角碱(喜得镇)、细胞色素C、辅酶A及B族维生素、大剂量维生素E和7氨酪酸等,亦可试用。此外,有人主张用体外反搏、高压氧、脑血管扩张剂等,以改善脑功能。

(3)精神症状的药物治疗:根据不同精神症状选用精神药物。此类患者的药物耐量低,应从小剂量开始,增量宜慢,治疗量宜采用个体化的最低有效量。

1)焦虑不安:可选用艾司唑仑 1～2mg,每日 1～3 次;阿普唑仑 0.2～0.4mg,每日 1～3 次;罗拉西泮 0.5～2mg,每日 1～3 次。失眠,可选用氯硝西泮 1～4mg,晚服,必要时可肌肉注射。也可选用艾司唑仑或罗拉西泮等。

2)抑郁:可选用:①选择性 5-羟色胺(5-HT)再摄取抑制剂类抗抑郁药(SSRI),如氟西汀 10～20mg/d,或帕罗西汀 10～20mg/d,或氟伏沙明 25～50mg/d,或舍曲林 25～50mg/d,或西酞普兰 10～20mg/d。②其他的新型抗抑郁药,如文拉法新、米氮平、噻萘普汀等也可选用。③一般不宜用TCA,如果使用的话,应注意起始剂量要小,增量宜慢,治疗量也宜小。例如,阿米替林 12.5～25mg,每日 1～3 次。

3)幻觉、妄想、行为紊乱等:可选用:①奋乃静 2～4mg,每日 2～3 次。②氯丙嗪 25～50mg,每日 2～3 次。③氟哌啶醇每日 4～8mg。④舒必利每日 400～800mg。⑤利培酮每日 2～6mg。⑥奥氮平每日 10～20mg。如上述药物效果不佳,可给予氯氮平 25～100mg,每日 2～3 次。必要时可用氟哌啶醇 5mg 肌肉注射,每日 1～2 次,或氯丙嗪 25～50mg 肌肉注射,每日 1～2 次。

(4)心理治疗及社会干预:适合患者及家属的心理治疗、社会干预、健康教育应贯穿整个治疗过程。

(5)护理:本病各种治疗的效果尚不理想,因此护理工作尤为重要,需注意协助患者料理生活,督促和协助进食,预防感染;要加强管理,防止患者走失和外伤,坚持体操、手工和有利保持智能的康复训练等。

二、脑血管病所致精神障碍

脑血管疾病是由各种血管源性疾病所引起的脑部疾病的总称。因脑血管病变导致脑组织血流供应异常（包括出血性或缺血性）所产生的精神障碍，称脑血管病所致精神障碍。一般进展缓慢，可因卒中而急性加剧。精神障碍符合器质性特征，其发病、病程与原发疾病相关。

(一)急性脑血管病所致精神障碍

急性脑血管病患者常在多次卒中（包括脑出血、脑栓塞和脑血栓形成）后发生精神障碍，亦可由一次脑出血或大面积梗死导致精神障碍。

1.临床表现

(1)脑出血常在天气骤变及寒冷季节发病，起病常突然而无预感，少数有前驱症状，如头晕、头痛、肢体麻木或活动不灵，多在体力活动或情绪激动时发病，很快（数分钟至数小时）发展至高峰，出现意识障碍、呕吐、颈项抵抗、肢体偏瘫、失语和大小便失禁等。可伴有癫痫发作，尤易见于脑叶出血。

(2)神经系统检查可发现偏瘫、单瘫、面瘫、锥体束征阳性等上运动神经元损害体征。也常伴有心血管病变、眼底动脉硬化。

(3)各部位脑出血尚有各自不同的临床表现，约40%位于基底节区，40%脑叶，10%小脑，10%为脑干/桥脑。脑叶出血的部位多在大脑皮层下白质内，以头痛最常见。可并发癫痫，通常为局灶癫痫发作。额叶受损常出现对侧颜面肌肉无力，优势侧顶叶出血时常出现言语障碍，偶可出现不全偏盲。各种脑叶出血均常见意识模糊和定向障碍。基底节(内囊)区出血常表现为"三偏"症状，即对侧完全偏瘫、偏身感觉障碍以及偏盲，如果优势半球受损，可有言语障碍。如出血破入脑室或蛛网膜下腔，可有脑膜刺激征。大量出血常迅速致命。

(4)原有脑梗死症状加重或持续不缓解，尤其是对心源性栓塞和进行抗凝治疗者，应考虑到出血性脑梗死之可能。出血性脑梗死临床表现与发病时间密切相关，一般出血性梗死不发生在缺血性卒中后6h内，以7d左右最常见。缺血性卒中后3d内(早发型)出血性脑梗死临床症状常突然加重或持续不缓解，CT常表现为血肿型；缺血性卒中8d后(迟发型)出血性脑梗死临床症状常不加重，CT常表现为非血肿型。

(5)精神症状临床表现多样，主要有意识障碍及意识障碍改善后的遗忘综合征，或抑郁、强制性哭笑等情绪障碍，或猜疑、幻觉等精神病性症状，以及失语症、失用症等认知缺损，人格改变及神经症样综合征，晚期可发展为痴呆。

2.诊断要点

多为50岁以上患者，有高血压病史、急性或亚急性的卒中史。脑出血常突然发病，进展较快，有头痛、呕吐、意识障碍等颅内高压表现；如果原有脑梗死症状加重或持续不缓解，应考虑到出血性脑梗死。神经系统检查可发现偏瘫、失语、脑膜刺激征的脑局灶体征。精神症状多样，常有意识障碍和意识障碍改善后的猜疑、幻觉、情绪障碍、认知缺损、人格改变及神经症样综合征等症状。脑CT或MRI、MRA(磁共振血管造影)等检查，可见脑出血或梗死性病灶。

3.鉴别诊断

(1)卒中的典型表现是先前健康的患者突发的大脑功能障碍。详细询问病史及体格检查通常可排除脑膜炎、脑脓肿、脑炎、颅内肿瘤、头部外伤、慢性硬膜下血肿、弥散性硬化、低血糖、癌症以及药物过量所致的脑功能减退。

(2)脑出血和脑梗死的鉴别，必须依靠病史与临床检查，结合脑CT，必要时做MRI检查。

4.治　疗

（1）躯体症状的治疗：

对怀疑脑出血病例的治疗包括立即复苏、给予初步医疗措施、做脑CT，以便确诊。然后必须排除凝血功能障碍或过度抗凝治疗所致出血，有必要检查血细胞计数、测定凝血酶原时间以及全部凝血常规。凡怀疑脑出血的患者，都应做脑CT检查。但如果患者病情危重，搬动或运送的途中随时可能死亡，或已处于脑疝晚期，应就地抢救。

一旦确诊，主要用药物治疗或手术。内科治疗原则包括适当气道监护及供氧，控制颅内压，预防再次出血，控制全身动脉血压，预防癫痫发作，消除过度抗凝及凝血异常，维持体液及电解质平衡，控制体温调节及意识水平，减缓头痛。对出血性梗死急性期可用20%甘露醇治疗，以抑制脑水肿，防止发生脑疝。同时辅助抗感染治疗，防治肺部感染及褥疮。恢复期治疗可用促进神经代谢药物，如ATP、辅酶A、神经节苷酯、胞二磷胆碱等。对出血性梗死不主张抗凝或止血治疗。

（2）精神症状的治疗：

1）焦虑、失眠：可选用氯硝西泮、艾司唑仑、阿普唑仑或劳拉西泮等。

2）抑郁：可选用：①SSRI，如氟西汀、帕罗西汀、氟伏沙明、舍曲林或西酞普兰。②其他的新型抗抑郁药，如文拉法新、米氮平、噻萘普汀等。③一般不宜用TCA。

3）幻觉妄想：可选用锥体外系不良反应较少的药物。

4）兴奋紊乱：可参见上述急性脑血管病所致精神障碍的相应处理。

（3）心理治疗和康复治疗要注意贯彻对患者的全程综合性治疗与护理；对病残肢体给以推拿、按摩或针灸治疗；改善患者心理状态，促进身心康复。

（二）多发性梗死所致精神障碍

大多系颈动脉内膜粥样硬化的微栓子脱落，致脑内动脉分支栓塞，患者常有短暂脑缺血发作史，如一过性轻瘫、失语或视力障碍等。精神障碍以智能阶梯型恶化为主要表现。为血管性痴呆中之最常见者。

1.临床表现

（1）多在中老年起病，缓慢进展，病程波动或呈阶梯性恶化。

（2）"小中风"发作，急性意识模糊，短暂的失语、错乱及肢体软弱，多很快恢复；反复多次不同病灶的短暂缺血性发作后，导致阶梯型智能减退，晚期有人格改变。

（3）可发现局灶性神经系统损害，如失语、肢体瘫痪、一侧性面神经麻痹、共济失调、假性球麻痹等体征。有脑动脉硬化证据。

2.诊断要点

（1）多在中老年起病，缓慢进展，病程波动或呈阶梯性恶化进行。多次"小中风"发作后，到晚期有人格改变。

（2）可发现局灶性神经系统损害体征，有脑动脉硬化证据。

（3）血清胆固醇及13脂蛋白增高。脑CT、MRI或MRA等检查可见脑出血或梗死性病灶，呈较小的低密度区。

3.鉴别诊断

多发性脑梗死性痴呆与阿尔茨海默病发病年龄相似，且都以痴呆为突出的临床表现，但后者病程呈进行性，痴呆逐渐加剧，较早出现人格改变、缺乏自知力，较少出现提示局灶性脑损害的神经系统体征等，可资鉴别。CT或MRI等脑影像学检查可为鉴别诊断提供佐证。

4.治　疗

（1）动脉硬化症和高血压：进行内科治疗，保持血压、血脂、血黏度的正常范围。

（2）急性脑缺血发作的治疗：可给丹参注射液 2 ～ 4ml，肌肉注射，每日 1 ～ 2 次；12 ～ 16ml，加入 5%～ 10%葡萄糖液 500ml，静脉滴注，每日 1 次，10 ～ 15d 为一疗程。

（3）扩张血管药：可用烟酸、地巴唑、芦丁等扩张血管药。也可用低分子右旋糖酐静脉滴注。

（4）改善脑功能：吡拉西坦（脑复康）0.8 ～ 1.6mg，口服，每日 3 次。尼莫地平 20mg，每日 3 次，也有扩张血管作用。脑活素及胆碱酯酶抑制剂多那培佐等亦有助于脑功能的改善。

（5）精神症状治疗、心理治疗和康复治疗。

三、脑外伤所致精神障碍

（一）概　述

指由各类型脑外伤引起的精神障碍和后遗的综合征。脑外伤是造成精神障碍的主要原因。少数具有严重持久的精神后遗症，较多的仅存在轻度的情绪障碍及无力状态，但可造成持久性伤残。

（二）临床表现

1. 急性精神障碍

（1）意识障碍：常见于闭合性颅脑损伤，常伴呕吐、抽搐及脑膜刺激症状。

（2）记忆障碍：意识恢复后，常不能回忆受伤前后经过。

（3）急性外伤后精神病：严重颅脑损伤后常出现一段较迁延的意识错乱期，可伴有幻觉、片断妄想、定向障碍、情绪不稳和行为紊乱。

2. 慢性精神障碍

（1）脑震荡后综合征：由脑震荡引起的后遗精神症状，如神经症样症状、认知障碍、人格改变等，称为脑震荡后综合征。

（2）脑挫裂伤后综合征：脑挫裂伤是头颅受外力直接作用产生的器质性损伤，其特征为严重持久的意识障碍时间在 30min 以上。以全脑损伤症状为主，并可有局灶性症状、继发蛛网膜下腔出血或颅内血肿。由脑挫裂伤导致的后遗精神症状，如神经症样症状、认知障碍、人格改变，以及精神病性症状等，称为脑挫裂伤后综合征，程度较重。

（3）神经症样症状：表现在创伤后的恢复期出现头昏、头痛、注意力不集中、记忆力减退、对声音或光线敏感、睡眠障碍、情绪不稳等症状。

（4）持久性认知功能障碍：其严重程度可从轻微智能缺损到明显痴呆。

（5）人格改变：患者丧失原有的性格特征，变得情绪不稳、易激惹、好与人争吵、自我控制能力减退、性格乖戾、粗暴、固执、自私和丧失进取心，甚至干扰家庭及危害社会。

（6）精神病性症状：常见精神分裂样综合征，外伤为直接致病因素。

（7）外伤性癫痫：有的患者在创伤后可产生继发性癫痫（包括癫痫的精神运动性发作）。

（三）诊断要点

（1）有明确的脑外伤伴不同程度的意识障碍病史，且精神障碍的发生与外伤紧密相连，病程与损伤程度相关。

（2）常见急、慢性精神障碍，常有持久的社会功能下降，症状持续 3 个月以上。其严重程度常与脑组织损伤轻重成正比。如发现痴呆与损伤严重程度不相符，要考虑硬膜下血肿、正常颅内压脑积水。

（3）X 线检查可显示颅骨骨折。脑 CT 或 MRI 检查可发现弥漫性或局灶性损害征象、继发性蛛网膜下腔出血、颅内血肿。

(四)治 疗

1. 急性精神障碍的治疗

(1)意识障碍的治疗：①卧床休息。②如出现明显兴奋、躁动，可适当应用镇静药，如氯硝西泮 1～2mg，肌肉注射，每日 1～3 次。③密切注意有否颅骨骨折、颅内血肿形成，如有，应及时转外科治疗。④脑水肿、颅内压增高或有抽搐，可给地西泮 10mg，静脉注射，或加入 10%葡萄糖 500ml，静脉滴注；亦可给予甘露醇 250ml，静脉滴注，脱水以降低颅内压。

(2)急性外伤后兴奋躁动：可给氟哌啶醇 5～10mg，肌肉注射，每日 1～2 次。在用药过程中需注意患者的意识状况，安静后即改口服，并逐渐减量；氯硝西泮 1～2mg，肌肉注射，每日 1～3 次。

2. 慢性精神障碍的治疗

(1)脑震荡后综合征或脑挫裂伤后综合征：①焦虑不安：可选用艾司唑仑 1～2mg，每日 1～3 次；阿普唑仑 0.2～0.4mg，每日 1～3 次；罗拉西泮 0.5～2mg，每日 1～3 次。失眠：可选用氯硝西泮 1～4mg，晚服，必要时可肌肉注射；也可选用艾司唑仑或罗拉西泮等。②神经症样症状：可选用吡硫醇，或其他改善脑功能的药物。③迁延不愈的外伤后神经症样症状：要了解可能存在的社会心理因素，如牵涉法律或索赔问题，需处理解决，并进行心理治疗。④心理治疗和康复治疗：要注意贯彻对患者的全程综合性治疗与护理，对病残肢体给予推拿、按摩或针灸治疗，这样可改善患者心理状态，促进身心康复。

(2)记忆障碍：可给予谷氨酸钾、谷氨酸钠各 1 支，加入 5%葡萄糖液 500ml，静脉滴注；可给吡硫醇 0.1～0.2g，每日 3 次；7 氨酪酸 0.25～0.5g，每日 3 次。

(3)外伤后智能减退：对智能减退，目前无良好治疗方法，一般给吡硫醇、7 氨酪酸等治疗，谷氨酸、B 族维生素亦可用。同时应加强护理，教育训练其生活技能，促进功能康复锻炼。

(4)外伤后人格改变：主要进行心理治疗及适当教育训练。对有控制障碍，冲动、兴奋者，可给氟哌啶醇 2～4mg，每日 2～3 次；对有情绪不稳、暴躁者，可用卡马西平 0.2～0.4mg，每日 3 次。

(5)外伤后精神分裂样综合征：以抗精神病药为主，可选用锥体外系不良反应较少、较轻者。

四、癫痫所致精神障碍

(一)概 述

癫痫是神经精神科的常见病。癫痫所致精神障碍是一组由反复发作的脑异常放电引起的癫痫发作特殊形式，临床表现以精神症状为主，由于累及的部位及病理生理改变不同，致使症状表现复杂繁多，大致可分为发作性和持续性精神障碍两大类。

(二)临床表现

1. 发作前精神障碍

发作前数小时至数日，出现全身不适、紧张、易激惹、烦躁不安、情绪抑郁、爱挑剔或抱怨他人等前驱症状。一旦癫痫发作过后，症状随之消失。

2. 发作时精神障碍

包括精神性先兆、自动症及精神运动性障碍。精神性先兆是大、小发作前历时短暂和紧接的幻觉，其幻视可为从简单到复杂的情景。自动症者表现为意识障碍、无目的咀嚼、刻板动作或哼哼作声，并可见各种幻觉，发作一般历时数秒，每次症状类同。少数患者发生较为持久、复杂的精神运动性障碍，呈现意识障碍，感知(如错觉、幻觉)、情感(如恐惧、愤怒)、记忆(如似曾相识、遗忘)等障碍。也可发生漫游或攻击行为，历时数十分钟至数日不等，事后对上述情况不能回忆。

3. 发作后精神障碍

癫痫发作后,患者呈现意识模糊、定向障碍、反应迟钝,可伴幻觉(常为幻视)及各种自动症,或躁动激越行为,一般持续数分钟至数小时不等。偶可见非抽搐性发作持续达数日或数周之久,应视为持续性发作,如失神持续状态(持续性小发作、复合症状部分性发作持续状态等)。

4. 发作间精神障碍

属持续性精神障碍一类,包括慢性癫痫性精神病(类似精神分裂症的发作间精神障碍,又称慢性癫痫性分裂样精神病)、智能障碍和人格改变。

(三)诊断要点

(1)有癫痫史或癫痫发作的证据。

(2)呈发作性精神障碍者,一般历时短暂,有不同程度的意识障碍,事后不能完全回忆。

(3)持续性精神障碍,如慢性癫痫性精神病、智能障碍和人格改变等,见于发作间期。

(4)脑电图检查可证实癫痫,但阴性结果不能排除诊断。除标准检查外,尚可用脑电图的特殊检查技术提高阳性率。必要时应做 CT、MRI 等其他检查,以排除继发性癫痫可能。

(5)根据癫痫的证据,其精神障碍的发生、病程与癫痫相关,结合实验室检查结果可做诊断。

(四)治　　疗

1.药物治疗

(1)发作性精神障碍:

1)主要使用抗癫痫药。控制大发作,用卡马西平每日 600～1 200mg,每日 2～3 次,苯妥英钠每日 200～500mg;对失神小发作及自动症,选用乙琥胺每日 750～1 500mg,或丙戊酸钠每日 600～2 000mg;复杂性精神运动性发作,首选卡马西平每日 600～1 200mg,次选苯妥英钠每日 200～500mg,或扑米酮(扑痫酮)每日 500～1 500mg。若精神症状严重,可并用精神药物。

2)兴奋激越:可用氟哌啶醇 5～10mg,肌肉注射,每日 2 次。症状控制后可改口服或停药,如出现明显兴奋、躁动,可适当应用镇静药,如氯硝西泮 1～2mg,肌肉注射,每日 1～3 次。

3)抑郁:可选用:①选择性 5-HT 再摄取抑制剂类抗抑郁药,如氟西汀每日 20mg,或帕罗西汀每日 20mg。②氯米帕明 12.5～25mg,每日 2～3 次。③马普替林 25～50mg,每日 2～3 次。④阿米替林 12.5～25mg,每日 2～3 次。

4)焦虑、失眠:用氯硝西泮 2mg,每日 1～2 次(镇静),或氯硝西泮 2～4mg,每晚 1 次,必要时可肌肉注射(催眠)。

5)癫痫间歇期无精神症状者,可不用精神药物。

(2)持久性精神障碍:

1)慢性癫痫性精神病主要用抗精神病药。对有幻觉、思维障碍、行为紊乱等症状者,可选用对脑电生理影响和锥体外系不良反应较少的药物。

2)智能障碍仍以控制癫痫发作(包括阈下放电)为主,防止恶化,同时给予相应治疗。人格改变宜加强心理行为矫治,酌用精神药物增强自控能力。

2.其他治疗

(1)对癫痫所致持续朦胧状态、幻觉妄想、抑郁状态,可慎用几次电抽搐治疗。顽固性者可考虑前额叶切断、脑立体定向深部结构毁损及杏仁核毁损术治疗。

(2)除躯体治疗外,对癫痫患者也需要进行心理治疗。对患者的工作学习应做适当调整限制,防止发作时的危险,消除自卑心理,鼓励保持正常活动。对于有智能障碍和人格改变的患者,要加强教育管理,防止惹祸肇事,应参加各种工娱治疗,促进康复。

五、颅内感染所致精神障碍

(一)概 述

包括由病毒、细菌、螺旋体、真菌、原虫或其他微生物、寄生虫等直接侵犯脑组织引起的精神障碍。除因感染源不同而表现为特有的症状、病程外,一般都符合器质性障碍的特点,表现为谵妄、认知障碍、遗忘综合征、幻觉症、紧张症、类精神分裂样障碍、心境(情感)障碍、器质性焦虑障碍、人格和行为障碍、痴呆等。其诊断应标明为某种疾病所致精神障碍,类型亦应标明,如脑炎所致人格改变等。

(二)临床表现

1. 散发的病毒性脑炎

散发的病毒性脑炎约有 2/3 病例伴有精神症状,易误诊。其发病无地区性,无季节性,性别无差异,以青壮年发病居多。多呈急性或亚急性起病,并发热。病情发展时,有各种程度的意识障碍或局灶性神经症状。有的患者意识障碍不明显,而以兴奋紊乱、片断幻觉、妄想等精神症状为突出表现。可伴有抽搐发作、不自主动作、失语、失读、肌张力增高、轻瘫、锥体束征等神经系统症状体征。少数可出现急性颅内压增高、脑疝等危重症状。脑炎后期可遗留癫痫、痴呆、人格改变等。

2. 结核性脑膜炎

常并发精神障碍。早期呈现精神萎靡、情感淡漠、激惹性增高、抑郁及人格改变,也可出现兴奋、拒食等急性精神症状。少数可有幻觉、妄想、思维障碍等精神病性症状。临床症状多变,患者往往在 2 ~ 4 周后才出现发热、脑膜刺激征和提示器质性病变的意识障碍,也有意识清晰者仅表现为癔症样发作、紧张综合征等。

3. 麻痹性痴呆

由梅毒螺旋体直接侵害脑实质所致。早期梅毒未经彻底治疗者容易发病。从初染梅毒到临床显现神经损害间的潜伏期一般为 10 ~ 15 年,故发病多在 40 ~ 50 岁,男多于女。起病隐袭,早期常呈神经症样症状,但患者常无治疗要求,伴有工作能力减退和人格改变,如工作拖拉、不负责任、言而无信等。发展期出现明显人格改变,举止轻浮,行为放荡,好戏谑或粗鲁暴躁,极端自私,吝啬或挥霍无度。智能全面减退,情感幼稚肤浅。对个人卫生及日常生活极不检点,不修边幅,收藏废物,随地便溺。也可出现夸大、抑郁、疑病、被害等内容荒诞多变的妄想。体检可见口、舌、眼睑、手指呈粗大震颤,构音困难,言语缓慢,不能做精细动作,呈阿-罗瞳孔(瞳孔缩小、边缘不整、两侧大小不等,对光反应消失而调节反应存在),部分病例有卒中或痉挛性抽搐等神经系统损害症状。

(三)诊断要点

1. 散发的病毒性脑炎

不少患者在早期以精神症状为主要表现,容易误诊。脑脊液检查有时呈蛋白或淋巴细胞略增多。脑电图呈弥漫性中、高度异常,脑炎后期遗留癫痫、痴呆等症状者,可有相应的持久性改变。CT、MR 检查有脑实质软化等改变。病毒学检查包括病毒分离,免疫荧光及血清学检查。如果在患者的血、脑脊液及脑组织中分离出病毒,有助于诊断。

2. 结核性脑膜炎

因症状多变,增加了及时确诊的难度。患者往往在 2 ~ 4 周后才出现发热、脑膜刺激征和提示器质性病变的意识障碍,也有意识清晰者仅表现为癔症样发作、紧张综合征等,对后者更应警惕。根据结核病史,或躯体有结核病灶,临床出现脑膜刺激症状,脑脊液改变(蛋白增高、糖及氯化物含量降低、淋巴细胞中度增高),PDD 检查阳性等可予确诊。

3. 麻痹性痴呆

既往有冶游史或性病、梅毒感染史。结合血和脑脊液梅毒免疫学试验阳性,脑脊液淋巴细胞增加、蛋白增高等可予确诊。

(四)治　　疗

1. 病　　因

治疗病原体明确者,应采用有效去除病因疗法。应注意治疗须达足够疗程,治疗应彻底。例如结核主要用抗结核药;麻痹性痴呆用大剂量青霉素等;病毒性脑炎无特殊治疗,一般采用地塞米松 15～30mg,静脉滴注,每日 1 次,持续 2～4 周,可减轻脑部炎性反应。

2. 对症治疗

(1)针对其主要躯体症状和并发症情况处置。如对高热、抽搐、呼吸抑制、痰阻塞、脑水肿、颅内高压、昏迷等情况进行治疗。

(2)对此类患者的精神症状,应根据不同情况选用精神药物,从小剂量开始,增量宜慢,治疗量宜采用个体化的最低有效量。兴奋躁动:可选用氟哌啶醇 2～8mg,口服,每日 2～3 次;亦可用 5～10mg,肌肉注射,每日 1～2 次;酌情使用氯丙嗪,在兴奋躁动控制后,改为口服或停用。其余的精神症状治疗、心理治疗和康复治疗可参见相关章节。

3. 护　　理

本组患者都存在原发的躯体疾病和各种躯体与精神症状,例如脑炎患者急性期常有意识障碍,丧失自理能力,故需加强护理。保持口腔、眼和皮肤清洁,预防褥疮;注意饮食,需要高热量、营养的补充;对谵妄、痴呆患者要随时监护,防止意外。

六、躯体疾病所致精神障碍

(一)概　　述

各种躯体疾病,如躯体感染、内脏器官疾病、内分泌障碍、营养代谢疾病,影响脑功能所致的精神障碍。由于精神障碍是在原发的躯体疾病基础上产生的,精神障碍为躯体疾病全部症状的一个组成部分,又称症状性精神病。躯体疾病并发的精神障碍虽可因其原发疾病的不同精神症状有所差异,但具有以下共同特点:一般起病较急者,常引起急性脑病综合征(如谵妄),多发生在疾病高峰期;慢性起病及疾病早期和恢复期常以脑衰弱综合征为主,进而可引起慢性脑病综合征(如智能损害、人格改变等)。急性和慢性期间,也可有抑郁、躁狂、幻觉、妄想、兴奋、木僵等精神症状。患者都具有躯体体征及实验室阳性所见。病程和预后取决于躯体病的病程和严重程度,一般在恢复后不遗留精神缺陷,少数严重患者可遗留人格改变或智能减退。

(二)诊断要点

(1)通过病史、躯体和神经系统检查、实验室检查发现躯体疾病的证据。

(2)精神障碍的发生和病程与原发躯体疾病相关,精神症状的出现与躯体病的进展有时间上的联系。一般躯体病在先,精神症状发生在其后。可有:①意识障碍(如谵妄);②遗忘综合征;③智能损害;④情感障碍(如抑郁或躁狂综合征等);⑤精神病性症状(如幻觉、妄想,或紧张综合征);⑥神经症样症状等;⑦人格改变等。

(3)精神障碍在躯体疾病的整个病程中,具有多变、错综复杂的特点;精神症状常随基础病的缓解而改善,或因其加剧而恶化。

(4)社会功能受损。

(5)没有精神障碍由其他原因导致的足够证据(如乙醇或药物滥用、应激因素),排除精神分裂症、严重的心境障碍、躁狂发作或抑郁发作。

(三)躯体疾病所致精神障碍的治疗原则

1. 病因治疗

积极治疗原发躯体疾病,一般在采取相应的病因疗法后精神障碍可得到缓解。

2. 对症治疗

精神药物治疗,剂量宜小,增量宜慢,应充分考虑药物的不良反应和禁忌证,选用不良反应较少者;在精神症状缓解后即停药。

3. 支持疗法

包括能量供给,维持水、电解质平衡和维生素的补充。

4. 心理治疗

一般在意识障碍恢复后,患者能接受心理治疗时,在上述治疗基础上同时进行。心理治疗方法应视具体精神障碍而定。

5. 护 理

良好的护理直接关系到躯体性精神障碍的预后和结局。既要注意对躯体疾病的护理,又要做好精神科的特殊护理。对有意识障碍的患者特别要注意安全护理,以防其自伤、摔倒、冲动、毁物等,对抑郁患者应警惕其自杀企图。

第二节 精神活性物质所致精神障碍

Section 2

凡是能够影响人类情绪、认知、行为及改变意识状态,并有致依赖作用的一类化学物质,称为精神活性物质,又称成瘾物质。人们滥用这些物质的目的在于取得或保持某些特殊的心理、生理状态。目前,常见的精神活性物质有以下类别:①中枢神经系统抑制剂,如巴比妥类、苯二氮卓类、含乙醇饮料等;②中枢神经系统兴奋剂,如苯丙胺、可卡因、咖啡因等;③大麻类;④致幻剂,如麦角酸二乙胺(LSD)、北美仙人掌毒素等;⑤阿片类,如阿片、海洛因、吗啡、美沙酮、二氢埃托啡、杜冷丁、丁丙诺啡等;⑥挥发性溶剂,如丙酮、苯环利啶(PCP)等;⑦烟草。

与精神活性物质相关障碍分为两个部分:精神活性物质使用障碍和精神活性物质所致精神障碍。前者包括依赖(指一组认知、行为和生理症状群,明知使用有害,但继续使用,导致耐受性增加、戒断症状和强制性觅药行为)和滥用(指一种适应不良方式,由于反复使用药物导致了明显的不良后果,如不能完成工作和学业,损害了躯体、心理健康,导致法律上的问题等)。精神活性物质所致精神障碍包括使用精神活性物质所导致的急性中毒、戒断反应,伴随的人格、情绪障碍或精神病性障碍等。

一、阿片类药物所致精神障碍

阿片类药物是指任何天然的或合成的、对机体产生类似吗啡效应的一类药物。目前被滥用的多为海洛因、吗啡、阿片、美沙酮等。阿片类药物具有镇痛、镇静作用,能抑制呼吸、咳嗽中枢及胃肠蠕动,同时能兴奋呕吐中枢和具有缩瞳作用。阿片类药物能作用于中脑边缘系统,产生强烈的快感。

(一)临床表现

1. 急性中毒症状

在大剂量使用阿片类药物后,出现精神运动性抑制,语言不清、昏睡甚至昏迷;体征有针尖样瞳孔(深昏迷时也可能由于缺氧瞳孔扩大)、呼吸抑制、肺水肿、心率减慢、心律失常等。

2. 戒断症状

由于所使用阿片类物质的剂量、滥用时间的长短、滥用途径、停药的速度等不同,戒断症状严重程度也不一致。短效药物,如吗啡、海洛因一般在停药后 8 ~ 12h 开始出现,在 48 ~ 72h 达到症状高峰,持续 7 ~ 10d。长效药物,如美沙酮戒断症状出现在 1 ~ 3d,在 3 ~ 8d 症状明显,症状持续 2 周。

典型的戒断综合征可分为两大类:①客观体征,如血压升高、脉搏加快、体温升高、鸡皮疙瘩、瞳孔扩大、流涕、震颤、腹泻、呕吐、失眠等;②主观症状,如肌肉骨骼疼痛、腹痛、食欲差、无力、疲乏、不安、喷嚏、发冷、发热、渴求药物等。

3. 其他精神障碍

如人格障碍、情绪障碍、精神病性状态等。

(二)诊断要点

(1)仔细询问病史、吸毒史及与吸毒有关的躯体并发症,如肝炎、结核等,精神障碍,人格障碍和心理社会史等。

(2)在躯体检查中要注意一般情况、生命体征、意识状况、注射痕迹、疤痕、皮肤的各种感染、立毛肌竖起、瞳孔扩大、流泪、流涕等。

(3)实验室检查方面,除完成常规检查外,应注意性病检查、HIV 试验、肝炎病毒检测等。

(4)尿毒品检测。

(三)治 疗

1. 过量中毒

(1)处理原则:①使呼吸通畅,必要时给氧,如有肺水肿,需要加压给氧,必要时行气管插管;②监测循环情况,预防心律失常、心跳骤停等;③注意低血压,开放静脉通道,维持给药途径,以利于抢救。

(2)特殊用药:纳洛酮 0.4 ~ 0.8mg,静脉注射,一般在 2 ~ 3min 内可见药效。若注射无反应,可 3 ~ 10min 重复一次。对呼吸抑制严重者,可加大纳洛酮首次注射剂量。如果注射纳洛酮至 20mg 仍无效果,则考虑并发有缺氧、缺血性脑损伤或并发其他药物、毒品中毒。

过量中毒的病人至少观察 24h,因纳洛酮作用时间较短,几小时后可能再度发生呼吸抑制,也可能因用量过大诱发戒断症状。

2. 脱毒治疗

脱毒指通过躯体治疗减轻戒断症状,预防由于突然停药可能产生的躯体健康问题的过程。由于吸毒者的特殊性,阿片类的脱毒治疗一般在管理严格的封闭环境中进行。

(1)替代治疗:利用与阿片类物质有相似作用的药物来替代毒品,以减轻戒断症状的严重程度,使病人能较好地耐受。然后原则上在一定的时间(14 ~ 21d)内将替代药物逐渐减少,最后停用。目前常用的替代药物有美沙酮和丁丙诺啡,使用剂量视病人的情况而定,美沙酮首日剂量为 30 ~ 50mg,口服;丁丙诺啡为 1.2 ~ 3.0mg,然后根据病人的躯体反应逐渐减量。原则是只减不加,先快后慢、限时减完。

(2)非替代治疗:指应用非阿片类药物来减轻戒断症状。①可乐定:为 α_2 受体激动剂,开始剂量为 0.1 ~ 0.2mg,每日 3 次,在第 2 ~ 3d 增加至治疗量,门诊治疗每天最高剂量不超过 1.0mg,住院可用到 1.2 ~ 1.5mg/d。不良反应为低血压、口干和嗜睡。可乐定对肌肉疼痛等效果较差,应合并使用于辅助性镇痛治疗;②中草药、针灸:与替代治疗相比,中药在缓解戒药后的前 3d 的戒断症状方面较差,但能有效促进机体的康复,促进食欲,且不存在撤药困难问题。针灸治疗也有一定的疗效;③其他:如镇静催眠药、莨菪碱类。

3. 防止复吸、社会心理干预

(1)阿片受体阻滞剂：通过阻滞阿片受体类的致欣快作用，使患者对毒品的渴求逐渐淡化。此类药物主要为纳洛酮，口服有效。由于这些药物是μ受体阻滞剂，故能阻滞阿片类的效应，而且毒性较低。需要强调的是必须待脱毒完成后 7～10d 方可使用，以免诱发戒断症状，纳洛酮的剂量 30～50mg/d。

(2)社会心理治疗：心理社会干预能针对某些问题(如复发等)起到良好的治疗效果。

1)认知行为治疗：主要目的在于改变导致适应不良行为的认知方式，并改变导致吸毒的行为方式，帮助病人应付急性或慢性渴求。帮助病人学会一些应对技能，强化病人不吸毒行为。

2)复吸预防：基于认知行为治疗方法，帮助病人增加自控能力以避免复吸。基本的方法为：讨论对吸毒、戒毒的矛盾心理；找出诱发渴求、复吸的情绪及环境因素；找出应付内外不良刺激的方法，打破重新吸毒的恶性循环。

3)行为治疗：通过各种行为治疗技术强化不吸毒行为，减少吸毒行为。

4)集体治疗：集体治疗使病人有机会发现他们之间共同的问题，制订出切实可行的治疗方案；能促进他们相互理解，让他们学会如何正确表达自己的情感、意愿，使他们有机会相互交流戒毒成功的经验和失败的教训；也可以在治疗期间相互监督、相互支持，促进他们与医师保持接触，有助于预防复吸、促进康复。

5)家庭治疗：家庭治疗强调人际间、家庭成员间的不良关系是导致吸毒成瘾、治疗后复吸的主要原因。有效的家庭治疗技术能打破否认，打破对治疗的阻抗，促进家庭成员间的感情交流。

二、乙醇所致精神障碍

(一)临床表现

1. 急性乙醇中毒

有大量饮酒史，醉酒的严重程度与血液乙醇浓度关系密切，主要表现为冲动行为、易激惹、判断力及社交功能受损，并有口齿不清、共济失调、步态不稳、眼球震颤、面色发红、呕吐等表现。如果中毒较深，可致呼吸、心跳抑制，甚至生命危险。

2. 乙醇依赖的戒断反应

(1)单纯性戒断反应：长期大量饮酒后突然停止或减少饮酒量，在数小时后出现手、舌或眼睑震颤，并有恶心或呕吐、失眠、头痛、焦虑、情绪不稳和自主神经功能亢进，如心跳加快、出汗、血压增高等，少数病人可有短暂性幻觉或错觉。

(2)震颤谵妄：长期大量饮酒者突然断酒时发生，约在 48h 后出现，72～96h 达高峰。特点是意识模糊，时间、地点、人物定向障碍，有大量的知觉异常，如常见形象歪曲成恐怖的毒蛇猛兽、妖魔鬼怪，病人极不安宁、情绪激越、大叫大喊。另一重要的特征是全身肌肉粗大震颤。尚有发热、大汗淋漓、心跳加快。部分病人处理不当时可因高热、衰竭、感染、外伤而死亡。在临床上，慢性乙醇依赖患者，如果某次大量饮酒后，也可引起震颤谵妄。

(3)癫痫发作：多在停饮 12～48h 后出现，常为大发作。

3. 记忆及智力障碍

乙醇依赖者神经系统的特有症状之一是记忆障碍，主要表现为记忆障碍、虚构、定向障碍三大特征，称为 Korsakoff 综合征，病人还可能有幻觉、夜间谵妄等表现。

慢性乙醇依赖患者，由于营养摄入和吸收障碍，特别是维生素 B_1 缺乏，可导致 Wernick 脑病，表现为眼球震颤、眼球不能外展和明显的意识障碍，伴定向障碍、记忆障碍、震颤谵妄等，大

量补充维生素 B_1 可使眼球的症状很快消失，但记忆障碍的恢复较为困难，一部分病人转为 Korsakoff 综合征，成为不可逆的疾病。

乙醇性痴呆是指在长期、大量饮酒后出现的持续性智力减退，表现为短期、长期记忆障碍，抽象思维及理解判断障碍，人格改变，部分病人有皮层功能受损表现，如失语、失认、失用等。

4. 其他精神障碍

（1）乙醇中毒性幻觉症是在意识清晰的情况下，乙醇依赖者出现的幻觉状态，表现为生动、持续性的视听幻觉，继发的思维与行为障碍。

（2）乙醇中毒性妄想症主要表现为在意识清晰的情况下的妄想状态，特别是嫉妒妄想。

（3）人格改变病人只对饮酒有兴趣，变得自我中心，不关心他人，责任心下降，说谎等。

（二）诊断要点

1. 急性乙醇中毒

在大量饮酒后，出现适应不良的行为改变，如性冲动或攻击性冲动，情绪变化大，判断力受损，社交功能受损，并有诸如说话含糊不清、共济失调、步态不稳、眼球震颤、面色发红等。

2. 戒断反应

长期大量饮酒后突然停止或减少饮酒量，在数小时后出现手、舌或眼睑震颤，并伴有恶心或呕吐、心跳加快、出汗、血压增高、头痛、失眠、焦虑抑郁或情绪不稳、短暂性幻觉或错觉等。

3. 乙醇性震颤谵妄

在长期、大量饮酒后突然停止或减少饮酒量后出现的谵妄，表现为意识水平下降、幻觉障碍、明显自主神经功能亢进、粗大震颤，病情昼轻夜重。

（三）治　　疗

首先要克服来自病人的"否认"，取得病人的合作。其次，要积极治疗原发病（如人格障碍、焦虑障碍、抑郁障碍等）和并发的躯体疾病。还要注意加强病人营养，补充机体所需的蛋白质、维生素、矿物质、脂肪酸等物质。对于恢复期的病人，要进行社会心理干预，防止再发。

1. 急性乙醇中毒

急性乙醇中毒的处理视病人的情况而定。可用 0.4 ～ 0.8mg 纳洛酮肌肉注射，重者可将纳洛酮加入 5%葡萄糖液 20 ～ 40ml，静脉注射，1h 后可重复注射，直至清醒为止。兴奋期、共济失调期一般无需特殊治疗。如病人处于极度兴奋状态，可以使用镇静剂，如苯二氮卓类，但必须低剂量，以免加重对中枢神经系统的抑制，对病人的身体约束可能更安全。对于有意识障碍的病人，要注意防止异物吸入，严密监测生命体征，纠正水电解质平衡紊乱，防止脑水肿。

2. 戒断症状

（1）单纯戒断症状：由于乙醇与苯二氮卓类药物有交叉耐受，在临床上常用此类药物来缓解乙醇的戒断症状。首次要足量，以减轻戒断症状，还能预防可能发生的震颤谵妄或癫痫发作。以地西泮为例，剂量一般为每次 10mg，每日 3 次，首次剂量可更大些，口服即可，2 ～ 3d 后逐渐减量，不必加用抗精神病药物。由于乙醇依赖者有对其他药物依赖的倾向，所以应特别注意，用药时间不宜太长，以免发生对苯二氮卓类的依赖。如果在戒断后期有焦虑、睡眠障碍，可试用三环类抗抑郁药物。

（2）震颤谵妄：①一般注意事项：环境安静，专人护理，注意保温，预防感染。②镇静：苯二氮卓类应为首选，地西泮每次 10mg，每日 2 ～ 3 次，如果口服困难，应选择注射途径，一般持续1 周，直到谵妄消失为止。③控制精神症状：可选用氟哌啶醇 5mg 肌肉注射，根据病人的反应增减剂量。④其他：包括纠正水、电解质与酸碱平衡紊乱、补充大剂量维生素等。

（3）乙醇中毒性幻觉症、妄想症：大部分的戒断性幻觉、妄想症状持续时间不长，用抗精神病药物治疗有效，可选用氟哌啶醇或奋乃静口服或注射，剂量不宜太大，在幻觉、妄想控制后逐渐减药。

（4）乙醇性癫痫：不常见，可选用丙戊酸类或苯巴比妥类药物，原有癫痫史的病人，在戒断初期就应使用大剂量的苯二氮卓类或预防性使用抗癫痫药物。

3.戒酒需采取心理社会的综合治疗

三、苯丙胺类兴奋剂所致精神障碍

苯丙胺类兴奋剂（ATS）指苯丙胺及其同类化合物，包括苯丙胺、甲基苯丙胺（冰毒）、3,4-亚甲二氧基甲基苯丙胺（摇头丸）、麻黄素和哌醋甲酯（利他林）等。

（一）临床表现

ATS具有强烈的中枢神经兴奋作用和致欣快作用，其他作用包括觉醒度增加、支气管扩张、心率加快、心输出量增加、血压升高、胃肠蠕动降低、口干、食欲降低等。

急性毒性作用在很大程度上可认为是药理作用的加剧。临床表现为中枢神经系统和交感神经系统的兴奋症状。轻度中毒表现为瞳孔扩大、血压升高、脉搏加快、出汗、口渴、呼吸困难、震颤、反射亢进、头痛、兴奋躁动等症状；中度中毒出现精神错乱、谵妄、幻听、幻视、被害妄想等精神症状；重度中毒时出现心律失常、痉挛、循环衰竭、出血或凝血、高热、胸痛、昏迷甚至死亡。

长期使用可出现分裂样精神障碍、躁狂—抑郁状态、人格和现实解体、焦虑抑郁状态、认知功能损害，还可出现明显的暴力、伤害和杀人犯罪倾向。

长期使用ATS后的戒断症状主要表现为情绪不良、无力、嗜睡等，少数病人可能出现幻觉、妄想等精神病性状态。

（二）诊断要点

（1）强迫性和持续性地使用ATS史，形成耐受，并在停药后出现戒断症状。

（2）由于使用ATS已对个体或社会造成危害，出现与ATS相关的兴奋症状，焦虑、抑郁、幻觉、妄想及意识障碍等精神症状。

（三）治　疗

ATS滥用可以产生精神依赖，但在突然停吸后常不会产生严重的躯体戒断症状。对于苯丙胺类兴奋剂的戒断及毒性症状，一般只需对症处理。

1.急性中毒或急性过量中毒时的处理

（1）将患者置于安静的环境，减少环境刺激。

（2）严密监测生命体征，保持呼吸通畅、循环稳定，维持水电解质平衡，必要时给氧。

（3）鼓励多饮水，如服药时间不超过4h，可行洗胃催吐。

（4）酸化尿液，以加快苯丙胺类兴奋剂的排泄，口服氯化铵0.5g，每3～4h一次，使尿液pH值在6.6以下。如果病人有高热、出汗、代谢性酸中毒，则不宜酸化尿液。

（5）降低体温：可行物理降温，肌肉松弛也是控制高热的有效方法，可静脉缓注硫喷妥钠0.1～0.2g。

（6）惊厥：缓慢静脉注射苯二氮卓类，如地西泮10～20mg，必要时15min重复一次。注意地西泮能导致喉痉挛或呼吸抑制，因而必要时进行气管插管。

（7）高血压：严重高血压可导致颅内出血，如舒张压超过120mmHg（1mmHg＝133.322Pa），应予紧急处理，可使用酚妥拉明2～5mg，静脉缓慢注射。

（8）兴奋激越、行为紊乱：可使用多巴胺受体阻滞剂，如氟哌啶醇2.5～5mg肌肉注射。亦可用苯二氮卓类，如地西泮10～20mg静脉注射。

（9）谵妄：可用氟哌啶醇控制兴奋激越、幻觉、妄想，剂量不宜太大，以免加重意识障碍。

（10）对于极重的中毒病例可采用腹膜透析或血液透析。

2. 戒断综合征的处理

目前尚没有可以推荐的替代药物，一般来说，如能保证足够睡眠和营养，大部分病人几日后症状可逐渐消失。一些滥用者在停药后可能出现较为严重的抑郁情绪，可导致自杀行为，且一些人的抑郁情绪会持续数周或更长，需密切注意。

（1）对于抑郁、无力、渴求等症状严重者，可使用三环类抗抑郁药，如米帕明 50 ～ 100mg/d，应注意要从小剂量开始，逐渐增加剂量；选择 5-HT 再摄取抑制剂，如氟西汀 20mg/d，上午口服。

（2）部分病人在戒断过程中可能出现幻觉、妄想，建议使用抗精神病药物，如氟哌啶醇，口服 2 ～ 10mg/d，必要时可加量，幻觉、妄想消失后应逐渐停止使用。

（3）对于谵妄者，应注意进行系统检查，排除其他原因，如中枢神经系统感染、颅内出血、服用其他成瘾药物或乙醇滥用等。

3. 精神病性症状的处理

（1）将患者置于安静的环境，减少环境刺激，给予充分安慰、支持，减轻因幻觉、妄想所导致的紧张不安、行为紊乱。

（2）抗精神病药物：如氟哌啶醇，口服 2 ～ 10mg/d，必要时可加量，兴奋躁动明显者亦可用氟哌啶醇 5 ～ 10mg 肌肉注射。应注意，苯丙胺类兴奋剂滥用者可能有多巴胺受体敏感性改变，使用抗精神病药物更易出现锥体外系反应，必要时应使用抗胆碱类药物，如氢溴酸东莨菪碱（海俄辛）0.3 ～ 0.5mg，肌肉注射，或苯海索（安坦）每次 2mg，每日 2 ～ 3 次。在幻觉、妄想消失后应逐渐停止使用抗精神病药物。

如果是在急性中毒期出现的精神病性症状，处理时还应参阅急性中毒治疗的相关内容。

4. 情绪症状的处理

如情绪症状持续时间不长或症状轻微，可不必用药，否则应给予相应的对症治疗。

（1）抑郁：可使用三环类或选择性 5-HT 再摄取抑制剂。

（2）焦虑：建议使用苯二氮卓类药物，如阿普唑仑每次 0.4mg，每日 2 ～ 3 次，应注意防止此类药物滥用。

第三节　中毒所致精神障碍

Section 3

中毒所致精神障碍指由于某些有害物质进入体内，引起机体中毒，导致脑功能失调而产生的精神异常。临床上较为常见的有工业毒物中毒、农药中毒、医用药物中毒及食物中毒等引起的精神障碍。

工业毒物中毒所致精神障碍通常由亲神经毒物引起，常见的有：铅、汞、锰、铊、砷、四乙基铅、有机汞、有机砷、有机锡、一氧化碳（CO）、二硫化碳、苯、甲苯、甲醇、四氯化碳、氰化物、硫化氢等。农药中毒常见的：有机磷、有机氯及毒鼠药中毒。很多药物能引起精神障碍，如肾上腺皮质激素、抗胆碱药物、蛇根草制剂、抗结核药物、溴制剂等。

各种有毒物质所引起的精神障碍机理不尽一致，症状表现也不尽相同，因篇幅的关系，本节重点讨论一氧化碳、有机磷及肾上腺皮质激素中毒所致的精神障碍。

一、一氧化碳中毒所致精神障碍

（一）临床表现

CO 急性中毒临床表现与血液中碳氧血红蛋白浓度成正比,临床常分以下几种类型。

1.轻度中毒

血液中碳氧血红蛋白浓度在 100%～20%。患者出现剧烈头痛、头晕、心悸、四肢无力、口唇黏膜呈樱桃红色、恶心、呕吐、视物不清、感觉迟钝,或有短暂的晕厥、谵妄、抽搐、意识不清、幻觉等。离开中毒环境并吸入新鲜空气后,症状很快消失,

2.中度中毒

血液中碳氧血红蛋白浓度为 30%～40%。上述症状加重,患者出现呼吸困难,口唇、指甲、皮肤、黏膜呈樱桃红色,意识丧失,呈轻度或中度昏迷,各种反射正常或迟钝,对外界强烈刺激尚有反应。吸入新鲜空气或氧气后可很快苏醒而恢复,一般无并发症和后遗症。

3.重度中毒

血液中碳氧血红蛋白浓度达 50%以上,患者迅速出现深昏迷或呈去大脑皮层状态,出现惊厥、呼吸困难以至呼吸衰竭,即所谓"卒中型"或"闪击样"中毒。可并发脑水肿、肺水肿、心肌损害、心律失常或传导阻滞、休克、上消化道出血,昏迷时间较长者可有锥体系或锥体外系症状。肝、肾及皮肤可有损害表现。死亡率高,抢救后存活者,遗有不同程度的后遗症。

4.晚发神经中毒型

急性 CO 中毒后可出现所谓的"假愈期"。有些 CO 中毒者意识恢复后,似乎是"痊愈"了,但 2～40d 后可突然出现精神症状,如淡漠、迟钝、遗忘、理解困难、言不切题、迷惘、定向障碍等,呈痴呆状态,或缄默、违拗、木僵、二便失禁、生活不能自理、情绪易激惹、片断幻觉、错觉、奇特行为;也可有精神错乱状态、谵妄或昏迷。

神经损害症状有明显的锥体系及锥体外系损害,如轻瘫、共济失调、震颤、病理反射阳性、假性球麻痹、抽搐等;皮质损害如失语、失用、失认、皮质性失明;也可见颅神经或其他周围神经损害。

人格改变是 CO 中毒的远期后果之一,表现为情绪易激惹、焦虑、冲动、好争斗和暴力攻击行为,或性格偏执,或自私、责任感下降等,记忆与智能明显缺损,难以适应工作。

（二）诊断要点

询问 CO 接触史最为重要,测定碳氧血红蛋白有重要的参考价值。严重中毒者颅脑 CT 常见苍白球侧脑室前角附近有低密度区。

（三）治　　疗

1.急　　救

迅速使患者脱离现场,吸入新鲜空气,解开领口、腰带等,清除口、鼻分泌物,保持呼吸道通畅。

2.氧　　疗

最好吸入含 5% 二氧化碳的氧气。有条件的医院立即放入高压氧舱内治疗,重症者高压氧舱治疗次数应在 20 次以上,早期显效率达 95%～100%。

3.防治脑水肿

应用甘露醇、地塞米松和甘油氯化钠等药物治疗,严重者可每 6h 一次。频繁抽搐、脑性高热和昏迷时间超过 10～21h 可采用人工冬眠疗法。

4.促进脑细胞功能恢复

应用能量合剂,氯酯醒 250～500mg 肌肉注射,也可用注射用水或 5%葡萄糖液 20～40ml

稀释静脉注射,每日 2 次;胞二磷胆碱 500～1 000mg 加入 5%葡萄糖溶液 250ml 中静脉滴注,每日 1 次,或醒脑静脉注射射液 2～4ml,肌肉注射,每日 2 次。

5. 防治并发症

加强护理,定期翻身,预防褥疮和肺炎,必要时采用抗生素防治感染。

6. 对症处理

有呼吸衰竭者,用呼吸兴奋剂;有血压下降者,给予抗休克治疗。

7. 精神症状处理

以对症治疗为主,如有焦虑、抑郁,可使用抗焦虑、抗抑郁药物。对于人格、智能的改变,治疗较为困难,有报告称芳香化浊的中药可能有效。

二、有机磷类农药中毒所致精神障碍

有机磷类农药经呼吸道、消化道和皮肤接触进入人体后,与胆碱酯酶结合成不易解离的磷酰化胆碱酯酶,后者不能催化水解乙酰胆碱,导致体内乙酰胆碱过量堆积,使中枢神经系统和胆碱能神经功能紊乱,先引起过度兴奋而后转为衰竭。急性中毒时,体内胆碱酯酶活力受抑制的程度与临床症状平行。

(一)临床表现

急性中毒的潜伏期视毒物的种类、摄入量与摄入途径而异。口服中毒可在数分钟至数十分钟内出现严重症状以致死亡,皮肤接触潜伏期一般为 10h 左右,临床症状可分为三类:

1. 毒蕈碱样症状

过量的乙酰胆碱作用于胆碱能神经节后纤维,使平滑肌和腺体高度兴奋,引起恶心、呕吐、腹痛、腹泻、大小便失禁、流涎、大汗淋漓、支气管分泌增多、呼吸困难、肺水肿、瞳孔缩小、视力模糊等。

2. 烟碱样症状

乙酰胆碱作用于神经肌肉接头、交感神经节和肾上腺髓质,引起血压升高,心动过速,肌震颤、痉挛,肌无力,晚期有呼吸肌麻痹和循环衰竭。

3. 精神神经症状

中毒较轻者有眩晕、步态不稳、注意力集中困难、头痛、失眠或嗜睡、倦怠、情绪焦虑、易激惹或兴奋、欣快;较重者有明显意识障碍、定向障碍、反应迟钝、淡漠少动,甚至谵妄或昏迷。偶见以精神运动性兴奋、躁动、片断幻觉与妄想为主要症状者。

有些病人经过抢救,从昏迷状态中恢复后,随即或相隔数天后可出现多种精神症状,如思维鸣响、假性幻觉、疑病或被害妄想等精神病性症状;也可有精神运动性兴奋,如异常烦躁不安、毁坏物品、行为紊乱、随地大小便、生活完全不能自理,伴有明显意识障碍和定向障碍等中毒性精神症状;偶可表现意识狭窄、哭笑无常、做作和癔症样发作。

慢性有机磷类农药中毒多见于职业性长期接触者,多表现为头痛、头晕、记忆障碍、注意力不集中、失眠、多梦、情绪低落或焦虑、易激惹、多汗乏力、肢体麻木感、视力下降、瞳孔缩小、消化功能紊乱,可伴有神经传导速度减慢、肌电图和脑电图异常。这些变化可在全血胆碱酯酶活性下降前出现,也有可能因慢性接触引起致敏作用而发生哮喘者。

(二)诊断要点

详细了解毒物接触史是确诊的关键,多数有机磷农药带有大蒜样臭味,结合临床症状有助诊断。血液胆碱酯酶活力下降可反应中毒程度,胆碱酯酶活力下降到 70%可出现轻度中毒症状,下降超过 50%为中度中毒,下降至 30%以下为重度中毒。尿中检出有机磷代谢物,血液、胃内容物检出有机磷,均可作为诊断参考依据。有机磷农药中毒时对阿托品耐受性较强,若静脉注射 2mg 阿托品后未见明显阿托品化症状,提示有机磷中毒。

(三)治 疗

1. 一般处理方法

(1)监测、维持生命中枢:使病人不因生命中枢衰竭而死亡,争取抢救时间。

(2)除去未被吸收的农药:对神志清楚的口服中毒病人可使用硫酸锌、硫酸铜、阿朴吗啡等催吐药物以及机械刺激法对病人进行催吐。然后根据中毒农药的性质选用生理盐水、水、碳酸氢钠、高锰酸钾等洗胃液进行洗胃(敌百虫忌用碱性溶液洗胃)。选用硫酸镁、硫酸钠等导泻剂、洗肠剂进行导泻洗肠。同时配合吸附剂(活性炭)以固定残余的农药。对于经皮或吸入中毒者,应立刻使其脱离现场,脱去被污染的衣物,彻底清洗被污染部位,保持呼吸通畅;吸入新鲜空气或氧气。

(3)促进已吸收有机磷的排出:对轻度中毒者可采用口服活性炭、大量饮水、静脉注射葡萄糖、生理盐水或口服呋噻咪等利尿剂的方法促进农药的排出。而对中、重度中毒者则应采用静脉滴注,静脉给予甘露醇、山梨醇等利尿剂利尿,结肠透析、腹膜透析、血液透析以及换血等措施加快农药排出。

2. 使用特殊解毒药

(1)M 受体阻断剂:使用阿托品、山莨菪碱等以对抗有机磷农药中毒引起的严重的 M 样症状。阿托品的使用原则为尽早使用,静脉给药,足量、反复用药,用到瞳孔开始扩大、少汗、流涎消失、面色潮红、心跳加快等(阿托品化)时才减少剂量或延长间隔时间。使用剂量因中毒程度而异,轻度中毒 1～2mg 静脉注射,1～2h 一次;中度中毒,2～5mg 静脉注射,15～30min 一次;重度中毒每次 5～10mg,每 10min 重复静脉注射。一般要用 24h,重者 48h,过早停用会引起反跳。可加用吡斯的明、地西泮以防止药物过量引起的过度肌无力和中枢兴奋症状。

(2)胆碱酯酶复活剂:能复活已被磷酰化的胆碱酯酶,结合体内蓄积的有机磷类化合物,应及早足量使用。常用的药物有碘解磷定、氯磷定、双复磷、双解磷等。临床上可根据实际情况灵活运用。以氯磷定为例,轻度中毒:0.25～0.5g,肌肉注射,以后隔 2～4h,再肌肉注射 0.25～0.5g;中度中毒:0.5～0.75g,肌肉注射,以后每隔 2～4h 肌肉注射 0.5g,共用 3 次;重度中毒:0.75～1.0g,稀释后缓慢静脉注射,滴完后 0.5h,可重复一次,以后每小时静脉滴注 0.25g。如 6h 后病情已明显好转可停用。用量过大可引起癫痫样发作。

(3)有机磷中毒抢救时的注意事项:①敌百虫中毒时禁用碱性溶液冲洗体表或洗胃,因敌百虫遇碱性溶液可转化为毒性更大的敌敌畏;对硫磷等硫代磷酸酯类化合物中毒时,禁用高锰酸钾溶液洗胃,因对硫磷等可转化为毒性更大的化合物,如对氧磷。②用胆碱酯酶复活剂时,禁止与碱性溶液混合使用,因胆碱酯酶复活剂在碱性溶液中能分解生成毒性更大的氰化物。③中毒期间不可使用吗啡、茶碱或茶碱二乙胺等药物,因这些药物可能会导致呼吸抑制、血压降低、惊厥等不利于解毒的反应。④抢救期间不可大量输液,因大量输液可能会导致肺水肿的发生。

(4)其他:对于患者出现的精神症状,多采取对症处理,如使用抗精神病药物治疗所出现的幻觉、妄想状态,但剂量不宜太大,症状消失后,应考虑逐渐停药。

三、肾上腺皮质激素所致精神障碍

临床较常用的肾上腺皮质激素包括醋酸可的松、氢化可的松、强的松、地塞米松等,这些药物均可引起精神症状,发生率为 6%～7%。精神障碍的发生与用药剂量不一定有关,但剂量过高（如强的松＞40mg/d）发生精神障碍的可能性增加。

（一）临床表现

一般呈急性起病，在服药数天后或头1～2个月内便可以出现精神症状，症状轻重不一。早期表现为欣快、活动增加、失眠、躁动不安。病情进一步发展，可出现如下表现。

1. 躁狂抑郁状态

躁狂较多见，兴奋话多、情绪高涨、欣快、易激惹等，一些病人出现抑郁状态，甚至自杀。

2. 类精神分裂症状态

以紧张综合征和幻觉、妄想多见。紧张综合征表现为木僵或违拗行为。妄想以被害为主，幻觉则以触幻觉、视幻觉为主。部分病人也可出现兴奋症状，如言语增多、言语内容紊乱、吵闹不休等。

3. 意识障碍

仅见于少数病人，可出现轻度的意识障碍，表现为时间定向不完整，对外界反应迟钝。个别病人可出现严重意识障碍。

4. 假性脑瘤状态

多见于儿童，出现头痛、呕吐、意识障碍、痉挛发作等。可有视乳头水肿。

长期大量应用肾上腺皮质激素的患者如突然停药，可发生戒断症状，甚至出现 Addison 病危象，有些出现兴奋不安、失眠、焦虑、抑郁等，持续时间较长。

（二）诊断要点

肾上腺皮质激素所致精神障碍诊断有一定的难度，因为临床上一些需用激素治疗的疾病（如红斑狼疮）本身也可发生精神障碍；激素也可诱发精神分裂症或躁狂抑郁症。如果病人以前没有精神病史，在使用激素治疗过程中突然出现精神症状，减药或停药后精神症状缓解或消失，且未找到其他原因时，则可考虑诊断肾上腺皮质激素所致的精神障碍。

（三）治　　疗

治疗肾上腺皮质激素所致精神障碍存在两难，一是原发疾病需要继续激素治疗，二是突然停止激素治疗可能加重精神症状。如果精神症状的发生确与激素有关，此时是否继续使用激素应视躯体疾病等具体情况而定，若躯体疾病需要用药时，不要急于停药，可在严密观察下继续使用，考虑合用抗精神病药物或抗焦虑抑郁药物，或减少用量或换用其他种类的激素。病人一般预后良好，停药后1～3个月症状可缓解。

第四节　精神分裂症

Section 4

一、概　　述

精神分裂症是一组常见的、病因不明的精神病，多起病于青壮年，常有特殊的感知、思维、情感和行为等多方面的障碍和精神活动的互不协调；一般无意识障碍；病程多迁延，易复发；慢性状态时致残率甚高；大量研究表明其发病与遗传、神经生化以及社会心理等因素有关。

二、临床表现

1. 联想障碍

是精神分裂症的特征性症状。表现为思维联想散漫，缺乏目的性、连贯性、具体性和现实性；严重者甚至出现句与句、词与词之间无任何逻辑关系，呈破裂性思维；出现逻辑倒错性思维；表现为中心思想无法捉摸，缺乏实效的空洞议论（诡辩症）；病理象征性思维和语词新作。

2. 妄想

是精神分裂症的常见症状，其特点是内容离奇荒谬，缺乏系统性，具有泛化趋势，或呈原发性妄想。常见的妄想有关系、被害、夸大、嫉妒和钟情妄想等。

3. 幻觉

较常见，以言语性幻听多见。如经常出现评论性或争论性幻听，命令性幻听及思维化声，则更具有特征性和诊断价值。

4. 情感障碍

多为情感淡漠，也常出现与客观刺激和内心体验不相称或截然相反的情绪反应，即情感不协调或情感倒错。

5. 行为障碍

可表现为行为愚蠢、幼稚、怪异；出现紧张症状群（如缄默、刻板动作、模仿动作、违拗、作态或木僵），或突然的、无目的的冲动行为。

6. 被动体验

如内心被揭露感，被控制体验，思维被播散，思维被插入，思维被夺以及思维中断，常具有特殊的诊断价值。

7. 意志减退

较发病前明显孤僻、懒散、退缩、被动，对社交、工作和学习缺乏要求，对基本的日常活动缺乏主动性。有的还可出现意向倒错或矛盾意向。

三、诊断要点

临床上患者首先要符合精神分裂症的症状学诊断标准，且症状持续至少1个月；单纯型起病缓慢，病程至少2年。若精神病症状学标准符合，而病程不符合上述病程标准时，则诊断为分裂样精神病。严重程度标准要求患者的自知力丧失或不全，或社会功能明显受损，或现实检验能力受损，或无法进行有效交谈。

目前精神分裂症的诊断主要依据临床现象学，因此应详细了解患者的家族史、个人史和现病史，并进行全面的精神检查。必要时可做人格、智能、认知功能等心理学测验和眼球运动轨迹、脑电图和脑影像学等特殊检查辅助诊断。诊断时应排除脑器质性精神障碍、躯体疾病所致精神障碍，以及由精神活性物质、非依赖性物质所致的精神障碍，并排除心境障碍。

四、分型

1. 偏执型

最常见的类型。青壮年缓慢起病。临床上以持续存在的妄想和幻觉为主要表现，而情感、意志和言语障碍及紧张性症状并不突出。病程发展较其他类型缓慢，精神衰退出现的时间较晚，疗效较好。

2. 青春型

也称瓦解型，多在青少年期发病，起病较急，病情发展较快。以思维、情感和行为的互不协调或分离为主要临床表现，如思维内容荒谬离奇，令人费解，情感明显的不协调，思维明显松弛或破裂，行为愚蠢幼稚，常有兴奋冲动行为及本能意向亢进。幻觉妄想片段零乱，精神症状丰富易变，预后较差。

3. 紧张型

目前临床上不常见，青壮年发病，起病较急，主要症状为紧张综合征，包括紧张性木僵和紧张性兴奋。紧张性木僵表现为缄默不语，动作缓慢或减少，对周围环境刺激无反应。严重者可出现蜡样屈曲、违拗、被动服从、刻板行为、持续言语等。紧张性兴奋表现为突发的冲动行为，不可理解，毫无目的，且突然消失，偶伴有幻觉和妄想。治疗效果较好。

4. 单纯型

不多见，青少年发病，起病隐匿，缓慢而持续发展。早期出现类似神经衰弱的症状，常不引起人们的重视。临床主要表现为日益严重的孤独被动、思维贫乏、生活懒散、意志缺乏、社会性退缩、情感淡漠及行为古怪。此型预后较差。

5. 未定型（混合型或未分化型）

通常指符合精神分裂症的诊断标准，具有明显的阳性精神病性症状，如幻觉、妄想等，但又不符合上述各型诊断标准或为各型的混合者。

6. 分裂症残留期

过去符合精神分裂症的诊断，且症状至少持续 2 年，一直未完全缓解，残留个别症状，但相对稳定，社会功能受损不明显，自知力缺乏不显著。

7. 分裂症衰退期

符合精神分裂症的诊断标准，最近 1 年以精神衰退为主，社会功能严重受损，已发展为精神残疾。

8. 分裂症后抑郁

最近 1 年确诊为精神分裂症，精神分裂症症状有好转但未完全消失时出现抑郁症状，以持续 2 周的抑郁症状为主要临床相。

五、治　　疗

精神分裂症的治疗目前仍以抗精神病药物治疗为主，且剂量和疗程足够。必要时可进行电抽搐治疗，控制紧张症状群和兴奋冲动。在缓解期需加强心理和康复治疗，以增加患者对治疗的依从性和对疾病的认识，促进患者的社会功能康复，使患者及早回归社会。

1. 药物治疗

急性期应保持足够的治疗剂量治疗 6 ～ 8 周，以迅速控制患者的精神症状为主要目的。剂量缓慢递增至能发挥最高疗效，尽可能单一用药。日剂量较高者，一般宜分次给药。在症状得到有效控制之后，应以原有效药物、原有效剂量巩固治疗 3 ～ 6 个月（巩固期），同时辅以适当的心理治疗。维持期的药物治疗剂量应因人而异，充分个体化。一般至少维持 2 年以上，反复多次发作者宜长期服药。

（1）第一代抗精神病药物：通常包括酚噻嗪类、硫杂蒽类、丁酰苯类和苯甲酰胺类。

1）酚噻嗪类：以往常作为首选药物，包括氯丙嗪、奋乃静、三氟拉嗪、硫利达嗪及氟奋乃静等,适用于妄想幻觉、兴奋躁动、思维障碍等阳性症状。严重兴奋冲动、拒绝服药者可肌肉注射或静脉滴注氯丙嗪。有效剂量:氯丙嗪 200 ~ 600mg/d,奋乃静 20 ~ 60mg/d。

2)硫杂蒽类:主要是氯普噻吨(泰尔登)、氯噻吨和三氟噻吨。目前已很少作为首选药物使用。泰尔登有效剂量 200 ~ 600mg/d。

3)丁酰苯类:较常用的是氟哌啶醇,有口服和注射两种剂型。主要适用于精神分裂症的阳性症状和兴奋、激越等行为异常。有效剂量 6 ~ 20mg/d。

4)苯甲酰胺类:代表药物是舒必利,该药低剂量时有一定抗焦虑和抗抑郁的作用,高剂量有控制幻觉妄想的作用,静脉滴注能有效缓解紧张症的症状。有效剂量 800 ~ 1 600mg/d。

第一代抗精神病药物的不良反应甚多。神经系统常见的不良反应有:帕金森综合征、静坐不能、急性肌张力障碍和迟发性运动障碍等锥体外系症状,过度镇静和癫痫等。抗胆碱能样不良反应有:口干、便秘、排尿困难、心悸和视力模糊等。治疗初期可见体位性低血压。长期用药可致泌乳、闭经和体重增加。少见的严重不良反应有药源性恶性综合征、肝功能损害、粒细胞减少等。如有不良反应发生,应对治疗需要及不良反应的严重程度做权衡,根据具体情况,采取减量、停药、更换药物、继续观察、对症处理乃至紧急处理。

(2)第二代抗精神病药物:临床上已越来越多地应用较新一代的抗精神病药物。包括氯氮平、利培酮、奥氮平和奎硫平。该类药物除适用于妄想幻觉、兴奋躁动等阳性症状外,还对情感淡漠、社会退缩等阴性症状有一定疗效,对认知功能有一定的改善作用。治疗剂量一般为:氯氮平 200 ~ 600mg/d,利培酮 2 ~ 6mg/d,奥氮平 5 ~ 20mg/d,奎硫平 300 ~ 750mg/d,阿立哌唑 10 ~ 30mg/d。

总体而言,第二代抗精神病药物较第一代抗精神病药物的不良反应少一些,轻一些,特别是锥体外系不良反应较少发生。值得注意的是,氯氮平可能引起粒细胞减少或缺乏,在治疗前及治疗中应定期监测血常规,如有异常结果应立即停药,并对症处理。第二代抗精神病药的主要不良反应为体质量增加及内分泌代谢问题。

2. 辅助治疗

(1)电抽搐治疗:包括传统电抽搐治疗和改良电抽搐治疗,适用于木僵等紧张症状群,兴奋躁动、消极抑郁及严重的幻觉妄想等症状。

(2)工娱治疗:在抗精神病药物治疗症状改善之后,可以有组织地安排精神分裂症患者参加某些工作、劳动、娱乐和体育活动等,以促进病情恢复,改善情绪,增强体质,建立信心,提高社会交往和适应环境的能力,防止长期住院形成的退缩懒散的生活习惯,促进社会功能的恢复。

(3)心理治疗与家庭教育:心理治疗在精神分裂症的恢复期非常重要。在精神症状得到有效控制后应积极地开展和加强心理治疗,一般以支持性心理治疗为主,目的在于使患者正确认识和对待自己的疾病,增加对治疗的依从性,减少复发。家庭教育在缓解期也非常重要,旨在帮助患者的家庭成员很好地度过应激期,了解精神分裂症的知识,充分理解患者,积极面对问题,尽可能得到家庭成员对治疗的理解和支持。

3. 社区康复

尽管上述辅助治疗中也包括康复的内容,但就整个病程而言,重点在于社区康复,即在相当长的时期内,在社区中接受康复治疗、教育和培训。社区康复应该是本病治疗计划中必不可少的一部分。常用的社区康复形式有日间医院、家庭病床和工疗中心。患者及其家属组成的自助团体也能起良好的作用。康复治疗的目的是减轻致残因素所造成的后果,尽量改善其社会功能,最大限度地发挥其功能水平。包括个人生活自理能力的康复、家庭职能的康复、社交技能的康复及职业技能的康复。

第五节 其他精神病性障碍

Section 5

一、急性短暂性精神病性障碍

（一）概 述

急性短暂性精神病性障碍是一组比较常见的精神障碍，起病急骤，病情迅速发展，症状鲜明、丰富、多变，缓解迅速。总病程一般不超过 1 个月。

有关此障碍的发病率、患病率尚无确切报道。发病机制尚不清楚，有研究认为病前人格障碍、应激源、文化环境突然变化及躯体疾病参与了发病。

（二）临床表现

(1)起病急骤，可在数小时内由正常状态迅速发展为明显异常。暴发性者可在 48h 内病情充分发展；急性发作者发病于 48h～2 周。

(2)症状鲜明、多样、多变。

1)妄想：包括被害、中毒、夸大、关系、嫉妒、被控制、神秘等多种妄想内容。妄想结构松散，可以是多种片断妄想共存，但不持续。在妄想基础上可并发多种生动的幻觉。

2)明显的、不可理解的或不连贯的言语紊乱，思维结构杂乱。

3)情绪障碍，包括狂喜、激越、焦虑和情绪低落。

4)严重的行为紊乱或紧张症样表现。

(3)病程短暂，可在数天至数周内恢复正常，一般不超过 1 个月。

(4)疾病严重损害社会功能，生活不能自理，难于接触，或对社会造成威胁。

(5)预后一般良好。少数病例可有复发倾向。

（三）诊断要点

详细了解病史及有关发病诱因；做认真细致的精神检查。掌握其临床表现特点；做必要的实验室检查，以排除器质性疾病或物质滥用和中毒等引发的精神障碍。

(1)临床特点以妄想、幻觉、行为紊乱等精神病性症状为主，伴有多种情绪障碍，一般无显著意识障碍，可有迷惘。

(2)起病急骤，病程短暂，预后一般良好。

(3)须与中毒和器质性精神障碍相鉴别，病史和实验室检查阳性所见可作为鉴别依据。

（四）分 型

1.急性妄想发作

(1)具有上述临床特点；以妄想为临床主要表现。

(2)发病前可能有或没有明显的诱因。

(3)存在明确的、多变的、不系统的妄想。

(4)伴有狂喜、焦虑或易激惹的情绪紊乱或行为紊乱。

(5)没有显著的意识障碍。

(6)如病程超过 3 个月以上，应考虑偏执性精神病的诊断。

2.分裂样精神障碍

(1)具有急性短暂性精神病的特点。

(2)发病前可能有或没有明显的诱因。

(3)具有精神分裂症特征性症状，即临床表现符合精神分裂症的症状学诊断标准。

(4)病程不超过 1 个月。

（五）治　疗

(1)病情严重者宜住院治疗。

(2)药物治疗：

1)抗精神病药物：可选用第一代或第二代抗精神病药物如氯丙嗪、奋乃静、氟哌啶醇或利培酮、奥氮平、奎硫平等。剂量参照精神分裂症治疗方案。以低剂量为宜，在严密观察下加到有效日量。必要时可注射氯丙嗪或氟哌啶醇，或注射苯二氮卓类药物，剂量及疗程视病情控制及患者对药物的耐受性而定。

2)可合并口服苯二氮卓类药物以改善睡眠。如治疗中出现锥体外系反应可合并应用盐酸苯海索等药。

3)症状消失 3 ～ 6 个月后可酌情减少药量至停药。

(3)心理治疗以支持性心理治疗为主。

二、偏执性精神障碍

（一）概　述

偏执性精神障碍也称持久的妄想性障碍，是一种以持续的系统妄想作为主要症状的精神障碍，病因不明，多在 30 岁后起病，女性多见。缓慢起病，病程常迁延，但较少精神衰退。在不涉及妄想内容的情况下，患者的其他方面则相对正常。其发病通常是在患者性格缺陷的基础上遭遇应激性事件发展而来。临床上包括偏执狂和偏执状态两种。

（二）临床表现

(1)以系统妄想为主要临床症状。其妄想的内容不荒谬离奇、不怪异、不泛化，较为固定和系统，带有较为严密的逻辑推理和解释，与现实生活有一定的联系。常见的妄想有被害、嫉妒、夸大、疑病和钟情等。

(2)一般很少或不伴有幻觉。

(3)除了与妄想内容相关的异常情感和意向行为外，患者其他的个人行为基本没有损害，人格保持相对完整。

(4)病程和严重程度要求持续性病程，至少达 3 个月。社会功能严重受损和自知力丧失。如症状标准符合但病程不足时，则考虑急性短暂性精神障碍的诊断。

（三）诊断要点

全面充分地了解病史，尤其是性格特征。结合病史进行详细的精神检查。可以做人格测试等心理学检查，如 MMPI 可出现偏执因子高分特点。必要时可做头颅 CT 和 MRI 等检查，以排除脑器质性精神障碍、躯体疾病所致精神障碍，同时还要注意与其他精神障碍的鉴别，如精神活性物质所致精神障碍、精神分裂症等，还要与偏执性人格障碍相鉴别。

（四）治　疗

1. 药物治疗

以抗精神病药物治疗为主。如患者拒绝或不配合治疗，可以选择长效制剂注射治疗。如果妄想已造成患者严重的攻击行为和社会功能的丧失，或危及社会和他人的安全时，应住院治疗。抗精神病药物的使用应从小剂量开始，逐渐增加至治疗量，尽可能单一用药，疗程要长，至少 2 年，甚至终身服药。

(1)第一代抗精神病药物：可作为首选药物，第一代抗精神病药物在偏执性精神病的治疗中均可使用。常用的药物有氯丙嗪(治疗剂量 200 ～ 600mg/d)、奋乃静(治疗剂量 20 ～ 60mg/

d)、硫利达嗪（治疗剂量 200 ～ 600mg/d）、氟哌啶醇（治疗剂量 6 ～ 20mg/d）。也可使用长效制剂，如氟奋乃静癸酸酯（治疗剂量 25 ～ 75mg，每 2 ～ 4 周肌肉注射 1 次），或氟哌啶醇癸酸酯（治疗剂量 50 ～ 150mg，每 2 ～ 4 周肌肉注射 1 次）。

（2）第二代抗精神病药物：目前第二代抗精神病药物的使用有逐渐增加的趋势，临床上常用的有氯氮平（治疗剂量 200 ～ 600mg/d）、利培酮（治疗剂量 2 ～ 8mg/d）、奥氮平（治疗剂量 5 ～ 20mg/d）、奎硫平（治疗剂量 300 ～ 750mg/d）。使用氯氮平时应注意监测血白细胞。

2. 其他治疗

个人的支持性心理治疗和家庭治疗在偏执性精神障碍的治疗中是有必要的。对那些症状非常严重且对药物疗效不佳的患者可采用电抽搐治疗。

三、分裂情感性精神障碍

（一）概　　述

分裂情感性精神病是指一组精神分裂症和心境障碍两种疾病同时存在又同样突出的精神障碍。有关本病的归属一直有争论，目前 CCMD-3 和 ICD-10 将本病与精神分裂症列在同一类别内。病因不明，可能与遗传、应激、神经内分泌等因素有关。

（二）临床表现

（1）有典型的抑郁或躁狂症状，同时具有精神分裂症症状，且这两种症状同时存在，同样突出。

（2）病程呈间歇发作，症状缓解后间歇期无明显功能缺陷。

（3）起病较急，发病可存在应激诱因。

（4）病前性格无明显缺陷，部分患者可有精神分裂症或心境障碍家族史。

（5）发病年龄以青壮年多见，女性多于男性。

（三）诊断要点

只有在疾病的同一次发作中，明显而确实的分裂症症状和情感性症状同时出现或只相差几天，此时方可做出分裂情感性精神障碍的诊断。临床上至少有一个、最好是两个分裂症的特征性症状，如思维鸣响、被控制体验、评论性幻听等；情感性症状可以是抑郁、躁狂或混合状态，但必须是核心症状。严重程度标准应符合社会功能显著下降和自知力不全或缺乏这两点。诊断时强调两套症状同时存在，出现和消失的时间比较接近。但以分裂症为主的临床相必须持续 2 周以上。若患者在不同的发作中分别表现分裂症或情感性症状，则仍按每次发作的主要表现做出各自的诊断。

（四）分　　型

（1）分裂情感性精神障碍，躁狂型。

（2）分裂情感性精神障碍，抑郁型。

（3）分裂情感性精神障碍，混合型。

（五）治　　疗

分裂情感性精神障碍的治疗以抗精神病药物为主，心境稳定剂和抗抑郁药为辅，原则上联合用药。对药物治疗效果欠佳的患者可以考虑电抽搐治疗。应长期服药预防复发。在缓解期要加强心理治疗和家庭教育，提高服药的依从性。开展社区康复治疗，促进患者的社会回归。

1. 躁狂型的治疗

根据患者的实际情况可以选择第一代抗精神病药物，也可选择第二代抗精神病药物，例如氟哌啶醇、氯丙嗪、氯氮平、利培酮、奎硫平和奥氮平等。心境稳定剂可选择锂盐、丙戊酸钠或卡马西平，但要注意与抗精神病药合用时的药物相互作用。例如，氟哌啶醇与锂盐合用时，血锂浓度升高，导致明显的神经毒性反应；氟哌啶醇与卡马西平合用时，氟哌啶醇的血药浓度下降50%左右，出现严重的精神运动性兴奋等不良反应。

2. 抑郁型的治疗

此型的治疗较为棘手，抗精神病药物与抗抑郁剂的合用问题争论较多，原因之一是抑郁症状有可能随精神病性症状的改善而消失；原因之二是因为抗抑郁药有可能恶化或加重精神分裂症的症状，因此药物的选择宜慎重。原则上，先以抗精神病药物治疗为主，首选锥体外系不良反应小的第一和第二代药物，因为锥体外系不良反应会加重抑郁症状，且抗精神病药物的剂量和疗程要充分。在精神分裂症的症状得到基本控制后，若抑郁症状仍没有改善，可以加用抗抑郁药物。抗抑郁剂可以选择5-HT再摄取抑制剂等新型药物，以减少药物不良反应。同时注意合用时的相互作用，例如5-HT再摄取抑制剂多数是细胞色素酶的抑制剂，在与需细胞色素酶代谢的抗精神病药物合用时，可能会使后者的血药浓度增加。

第六节 抑郁障碍
Section 6

一、抑 郁 症

（一）概　　述

抑郁症以持久而明显的心境低落为主，可以从闷闷不乐到悲痛欲绝，甚至发生木僵。严重者可出现幻觉、妄想等精神病性症状。有些病例的焦虑与运动性激越很显著。若出现躁狂发作，应诊断为双相障碍。

抑郁症有反复发作的特点，发病常与应激事件有关，急性发作者大多数可明显或完全缓解。预后一般较好，不留人格缺陷，但部分可有残留症状或转为慢性。本病女性高于男性，男：女为1：2。

（二）临床表现

1. 主要症状

（1）心境低落：主要表现为显著而持久的心境低落，抑郁悲观，无愉快感。自我评价低，常产生无用感、无望感、无助感和无价值感。部分病例的抑郁心境具有晨重夕轻的节律特点。

（2）思维缓慢：患者思维联想速度缓慢，反应迟钝，主动言语减少，语速明显减慢，声音低沉，思考问题困难，工作和学习能力下降。

（3）意志活动减退：表现为行动缓慢，生活被动、疏懒，不想做事，不愿和周围人接触交往，常整日独坐或卧床，不愿参加平常喜欢的活动，常闭门独居、疏远亲友、回避社交。严重时可出现抑郁性木僵。

（4）严重抑郁症的患者常伴有消极自杀的观念或行为，消极悲观的思想及自责自罪可萌发绝望的念头，并会促进计划自杀，发展成自杀行为。

2. 伴随的心理症状

（1）焦虑或激越：颇为常见。主要表现为紧张、恐惧、害怕、烦躁不安、易激惹。严重时表现坐立不安、手指抓握、搓手顿足或踱来踱去等。

（2）精神病性症状：主要是幻觉和妄想。内容常为与抑郁心境相协调的罪恶妄想、无价值妄想，或谴责性的幻听等；少数患者有与抑郁心境不和谐的被害妄想、没有情感色彩的幻听，但内容不荒谬。

3.伴随的躯体症状

很常见,主要有睡眠障碍、食欲减退、体重下降、便秘、性欲减退、阳痿、闭经、身体各部位的疼痛、乏力等。躯体不适主诉可涉及各脏器。自主神经功能失调的症状也较常见。睡眠障碍主要表现为早醒,一般比平时早醒 2～3h,醒后不能再入睡,这对抑郁症诊断具有特征性意义。有的表现为入睡困难,睡眠不深;少数患者表现为睡眠过多、食欲增强、体重增加。

4.其　　他

抑郁发作时也可出现人格解体、现实解体及强迫症状。

(三)诊断要点

主要依据病史和精神检查,必要时应做人格、智能等心理测验、脑 CT 或 MR、脑电图或脑地形图等检查,以排除器质性精神障碍、精神活性物质和非成瘾物质所致抑郁。

(1)临床上以持久的心境低落为主,主要表现思维缓慢、言语和动作减少;病程至少已持续 2 周;伴有社会功能受损,或给本人造成痛苦或不良后果。

(2)部分病例可有生物学特征性症状,如食欲降低、体重下降、性欲减退、早醒,以及心境低落呈晨重夕轻的节律改变。

(3)反复出现想死的念头或有自杀、自伤行为。

(4)可存在某些精神病性症状,但不符合精神分裂症的诊断。若同时符合精神分裂症的症状标准,在精神病性症状缓解后,满足抑郁发作标准至少 2 周。

(5)抑郁症的病程特点大多都具有发作性病程,而在发作间歇期精神状态可恢复病前水平。既往有类似的发作,或家族中有抑郁症遗传史,对诊断均有帮助。

(6)老年抑郁症除有抑郁心境外,多数患者有明显的焦虑烦躁情绪,也可表现为易激惹和敌意。精神运动性迟缓和躯体不适主诉较年轻患者更为明显。

(7)地塞米松抑制试验(DST)、促甲状腺素激发试验和睡眠脑电图检查等,有时也有助于诊断。

(四)治　　疗

1.抗抑郁药物治疗

倡导全程治疗,应保证足量、足疗程,包括急性治疗、巩固治疗和维持治疗三期。急性期治疗 6～8 周,巩固期治疗 4～6 个月,维持治疗时间因人而异,第一次发作主张维持治疗 6～12 个月,第二次发作 3～5 年,第三次发作,应长期维持治疗。

(1)5-HT 再摄取抑制剂(SSRIs):目前在临床应用的有氟西汀、帕罗西汀、舍曲林、氟伏沙明、西酞普兰。适用于不同严重程度的抑郁症、非典型抑郁,三环类抗抑郁剂(TCAs)无效或不能耐受 TCAs 不良反应的老年人或伴躯体疾病的抑郁患者。有效治疗剂量氟西汀 20～60mg/d、帕罗西汀 20～60mg/d、舍曲林 50～200mg/d、氟伏沙明 100～250mg/d、西酞普兰 20～60mg/d。个别患者的剂量可更高些。由于 SSRIs 的半衰期都较长,一般每日服药一次。其抗胆碱能及对心血管等脏器的不良反应均显著少于 TCAs。常见的不良反应有恶心、厌食、腹泻、头疼、失眠、皮疹和性功能障碍。禁忌证为对药物过敏者。有严重肝、肾疾病者及孕妇慎用。不能与 MAOI 合用。

(2)去甲肾上腺素(NE)和 5-HT 双重摄取抑制剂(SNRIs):有明显的抗抑郁及抗焦虑作用。对难治性病例亦有效。主要有文拉法辛,有效治疗剂量为 75～300mg/d,一般为 150～200mg/d,速释剂分 2～3 次服,缓释剂为胶囊,日服 1 次。常见不良反应有恶心、口干、出汗、乏力、焦虑、震颤、阳痿和射精障碍。大剂量时部分患者血压可能轻度升高。无特殊禁忌证,但严重肝、肾疾病、高血压、癫痫患者应慎用。不能与 MAOIs 联用。

（3）NE 和特异性 5-HT 抗抑郁药（NaSSAs）：米氮平是代表药，有良好的抗抑郁、抗焦虑及改善睡眠作用，口服吸收快，起效快，抗胆碱能作用小，有镇静作用，对性功能几乎没有影响。起始剂量 30mg/d，必要时可增至 45mg/d，晚上顿服。常见不良反应为镇静、嗜睡、头晕、疲乏、食欲和体重增加。

（4）TCAs：主要有米帕明（丙咪嗪）、阿米替林、氯米帕明（氯丙咪嗪）、多塞平（多虑平）和四环类马普替林等。临床用药应从小剂量开始，逐渐增加。常用剂量为 50～250mg/d，分 2 次服用，也可以睡前一次服用。TCAs 疗效确定，但不良反应较多，尤其是过度镇静、抗胆碱能作用和心血管反应。常见的有口干、便秘、视物模糊、排尿困难、心动过速、体位性低血压和心律改变等。过量易引起中毒，甚至导致死亡。禁忌证有闭角型青光眼、急性心肌梗死、前列腺肥大、心律失常。严重心、肝、肾病患者，低血压患者及孕妇慎用。年老体弱患者用药剂量要减小。

（5）其他抗抑郁药物：主要有吗氯贝胺、曲唑酮和噻奈普汀（达体朗）等。吗氯贝胺适用于非典型抑郁症，有效治疗剂量为 300～600mg/d，主要不良反应有恶心、口干、便秘、视物模糊及震颤等，对食谱及联合用药有一定限制。曲唑酮适用于伴焦虑、激越、失眠的抑郁症患者，以及有性功能障碍的抑郁症患者。宜逐渐增量，常用剂量 150～300mg/d，分 2～3 次服用。常见不良反应有头痛、镇静、体位性低血压、口干、恶心、呕吐、乏力、阴茎异常勃起等。噻奈普汀对老年抑郁症具有较好的疗效，能改善抑郁症并发的焦虑症状。常用剂量为 37.5mg/d，分 3 次服用。肾功能损害者及老年人应适当减少剂量，建议服用 25mg/d。常见的不良反应有口干、便秘、失眠、多梦、头晕、体重增加、易激惹、紧张等。

2. 电抽搐治疗

对于有严重消极自杀言行或拒食、紧张性木僵的患者，ECT 应是首选的治疗；对使用抗抑郁药治疗无效的抑郁症患者也可采用电抽搐治疗。ECT 见效快，疗效好。6～10 次为一疗程。电抽搐治疗后仍需用药物维持治疗。改良电抽搐治疗（无抽搐电休克治疗，MECT）适用范围较广，除可用于有严重消极自杀及紧张性木僵等患者外，还可用于患有躯体疾病又不能用抗抑郁药的患者。

3. 心理治疗

对有明显心理社会因素的抑郁症患者，在药物治疗的同时常需合并心理治疗。通过支持性心理治疗、认知治疗、行为治疗、人际心理治疗、婚姻及家庭治疗等心理治疗技术的运用，可减轻和缓解患者的抑郁症状；提高正在接受抗抑郁药治疗患者对服药的依从性；改善患者人际交往能力和心理适应功能，提高患者家庭和婚姻生活的满意度；纠正其不良人格，提高解决问题的能力和应对处理应激的能力，最大限度地使患者达到心理社会功能和职业功能的康复；并可协同抗抑郁药维持治疗，节省患者的医疗费用，促进康复，预防复发。心理治疗和社会支持系统对预防抑郁症的复发有非常重要的作用。

二、恶劣心境

恶劣心境是指一种持续存在心境低落状态的轻度抑郁，但不符合抑郁发作的症状标准，从不出现躁狂。

（一）临床表现

恶劣心境主要表现为持续存在的心境低落。常持续 2 年以上，其间无长时间的完全缓解，如有缓解，一般不超过 2 个月。此类抑郁发作与生活事件和性格都有较大关系，以往称为"神经症性抑郁"。

恶劣心境患者兴趣并不完全丧失，原来十分感兴趣的事仍可勉强去做；对前途感到悲观，抑郁程度加重时也会有轻生的念头,但经劝说鼓励,仍会有好转,一般不会有绝望感;虽有乏力或精神不振,但不会出现严重的思维和行为抑制。

焦虑是常伴随的症状,也可有强迫症状出现。

躯体症状也较常见。睡眠障碍以入睡困难、噩梦、睡眠较浅为特点,常伴有头痛、背痛、四肢痛等慢性疼痛症状,尚有自主神经功能失调症状,如胃部不适、腹泻或便秘等。但无明显早醒、昼夜节律改变及体重减轻等生物学方面改变的症状。

(二)诊断要点

(1)持续存在心境低落,但不符合抑郁症的症状标准,且从无躁狂症状。病程至少持续 2 年。在这 2 年中,很少有持续 2 个月的心境正常间歇期;其社会功能受损较轻,自知力完整或较完整。

(2)心境变化并非躯体病(如甲状腺机能亢进或减退),或精神活性物质导致的直接后果,也非精神分裂症及其他精神病性障碍的附加症状。

(3)恶劣心境不包括抑郁症在抑郁发作前,以程度很轻的抑郁症状为主的漫长前驱期或发作后残留期。

(4)抑郁症与恶劣心境两者之间的主要鉴别点:①前者多为自限性病程,后者病期冗长,至少持续 2 年,且间歇期短。②前者以内因为主,地塞米松抑制试验(DST)、血清 T3 和 T4 有改变;后者发病以心因为主,DST、血清 T3 和 T4,改变不明显。③前者精神运动性迟缓症状明显,有明显的生物学特征性症状,如食欲减退、体重下降、性欲降低、早醒及晨重夕轻的节律改变;后者均不明显。④前者可伴有精神病性症状,后者无。

(三)治 疗

SSRIs 类、SNRIs 类的文拉法辛及 NaSSAs 中的米氮平对恶劣心境有效,剂量和用法与抑郁症的治疗相同。三环类及杂环类抗抑郁药对恶劣心境疗效较差。由于病程超过 2 年,故维持治疗时间应更长,通常主张 3～5 年,以避免复发。

恶劣心境患者常有明显的心理社会因素,且疾病的波动亦与心理社会因素有关,在抗抑郁药治疗的同时常合并心理治疗。支持性心理治疗、认知治疗、行为治疗、人际心理治疗、婚姻及家庭治疗,均能缓解抑郁症状,改善患者人际交往能力及社会适应能力,纠正其不良人格,提高解决问题的能力和应对能力,促进康复,预防复发。

第七节 双相情感障碍

Section 7

双相情感障碍是一组以持续的,且程度轻重不等的情绪高涨或低落为基本临床表现的心境障碍。病程呈反复交替或循环发作。临床上可分为双相障碍与环性心境障碍。不包括分裂情感性精神病。

一、双相障碍

(一)概 述

双相障碍为常见精神障碍之一。临床表现为在病程中兼有躁狂和抑郁发作。目前多数研究者认为,只要有符合诊断标准的躁狂或轻躁狂发作,即可诊断为双相障碍。符合诊断标准的躁狂或轻躁狂的反复发作,或与符合诊断标准的抑郁交替发作。具有遗传倾向。发病年龄多在 20 岁左右,但各年龄组均可发病。

(二)临床表现

1. 躁狂发作

(1)情绪高涨和/或易激惹：是躁狂的核心症状。情绪高涨表现为心情显著愉快，自我感觉良好，精力充沛，得意扬扬，自负。也可以易激惹心境为主，表现专横，常为小事发脾气，甚至激怒。

(2)思维奔逸：轻度时表现为联想比平时快而内容丰富，言语增多而语流加快，语声高。严重时可有思维奔逸、音联、意联。在注意涣散、随境转移的影响下，可有跳跃性思维。自我评价过高，夸耀甚至夸大妄想。

(3)意志增强：随意性动机和兴趣增多，每日忙碌不停，对人热情，好管闲事，行为轻率，甚至不顾后果。

(4)其他症状：常有睡眠需要减少，食欲、性欲增强。病情严重者可出现与心境协调或不协调的幻觉或妄想等精神病性症状。

2. 轻躁狂发作

其临床表现与躁狂发作相同，但程度较轻。

3. 抑郁发作

参见"抑郁障碍"一节。

4. 混合性发作

表现为躁狂和抑郁症状混合存在，或两组症状在数小时内迅速交替，在病程中两者症状均很突出。

(三)诊断要点

(1)必须符合躁狂或轻躁狂发作、混合性发作及抑郁发作的症状标准。

(2)严重程度特点：躁狂、抑郁发作及混合性发作均可能使患者感到痛苦，或使患者社会功能明显损害，但轻躁狂发作时社会功能无明显损害或程度很轻。

(3)病程特点：躁狂发作或轻躁狂发作持续1周以上。抑郁发作或混合性发作至少持续存在2周以上。

双相障碍病程特点为当前发作符合躁狂（轻躁狂）或抑郁发作的诊断标准，而过去有另一临床相或混合性发作。两相常为反复交替或循环发作。部分患者在病程中可自发或由抗抑郁剂诱发快速循环病程，表现为在12个月内有4次以上发作。

(4)鉴别诊断：双相障碍的临床诊断主要依据系统的现病史及过去有关心境障碍发作史及精神检查。本障碍目前尚无肯定的生物学指标协助诊断。要注意与分裂情感性精神障碍病程中的双相表现及环性心境障碍相鉴别。另外，要与躯体疾病、药物或物质依赖所致躁狂发作鉴别，同时注意与双相障碍共病的物质依赖或躯体疾病的存在。因此，对患者应认真进行体格检查、神经系统检查及必要的实验室特殊检查。

(四)治 疗

1. 治疗原则

(1)总体治疗观念：双相障碍的自然病程多变，而治疗干预不当又会发生转相、促使发作变频及转为快速循环病程，使疾病恶化，增加治疗的复杂性及影响预后。因此，要克服在躁狂发作时只考虑控制躁狂、抑郁发作时只着眼控制抑郁的孤立治疗行为，树立把双相障碍视为一总体来制订治疗策略。

(2)综合治疗原则：双相障碍应采用以药物治疗为主，辅以电抽搐治疗（必要时）、心理治疗及危机干预等综合治疗措施。

(3)全程治疗原则：双相障碍可终生反复交替或循环发作，治疗的目标除缓解急性期症状外,还必须坚持长期治疗,以阻断其反复发作。长期治疗包括急性治疗期、巩固治疗期及维持治疗期。

(4)患者、家属共同参与治疗的原则:长期治疗需得到患者和家属的合作。为此,应向他们说明疾病本质、特点及预后,特别是全病程治疗的需要,解答婚育及遗传倾向等问题,以提高其依从性,提高他们对引致复发的可能因素及早期表现的认识,以便自我监测,增强预防复发的效果。

2. 治疗方案

双相障碍,不论是何种发作形式,均应以心境稳定剂为基础治疗药物。由于不同种类的心境稳定剂的适应证有差别,以及不同发作中临床症状的复杂性,单药治疗常难以达到理想效果,常需合并其他药物。因此,双相障碍中不同发作或不同时期的同一类发作形式的治疗方案也有差别。

(1)躁狂、轻躁狂及混合性发作的治疗:它们的共同着眼点在于控制躁狂症状。心境稳定剂均适用于躁狂及轻躁狂症状的控制,但首选为碳酸锂;而混合性发作时,应选用丙戊酸盐或卡马西平。当兴奋突出或有行为障碍时可临时加用苯二氮卓类口服或用氯硝西泮肌肉注射,或加用镇静作用较强的第一代抗精神病药物。当伴有精神病性症状时,可加用第一代或第二代抗精神病药物。第二代抗精神病药同样具有良好抗躁狂作用,可根据情况保留其与心境稳定剂合用于维持治疗期,以提高防复发效果。

如单一心境稳定剂疗效欠佳时,可以用 2 种以上心境稳定剂联合治疗。对难治患者或严重兴奋和行为障碍者,也可于早期进行电抽搐治疗。

(2)双相障碍抑郁发作的治疗:原则上慎用抗抑郁剂。必要时可在足够治疗剂量的心境稳定剂基础上,加用合适的抗抑郁剂治疗。一旦抑郁得到控制,即应酌情逐渐停用抗抑郁剂,并继续原心境稳定剂维持治疗。对伴有拒食或严重自杀观念或企图者,或难治患者,可以给电抽搐治疗。对抗抑郁剂效果不好者可加用增效剂。抑郁缓解后继续用原心境稳定剂治疗。

(3)快速循环发作的治疗:除控制急性发作外,最主要的是阻断其反复频繁发作。锂盐疗效欠佳,以选用丙戊酸盐或卡马西平为宜。常需 2 种以上的心境稳定剂的联合治疗。对快速循环病程中的抑郁发作,原则上不宜使用抗抑郁剂,可以选用具有抗抑郁作用的拉莫三嗪或第二代抗精神病药物,如奥氮平等。

以上虽然按不同发作形式分别介绍其治疗方案,但必须认识到,它们是共同组成双相障碍的总体临床表现。因此,在治疗时必须从纵向病程,以一个疾病的整体来全面考虑治疗方案,注意治疗的连贯性。

上述各种发作形式的治疗措施,如在足剂量、足疗程的情况下效果仍不好时,则需调整方案。

3. 药物治疗

(1)心境稳定剂:常用者有碳酸锂、丙戊酸盐和卡马西平等。另外,有证据显示第二代抗精神病药物(如奥氮平)也具有心境稳定作用。

1)碳酸锂:为治疗躁狂或轻躁狂发作的首选药物,可用于急性期及维持治疗。对抑郁发作无明显效果,但有预防双相抑郁发作复发及防自杀的效果。对混合性及快速循环发作效果不理想。制剂有碳酸锂片及其缓释片。成人常用剂量为每日 1 000 ～ 2 000mg,分 2 ～ 3 次饭后服用。治疗中应做血锂浓度监测,确定有效剂量及预防中毒。急性期治疗时血锂浓度为 0.6 ～ 1.2mmol/L。维持治疗时为 0.4 ～ 0.8mmol/L,但以接近治疗血浓度时防复发效果更好。

1.4mmol/L 为治疗浓度的上限,超过时易引起锂中毒。12 岁以下儿童、妊娠及哺乳期禁用。不良反应主要为胃肠道症状,如食欲下降、恶心、呕吐、腹泻、口干、多饮多尿等。神经系统症状有手细微震颤、无力、腱反射亢进等。如上述症状加重,可能为早期中毒表现。长期服用可引起甲状腺肿大及功能低下。因锂盐主要以原形经肾排泄,故可损害肾功能,应密切监测。

2)丙戊酸盐:制剂有丙戊酸钠及丙戊酸镁。适用于躁狂或轻躁狂发作,特别适用于对锂盐效果不佳的混合性及快速循环发作,并可预防复发。成人剂量为每日 600～1 800mg,分 2～3 次服用。治疗血药浓度为 50～100μg/ml。药物不良反应主要为白细胞减少及肝功能损害。对已有白细胞减少及肝病患者不宜使用,治疗中应定期监测血常规及肝功能。孕妇及哺乳期禁用。

3)卡马西平:适应证同丙戊酸盐。成人治疗剂量为每日 600～1 200mg,分 2～3 次服用,治疗血药浓度为 6～12μg/ml。维持治疗剂量为每日 300～600mg,血药浓度为 6μg/ml。有造血系统疾病,心、肝、肾功能不全者,孕妇及哺乳者禁用;青光眼患者慎用;老年患者减量使用。常见不良反应有眩晕、头痛、嗜睡及共济失调;少见者有口干、恶心、呕吐、腹痛及皮疹等;偶见白细胞或血小板减少,再生障碍性贫血,肝、肾功能损害,心传导阻滞或心衰等。治疗中应常规进行有关监测。

(2)抗抑郁药:常用者有 SSRls、SNRls、去甲肾上腺素和选择性 5-HT 抗抑郁剂(NaSSA)、三环类、四环类及单胺氧化酶抗抑郁剂(MAOls)等。双相障碍抑郁发作时使用抗抑郁剂应谨慎。首先选用转躁较少的 SSRIs 及 NaSSA. 其次为三环类、四环类;当伴有焦虑时选用 SNRls 及 NaSSA。不论使用何种抗抑郁剂,都必须同时服用足够治疗剂量心境稳定剂,以防转躁或促使发作变频。一旦抑郁发作缓解,即应酌情逐渐停用。对快速循环发作者原则上不宜用抗抑郁剂,以选用拉莫三嗪或第二代抗精神病药物为宜。

(3)抗精神病药物:不论第一代或第二代抗精神病药物,均可用于躁狂发作及伴有精神病性症状或有兴奋、行为紊乱者,一般用低、中等治疗剂量即可。对严重运动兴奋患者可短期使用注射剂。用第一代药物时,注意诱发转抑郁或锥体外系不良反应。症状控制后即应逐渐停用。如条件许可,可选用第二代药物,它除可控制精神病性症状和运动性兴奋外,还具有心境稳定增效作用。

(4)苯二氮卓类:为抗焦虑剂,在双相障碍中为辅助用药。口服适用于抑郁发作伴有焦虑和失眠者。常用者有艾司唑仑、阿普唑仑、劳拉西泮、氯硝西泮等。但不宜长期大量服用,免致药物依赖。当躁狂发作有过分兴奋或行为紊乱时,可给氯硝西泮注射剂,每次 1～2mg,肌肉注射,每日可 1～2 次至症状控制。

4. 电抽搐治疗

适用于抑郁发作时出现严重自杀意念和企图者,以及拒食、木僵状态者,也用于严重躁狂,或双相障碍经药物治疗效果不好者,或快速循环反复发作不能控制的患者。

5. 心理治疗

有助于提高药物治疗的依从性和疗效,防止复发和改善患者生活质量。对患者均应给予支持性心理治疗,有条件时可给予认知行为治疗及人际关系治疗。心理治疗应根据情况贯穿于长期治疗的不同阶段。在维持治疗期应重视家庭心理治疗。

二、环性心境障碍

(一)概 述

本障碍以持续性的心境不稳定为特点,在病程中反复出现轻度情绪低落和轻度情绪高涨的时期,具有双相性质。

(二)临床表现

(1)临床发作形式:在病程最初 2 年中,有多次符合轻躁狂症状的时期和多次存在抑郁症状但不符合抑郁发作症状标准的时期,两组症状可交替出现。但不应有符合诊断的躁狂发作、抑郁发作或混合性发作,也不会伴有明显行为紊乱或精神病性症状。2年病程中可间有不超过2个月的心境正常间歇期。

(2)病程特点:本病为慢性病程。诊断要求上述症状至少存在2年以上,儿童及青少年要求1年以上。

(3)发病后影响社会功能较轻。

(三)诊断要点

经病史询问、精神检查、体格及神经系统检查,符合上述临床表现,并排除双相障碍、分裂情感性精神病,或由物质依赖及躯体疾病所致心境障碍后,可以确定诊断。本障碍目前尚无特殊有助诊断的生物学指标。有些患者可在环性心境障碍基础上(即病期已超过2年),又出现躁狂发作或抑郁发作或混合性发作,此时应给环性心境障碍及双相障碍两种诊断。如在病程最初2年中出现上述各种符合诊断的心境障碍发作,则应改诊断为双相障碍,而不能下环性心境障碍的诊断。

(四)治　疗

1. 治疗原则

基本同双相障碍。

2. 治疗措施

主要以心境稳定剂治疗,其中碳酸锂疗效良好。当达足剂量、足疗程仍无效时,可换用丙戊酸盐或卡马西平。本障碍不宜使用或慎用抗抑郁剂,如必需使用抗抑郁剂,应与心境稳定剂合用,治疗缓解后宜给较长时间心境稳定剂维持治疗,为期1~3年,然后缓慢停药观察。如复发,应恢复原有效治疗措施,并给予更长维持治疗期。并发双相障碍,则治疗方案按双相障碍进行。

第八节　癔症和神经症

Section 8

神经症又称神经官能症,是一组精神疾病(或障碍)的总称。本病共同的临床特点是:患者有一定的人格基础,起病常受心理社会/环境因素影响,临床症状多样化,没有可证实的相应的病理改变,患者因症状而痛苦,主动要求治疗,有自知力,病程慢性。

一、癔　症

(一)概　述

癔症,又名歇斯底里,主要表现为各种躯体症状、精神症状,但症状和体征缺乏病理解剖学和病理生理学基础,发病与心理社会因素有密切关系。

(二)临床表现

本病临床上主要表现为分离性障碍、转换性障碍以及癔症性精神病。

1. 癔症性精神病

本病多在一定心理社会因素后急性起病,患者表现为精神活动的紊乱,可伴精神病性症状,如以幻想性生活情节为内容的幻觉或妄想,思维、语言、行为幼稚而不协调,情感爆发,行为给人夸张表演的印象。部分患者可伴意识朦胧。通常发病期患者无自知力。

2. 癔症性分离障碍

以精神活动异常为主要表现的癔症,临床上表现为精神活动的分离和互不协调,情感麻木,片断的遗忘,幼稚的行为及语言,鬼神附体症状,以及自杀姿态等。典型的分离障碍以意识改变为主,包括:癔症性漫游、心因性遗忘、多重人格、假性痴呆。

3. 癔症性转换障碍

表现为运动和感觉的症状及体征。运动障碍常表现为突然跌倒、躯体或手足乱动、震颤、步态异常。运动抑制表现为单瘫、截瘫、双上肢瘫、四肢瘫、失音及其他运动抑制症状。感觉障碍有癔症性失明、癔症性失聪。躯体感觉障碍可见躯体多部位的感觉丧失、感觉异常。其他躯体症状有咽部异物感、过度换气及胃肠功能失调。癔症性感觉和运动症状常常不符合神经解剖的定位并随暗示而变化。

(三)诊断要点

(1)往往有心理社会因素作为诱因。

(2)癔症性精神病,临床表现主要为反复出现的、以幻想性生活情节为内容的片段幻觉或妄想、意识朦胧、表演性矫饰动作,或幼稚与混乱的行为,或木僵。

(3)癔症性分离和转换障碍至少应有以下综合征之一:①癔症性遗忘;②癔症性漫游;③癔症性多重人格;④癔症性假性痴呆;⑤癔症性运动和感觉障碍;⑥其他形式的癔症。

(4)癔症症状丰富但无特异性,一些器质性疾病也可见到癔症症状。故诊断癔症前须仔细鉴别,排除器质性病变、诈病。对少数患者须动态观察,有无逐渐明朗化的器质性病变表现。

(5)患者的日常生活和社会功能受损;可出现自知力缺乏。

(6)癔症性精神病出现相应精神症状至少在1周以上;分离性障碍或转换性障碍病程可反复迁延。

(四)治　疗

1. 药物治疗

(1)癔病性精神病:药物治疗为主,根据病情及临床表现可选用不同的抗精神病药,如氯丙嗪 25～50mg/d 口服,并视病情的改善状况决定使用药剂量。当病情得到控制以后,逐渐减量,停药视病情而定,一般不需长期服用抗精神病药。精神症状消除后,可根据病情选择有关的心理治疗。

(2)分离性障碍:根据不同的症状如情感爆发,情感麻木,鬼神附体,冲动等,选择苯二氮卓类药、扰抑郁药或抗精神病药。剂量以能控制症状的低剂量为佳,如地西泮 10～20mg/d,氯硝西泮 2～4mg/d,氯丙嗪 25～50mg/d。在症状得到控制后,应逐渐减量或停药。

(3)转换性障碍:常需结合心理治疗,特别是药物作为暗示治疗的一种形式常可获得明显疗效。

2. 心理治疗

是本病主要的治疗方法,常用的心理治疗方法有:

(1)疏泄治疗:与急性起病的患者建立良好的医患关系,可增进情绪的表达和疏泄,使症状得到缓减。

(2)暗示治疗:包括药物暗示及言语暗示。暗示治疗的关键是病人对医生权威的信服,医生对症状的解释和暗示符合病人对症状解释的文化信念。

(3)催眠治疗:适合于急性期的各种转换性和部分分离性障碍。通过催眠治疗可消除分离状态时的各种症状,如遗忘、多重人格;对部分转换性症状也有效果。对慢性分离状态及转换性症状疗效不理想。

(4)其他心理治疗:精神动力学治疗及认知治疗等都是可选择的治疗形式。对有明显的人格基础或心理冲突而分离性症状及转换性症状不突出的患者,可考虑短程精神动力学治疗。

3. 其他治疗

包括针灸、电针、电刺激等,结合暗示治疗可获更好的疗效。

二、恐惧症

(一)概　　述

恐惧症又名恐怖症、恐怖性神经症,是一种以过分和不合理地惧怕外界客体或处境为主的神经症。分为三类:特定恐惧症(特殊恐怖症、简单恐怖症)、场所恐惧症(广场恐怖症)、社交恐惧症(社交恐怖症、社交焦虑症)。

(二)临床表现

1. 共有的临床表现

(1)接触恐惧的刺激对象时出现明显的焦虑症状,程度轻重不一,可以从一般的焦虑紧张到极度的恐惧害怕,产生惊恐发作。

(2)在接触恐惧的对象前,即为之担忧,出现期待性焦虑。

(3)只要有可能,患者尽量回避可能引起恐惧的对象,即回避反应。

(4)焦虑发作时伴有植物神经症状,如心悸、呼吸困难、胸闷、胸部不适、头晕、出汗、恶心、便意、尿频等。

(5)病程长者可伴有抑郁、睡眠障碍、物质滥用等。

2. 分类的临床表现

(1)场所恐惧症(广场恐怖症)的对象主要为某些特定环境,如广场、闭室、黑暗场所、拥挤的场所、交通工具等,过分担心没有即刻能用的出口,不能迅速逃离或得到帮助。

(2)社交恐惧症(社交恐怖症、社交焦虑症)的对象是社交场合(如在公共场合进食或说话、聚会、开会,或者害怕自己会做出一些难堪的行为等)和人际接触(如公共场合怕与人接触、怕与人目光对视、怕被人审视等),患者常伴有自我评价低和害怕批评。

(3)特定恐惧症(特殊恐怖症、简单恐怖症)的对象是场所恐惧和社交恐惧未包括的特定物体或情景,如某些动物(昆虫、鼠、蛇等)、高处、黑暗、雷电、尖锐锋利物品、打针、鲜血等。

(三)诊断要点

(1)符合神经症的共同特点。

(2)以恐惧为主,同时符合以下 4 项症状:

1)对某些客体或处境有强烈的恐惧,恐惧的程度与实际危险不相称。

2)发作时有焦虑和植物(自主)神经症状。

3)出现反复或持续的回避行为。

4)明知恐惧是过分的、不合理的、不必要的,但仍无法控制。

(3)对恐惧的情景和事物的回避行为必须是或曾经是突出症状。

(4)病程持续 1 个月以上。

(5)导致个人痛苦及社会功能损害。

(6)排除焦虑症、疑病症、抑郁症、精神分裂症。排除躯体疾病如内分泌疾病。

(四)治　　疗

(1)心理治疗和药物治疗均对恐惧症有效,尤其心理和药物的联合治疗效果最佳。

(2)心理治疗常用行为治疗、认知行为治疗。

(3)药物治疗有抗焦虑药、抗抑郁药和β受体阻滞剂。

1)抗焦虑药:常用的有苯二氮卓类和丁螺环酮,可缓解焦虑症状。苯二氮卓类中阿普唑仑最为常用,剂量为 2～6mg/d。新型抗焦虑药丁螺环酮具有不成瘾、无肌肉松弛的特点,常用剂量 20～30mg/d。

2)抗抑郁药:三环/四环类抗抑郁药和新一代抗抑郁药,对缓解恐惧症的焦虑、抑郁症状有效。三环/四环类抗抑郁药有氯米帕明(氯丙米嗪)、阿米替林、多塞平、麦普替林等。新一代抗抑郁药如 SSRIs、SNRIs 等。具体使用见抗抑郁药相关章节。

3)β受体阻滞剂仅对躯体焦虑为主的患者有效,酌情使用。

三、惊恐障碍

(一)概　述

惊恐障碍又称惊恐症、急性焦虑症。是一种以反复的惊恐发作为主要原发症状的焦虑症。这种发作并不局限于任何特定的情境,具有不可预测性。

(二)临床表现

(1)以突然的、快速发生的严重焦虑为特征,表现为惊慌、恐惧、紧张不安、濒死感、窒息感、失去自我控制感、不真实感,或大祸临头感。害怕即将发生的急诊情况。

(2)植物(自主)神经症状:心悸、呼吸困难、胸痛、胸闷、胸部不适、胸前压迫感、喉部阻塞感、脸涨红、出汗、颤抖或晃动、发冷发热感、头昏或眩晕、失去平衡感、手脚发麻或肢体异常感和恶心等。

(3)常伴有易激惹、注意力集中困难和对声音、光过敏。发作时意识清晰,事后能回忆。

(4)每次发作一般不超过 2h,发作间歇期除害怕外无明显症状。

(三)诊断要点

(1)符合神经症的共同特点。

(2)惊恐发作须符合以下 4 项:

1)发作无明显诱因、无相关的特定情境,发作不可预测。

2)在发作间歇期除害怕再发作外,无明显症状。

3)发作时表现强烈的恐惧、焦虑,以及明显的植物神经症状;并常有人格解体、现实解体、濒死恐惧,或失控感等痛苦体验。

4)发作突然开始,迅速达到高峰。发作时意识清晰,事后能回忆。

(3)患者因难以忍受又无法解脱而感到痛苦。

(4)1 个月内至少有过 3 次惊恐发作,或者首次发作后因害怕再次发作而产生的焦虑持续 1 个月。

(5)排除其他精神障碍和躯体疾病,如二尖瓣脱垂、低血糖症、嗜铬细胞瘤、甲状腺机能亢进时继发的惊恐发作。

(四)治　疗

1. 治疗原则

积极治疗,预防惊恐再次发作。常用的方法有药物治疗和心理治疗。

2. 药物治疗

(1)抗焦虑药中苯二氮卓类最常用,治疗本病效果良好。用于惊恐障碍的急性发作和维持治疗。常用的有氯硝西泮 1～2mg、阿普唑仑 0.4～0.8mg 等,每日 2～3 次。口服或肌肉注射。

(2)抗抑郁药有三环类、四环类、SSRIs、SNRIs,也是治疗惊恐障碍的常用药,尤其 SSRIs 类维持治疗安全有效。

3. β受体阻滞剂

对上述药物治疗效果不佳时可以酌情使用β受体阻滞剂。

4. 心理治疗

有认知治疗、支持性心理治疗、行为治疗、催眠治疗等。

四、广泛性焦虑

(一)概　述

广泛性焦虑又称慢性焦虑症，是一种缺乏明确对象和具体内容的持续的提心吊胆及紧张不安为主的焦虑症；并有显著的自主神经症状、肌肉紧张和运动性不安。患者因难以忍受又无法解脱而感到痛苦。

(二)临床表现

1. 精神症状

患者经常感到无明显原因、无明确对象和固定内容的焦虑、烦躁和紧张不安。唤醒水平高，经常呈高度警觉状态，提心吊胆，如过分担心和关心周围的事物，容易激惹，伴有睡眠障碍。

2. 植物神经症状

出汗、口干、面色潮红或苍白、头晕、胸闷、心悸、呼吸困难、尿频、尿急等。

3. 运动性不安

肌肉紧张、颤抖、坐立不安，常伴头颈、腰背部位的肌肉酸痛及四肢无力感。

(三)诊断要点

(1)符合神经症的共同特点。

(2)以持续的原发性焦虑症状为主，并符合下列2项：①经常或持续的无明确对象和固定内容的恐惧或提心吊胆。②伴植物神经症状或运动性不安。

(3)患者社会功能受损，因难以忍受又无法解脱而感到痛苦。

(4)上述临床症状至少已6个月。

(5)排除躯体疾病、兴奋药物过量、催眠镇静药或抗焦虑药的戒断反应、其他精神障碍并发的焦虑。

(四)治　疗

1. 药物治疗

(1)苯二氮卓类药物为最常用抗焦虑药，按个体敏感性及睡眠情况选用。因该类药物具有成瘾性，增加剂量和减少剂量时应在医生指导下进行。逐渐减量，防止症状反跳。具体用量和药物选择见抗焦虑药相关章节。

(2)其他抗焦虑药如丁螺环酮、普奈洛尔(心得安)、黛力新等。

(3)三环类、四环类，SSRIs、SNRIs等新一代抗抑郁药都可用于本病治疗，对焦虑和抑郁症状均有效，并有逐渐取代苯二氮卓类药物成为首选药的趋势。

2. 心理治疗

常用的心理治疗有支持性心理治疗、行为治疗、认知治疗、催眠治疗等。

3. 其他治疗

生物反馈、放松训练等。

五、强 迫 症

（一）概　述

强迫症是以强迫症状为主要表现的神经症。常伴有追求完美、做事刻板、缺乏稳定感和安全感的人格特征。

（二）临床表现

1. 强迫观念

以各种无法控制的观念、联想、思维及意向为特征。主要表现有：反复回忆过去做过的每一个细节；脑子里反复出现无意义的字、词、短语；反复询问同样的问题直到自己感到满意为止；对无现实意义的问题寻根究底，穷思竭虑。患者欲主动控制这些来自自我内部的心理体验，但常不能奏效，而且可能反而强化这些体验。强迫观念的内容可以是多种多样的，如危险、疾病、灾难、性、攻击等。患者一方面因症状内容，另一方面因不能控制症状而感到极度烦恼。

2. 强迫行为

通常是为了减轻强迫观念诱发的焦虑而采取的仪式行为，如为了减轻污染的恐惧而反复清洗。其他强迫行为包括：反复检查、特定的行为仪式、重复的动作和行为，以达到自己感到的确定感和完美感。

3. 伴随症状

强迫症常伴有多种其他精神症状，如焦虑、抑郁、疑病、社交焦虑、人格问题、睡眠障碍等。抑郁为最多的伴随症状。有严重抑郁的强迫症患者可能有自杀危险。

（三）诊断要点

（1）应符合神经症的诊断标准。

（2）患者至少应具有强迫思想（包括强迫观念、回忆或表象、强迫性对立观念、强迫性穷思竭虑、害怕丧失自控能力等）或强迫行为（包括反复洗涤、核对、检查或询问等）症状中的一项症状，或具有强迫思想和强迫行为症状同时存在的混合情况。

（3）患者的社会功能受损。

（4）患者的强迫症状至少持续 3 个月。

（5）排除其他精神障碍（如精神分裂症、抑郁症或恐惧症等）或器质性疾病，特别是基底节病变的继发强迫症状。

人格测验、强迫量表、焦虑和抑郁量表评定，可作为评估强迫症状的严重程度、个性基础及是否合并其他精神障碍的参考依据。神经生化、神经电生理、脑影像学以及其他相关的实验检查有助于器质性疾病的鉴别诊断。

（四）治　疗

1. 药物治疗

（1）抗抑郁药：可以同时治疗强迫症状和强迫症状并发的抑郁症状。氯米帕明及 SSRIs 是治疗强迫症的首选药。氯米帕明起始量 25mg，每日 2 次，逐渐加量，有效治疗量因人而异，一般为 150～300mg/d，分 2 次服用。用药期间应注意观察心电图改变。治疗期为 8～12 周，症状缓解后可缓慢减量维持治疗，维持治疗时间视病情而异。多数需长期用药。SSRIs 类治疗强迫症剂量可以比治疗抑郁症剂量大，具体使用见抗抑郁药部分。

（2）抗焦虑药：苯二氮卓类与抗强迫药合用有缓减焦虑的作用，单独使用无抗强迫症作用。

（3）抗精神病药：在症状反复出现，多种强迫症状同时存在，或强迫症状的内容明显脱离现实，或现实检验能力不全，或单独使用抗强迫药物疗效不佳时，可合并使用抗精神病药物，有助于症状的改善。

2. 心理治疗

是强迫症重要的治疗方式之一,有的强迫症患者需以心理治疗为主。治疗方式因人而异,根据病情酌情选择。常用的心理治疗方法包括:认知治疗,对以强迫观念为主的患者有一定帮助。认知行为治疗对多种强迫行为有效,暴露反应预防治疗是治疗强迫行为的主要方法,特别对强迫性洗涤、强迫检查最适宜。支持性心理治疗、精神动力学治疗、家庭治疗对部分患者有效。

3. 电抽搐治疗

对药物治疗和心理治疗效果不佳的患者可以经知情同意后进行电抽搐治疗。强迫症状并发抑郁时可以进行电抽搐治疗。

六、躯体形式障碍

(一)概　述

躯体形式障碍是一种以持久担心或相信各种躯体症状的优势观念为特征的神经症。患者因这些症状反复就医,各种医学检查的阴性结果和医生的解释均不能打消他们的疑虑;有时虽然可能存在一些躯体情况,但它们并不能解释患者所诉说的症状的性质和程度。患者症状的发生和存在与患者的心理冲突和个性特点密切相关。焦虑或抑郁是常见的伴随症状。患者多就诊于综合医院的各个科室之间。躯体形式障碍包括躯体化障碍、疑病症、躯体形式的自主神经紊乱、持续性躯体形式疼痛障碍等。

(二)临床表现

1. 躯体化障碍的临床表现

躯体化障碍的基本特征是患者以多种长期的、缺乏器质性依据的慢性躯体症状为主诉。症状多种多样,经常发生变化,可涉及身体的任何系统或器官。最常见的是胃肠道不适,如疼痛、呃逆、反酸、呕吐、恶心等;异常的皮肤感觉,如瘙痒、烧灼感、刺痛、麻木感、酸痛等;皮肤斑点;性及月经方面的主诉也很常见。此外,还经常涉及慢性骨盆疼痛、非典型的面部疼痛以及非特异性的主观不适如眩晕等。由于躯体症状的长期存在,患者往往会继发出现比较明显的抑郁、焦虑情绪,自杀倾向以及药物依赖。病程常为慢性波动性,患者常存在着长期的社会、人际及家庭行为方面的严重障碍。一般开始于 30 岁之前,女性的发病率远高于男性。

2. 疑病症的临床表现

典型表现是患者担心或坚信自己患有某种严重的躯体疾病,因此反复就医,各种医学检查的阴性结果和医生的解释均不能打消其疑虑。一些患者可能存在某些躯体障碍,但不能解释患者症状的性质、程度,与他们的痛苦、优势观念极不相称。患者大多有继发的抑郁和焦虑情绪。对身体畸形(虽然根据不足甚至毫无根据)的疑虑或优势观念也包括在疑病症中。

3. 躯体形式自主神经功能紊乱的临床表现

与其他形式的躯体障碍不同,躯体形式自主神经功能紊乱的主诉集中在自主神经支配的组织器官,心血管、胃肠道、呼吸系统以及泌尿系统等部位是最常涉及的部位。患者的临床症状多在心悸、出汗、脸红等自主神经功能亢进的背景下,出现一些具有个体化特点的躯体不适主诉,如心脏停跳感、胸闷气紧、呼吸困难、尿频尿急、腰痛不适,以及最常见的腹部症状,如食欲减退、腹部疼痛发胀感。这些症状的部位多不固定,性质变化不定,描述起来主观性较大,如难以言状的疼痛、烧灼感、沉重感、紧束感或肿胀感等等。躯体和实验室检查缺乏足以解释症状的证据。由于主观的强烈的负性体验,常常给患者带来长期而严重的情绪障碍和认知行为问题,焦虑抑郁是较为常见的情绪反应,有的患者有共病的现象,疑病观念亦很常见。

4. 持续性躯体形式疼痛障碍的临床表现

患者长期地以一个或多个部位的疼痛反复寻求治疗,他们对疼痛的描述非常生动鲜明,有的患者可能存在一些体征,但缺乏相应的病理生理和(或)病理解剖基础,这些证据不足以解释症状的性质。疼痛表现有面部疼痛、慢性骨盆疼痛、慢性下背部疼痛以及反复或持续头痛等。疼痛的存在给患者带来焦虑、抑郁情绪,疼痛成为患者注意的焦点。围绕这一症状的求医行为常常给患者的人际关系和社会功能带来明显影响。患者变得不能正常地工作,要求使用大量药物,尤其是有依赖性的镇静剂和止痛剂,且可能在心理上和躯体上产生依赖。

(三)诊断要点

(1)符合神经症的诊断标准。

(2)以躯体症状为主要表现,包括对已经存在的躯体疾病或症状的过分担心,以及对通常出现的生理现象和异常感觉的过分关心。

(3)反复就医或要求医学检查,但检查结果阴性和医生的合理解释均不能打消其疑虑。

(4)上述症状使患者的社会功能受损。

(5)上述症状至少持续 3 个月。

(6)排除其他神经症性障碍、抑郁症、精神分裂症、偏执性精神病的上述症状。

心理测验如 MMPI、SCL-90、HAMA 和 HAMD 等有助于发现患者的个性特征,心理社会因素以及共患的其他精神障碍(如焦虑、抑郁等)。实验室检查有助于鉴别诊断,避免可能存在的器质性疾病被漏诊。

(四)治　　疗

1. 心理治疗

是治疗躯体形式障碍的主要手段之一,常用的方法有支持性心理治疗、认知行为疗法、精神分析以及森田疗法等。这些治疗的目的在于让患者了解疾病的本质,修正患者的观念以及减轻心理社会因素带来的影响,帮助患者对自身的健康和疾病建立一个相对正确的认识,具有一种相对正确的态度,并对自己的情绪反应和行为予以修正。

2. 药物治疗

主要解除患者的焦虑、抑郁情绪和强迫症状等,并可缓解诸如疼痛、紧张、失眠等躯体不适症状,并为心理治疗打下基础。

(1)抗抑郁药:适用于伴焦虑、抑郁症状的患者,以及一些共患疾病的治疗。另外,抗抑郁剂的使用可以减轻和消除疼痛症状。常用的药物有 SSRIs、SNRIs、三环类、四环类等。

(2)抗焦虑药:适用于焦虑、紧张、害怕、失眠、激越和自主神经功能亢进等障碍。鉴于躯体形式障碍的个性特征和抗焦虑药物的药理特点,抗焦虑药物不宜长期使用,应根据患者症状的变化,及时减少药物剂量直至停药。常用的抗焦虑药物为苯二氮卓类以及其他抗焦虑药。

(3)精神病药:适用于一些共患疾病(具有精神病性症状)和一些具有优势观念的患者。第一代和第二代抗精神病药物均可选用。在具体使用时,应注意药物的不良反应,从小剂量开始,加量慢,给予最低有效剂量进行治疗。

(4)其他治疗:对于共患躯体疾病的患者,给予相应的药物治疗和其他治疗。

七、神经衰弱

(一)概　　述

神经衰弱又名神经衰弱性神经症,是一种以脑和躯体功能衰弱为主的神经症,继发于躯体或脑部疾病的诊断为神经衰弱综合征。

（二）临床表现

（1）多数缓慢起病，就诊时往往已有数月的病程。

（2）临床症状时轻时重。

（3）衰弱症状：①脑力易疲劳，稍动脑筋就感到没有精神、反应迟钝、注意力集中困难、记忆力减退、脑力劳动的效率明显下降。②体力易疲劳，即使轻微劳动也易感疲劳、体力不足、衰弱而需要休息。

（4）情绪症状表现为烦躁、紧张、易激惹等，也可出现轻度焦虑或抑郁，但这种现象在病程中持续的时间不长。

（5）兴奋症状呈精神易兴奋，但持续时间很短，且易疲劳。回忆和联想增多，但没有言语和运动增多。

（6）肌肉紧张性疼痛表现为头痛、肢体肌肉酸痛。

（7）睡眠障碍多为入睡困难、多梦、睡眠浅、醒后不易再入睡，睡眠质量不好，睡眠感缺乏。白天常无精打采、嗜睡，但上床后又不能入睡，浮想联翩。

（8）其他心理生理障碍如头晕眼花、耳鸣、心慌、胸闷、腹胀、消化不良、尿频、多汗、阳痿、早泄、月经紊乱等。

（三）诊断要点

（1）符合神经症诊断标准。

（2）以脑和躯体功能衰弱症状为主，特征是持续和令人苦恼的脑力易疲劳（如感到没有精神、自感脑子迟钝、注意力不集中或不持久、记忆差、思考效率下降）和体力易疲劳，经过休息或娱乐不能恢复，并至少有下列 2 项症状：

1）情感症状：如烦恼、心情紧张、易激惹等。可有焦虑或抑郁，但不占主导地位。

2）兴奋症状：感到精神易兴奋，但无言语和运动的增多。有时对声和光过敏。

3）肌肉紧张性疼痛：如紧张性头痛、肢体肌肉酸痛或头晕。

4）睡眠障碍：如入睡困难、睡眠浅、多梦、睡眠质量不好等。

5）其他心理生理障碍：如头晕眼花、耳鸣、心慌、胸闷、腹胀、消化不良、尿频、多汗、阳痿、早泄、月经紊乱等。

（3）患者因明显感到脑和躯体功能衰弱，影响其社会功能，而感到痛苦或主动求治。

（4）以上症状持续至少 3 个月。

（5）排除其他神经症、精神分裂症、抑郁症，排除躯体疾病、药物中毒、脑外伤后所致的神经衰弱综合征。

（四）治　疗

1. 治疗原则

以心理治疗为主的综合治疗。

2. 心理治疗

有支持性心理治疗、行为治疗、放松训练、森田疗法等。

3. 康复治疗

有体育锻炼、音乐、美术等。

4. 药物治疗

常用各类抗焦虑、抗抑郁药，镇静催眠药和脑代谢药。但抗焦虑药、镇静催眠药和抗抑郁药应小剂量使用。

5. 中医治疗

如中药、针灸等。

6. 其他治疗

如肌肉按摩、脑功能保健治疗等。

第九节　应激相关障碍

Section 9

一、急性应激障碍

（一）概　　述

急性应激障碍指因极其严重的应激而产生的短暂的精神障碍。表现对突然发生的应激事件产生异乎寻常的情绪反应。

（二）临床表现

(1)起病迅速，常常紧接在突然发生的、强烈的、具有严重创伤体验的应激性事件后。如自然灾害、战争、事故、失火、被强奸、受到人格侮辱等。

(2)强烈的情绪反应，如号啕大哭、狂笑等，也可以出现惊恐发作和出汗、心悸、呼吸困难、颤抖等植物神经症状。

(3)意识范围狭窄，注意力不能集中，否认所发生的事件，回避交谈和回忆应激事件。

(4)精神运动性抑制，表现为发呆、缄默、木僵等。

(5)其他可有冲动性行为、自伤、过度饮酒、奔跑等。

(6)急性应激性精神病，即急性反应性精神病。以妄想和严重情感障碍为主，症状内容与应激源直接密切相关，较易被人理解。

（三）诊断要点

(1)以异乎寻常的精神刺激为原因，并至少有下列症状中的1项：

1)有强烈恐惧体验的精神运动性兴奋，行为有一定的盲目性。

2)有情感迟钝的精神运动性抑制如反应性木僵，可有轻度意识障碍。

3)急性应激性精神病。

(2)社会功能严重受损。

(3)受刺激后若干分钟至若干小时发病，病程短暂，一般持续数小时至1周，通常在1个月内缓解。

(4)排除癔症、器质性精神障碍、非成瘾物质所致精神障碍、精神分裂症及抑郁症。

（四）治　　疗

治疗原则为心理治疗与药物治疗并重。

1. 药物治疗

有精神症状者可以适量使用镇静剂，如安定类药物。对精神病性症状严重，安定类药物不能控制时可以选用抗精神病药如氯丙嗪、氟哌啶醇等。情绪症状可以使用抗焦虑药和抗抑郁药。

2. 心理治疗

主要以心理支持、安慰、疏导为主、危机干预帮助患者度过急性应激的适应期。

二、创伤后应激障碍

（一）概　　述

由异乎寻常的威胁性或灾难性心理创伤，导致长期持续的精神障碍。

（二）临床表现

患者在经历威胁性或灾难性心理创伤后反复出现创伤性体验重现，如不由自主地回想受打击的经历；反复出现有创伤性内容的噩梦、反复产生错觉或幻觉、反复产生触景生情的精神痛苦，如目睹死者遗物、旧地重游，或因面临与刺激相似或有关的境遇而感到异常痛苦和产生明显的生理反应，如心悸、出汗、面色苍白等。持续出现警觉性增高以及对创伤性体验的回避反应，如极力不想有关创伤性经历的人和事，避免参加能引起痛苦回忆的活动，或避免到会引起痛苦回忆的地方，不愿与人交往，对亲人变得冷淡，兴趣爱好范围变窄，对创伤性事件选择性遗忘，对未来失去希望和信心。

（三）诊断要点

（1）有遭受到对每个人来说都是异乎寻常的创伤性事件或处境的情况。

（2）反复重现创伤性体验（病理性重现）。

（3）持续的警觉性增高，表现为下列1项以上：入睡困难或睡眠不深、易激惹、难以集中注意力、过分的担惊受怕。

（4）患者对与刺激相似或有关的情景回避。

（5）精神障碍可能延迟发生，可以在创伤事件后数日至数月后发生。

（6）病程至少3个月。

（7）社会功能受损。

躯体常规及相关检查、精神检查及心理测验常规评定（如：MMPI、IQ、SCL-90等）有助于对患者的人格特征、认知功能、心身症状以及生活事件的了解。在患者意识障碍明显或有其他特殊情况时，应查头颅CT或MRI等，以排除器质性精神障碍的可能。

（四）治　　疗

1. 心理治疗

在应激相关障碍的治疗中具有特别重要的作用。应根据不同的应激事件和临床表现采用相应的心理治疗方式（如支持治疗、认知治疗、家庭治疗等），促使患者恢复信心、建立正确的认识、调整应对方式，以适应社会和环境。

2. 药物治疗

是根据精神症状的不同表现，应给予相应的对症处理。

（1）抗抑郁药：适用于有情绪低落、悲观绝望、兴趣丧失等抑郁综合征表现者。根据病情、不良反应耐受程度选用：三环类或四环类，或SSRIs，或其他抗抑郁药物。

（2）抗焦虑药：缓解焦虑症状，同时帮助镇静。常选用苯二氮卓类药物。应随着病情的缓解而调整药量。

（3）抗精神病药：主要适用于有精神病性症状或抗焦虑抗抑郁药物无效者。根据症状特点选用非典型或典型抗精神病药。

3. 其他治疗

根据临床表现不同，如自杀行为等，可选择电休克等治疗。在恢复期可选用康复治疗手段，以促进回归社会。

三、适应障碍

（一）概　　述

适应障碍是指一种主观痛苦或情绪紊乱的状态，通常妨碍社会功能和生活，症状出现于对明显的生活环境的改变或应激性事件后的适应期内。起病通常是在应激性事件或环境改变1个月内，症状持续时间一般不超过6个月。

（二）临床表现

适应性障碍可发生在任何年龄。通常在明显的应激性事件或生活环境的改变后1个月内发生，应激源可以多种多样，临床表现主要有抑郁、焦虑、紧张等情感症状，但达不到抑郁症或焦虑症的程度。也可伴有躯体症状，如头痛、胃部不适。青少年可伴随品行障碍；儿童可出现尿床、吸吮手指等退行现象。

根据病情及症状特征可酌情选择生活事件评定量表、社会适应量表、汉密顿焦虑或抑郁量表、MMPI等测定，以评定应激的强度、应激反应的严重程度及患者的个性特征。

（三）诊断要点

(1)有明显的生活事件为诱因，尤其是生活环境或社会地位的改变（如移民、出国、入伍、退休等）。

(2)同时有充分理由判断生活事件和人格基础在导致精神障碍中均起到重要作用。

(3)在临床上以抑郁、焦虑、害怕等情感症状为主要表现，并可伴有行为退缩、睡眠障碍或食欲不振等情况。

(4)在生活事件以后，以上表现至少持续1个月，但一般不超过6个月。

(5)患者的社会功能明显受到损害。

（四）治　　疗

1. 心理治疗

主要方法有支持性心理治疗、认知治疗、行为治疗及其他心理治疗。心理治疗有助于减轻患者的痛苦，增进其应对技巧、适应能力及人格的成熟。小组心理治疗对有同样应激性环境或事件的个体也是有益的。

2. 药物治疗

对有明显的生理功能改变（如睡眠障碍、疲乏、迟钝）的患者，或有较严重而持久的抑郁、焦虑、害怕的患者，根据病情及症状的严重程度及持续时间，可以短期使用适量的抗焦虑药、抗抑郁药，症状消除后应逐渐减量停药。

第十节　心理因素相关的生理障碍

Section 10

心理因素相关的生理障碍指一组与心理、社会因素有关的以进食、睡眠及性行为异常为主的精神障碍。

一、神经性厌食

（一）概　　述

神经性厌食为精神性的进食障碍，多见于青少年女性，以故意节食至体重减轻为特征。常有营养不良、代谢和内分泌紊乱,女性可出现闭经,男性可有性功能减退。病程中可有暴食发作。

（二）临床表现

(1)病前因素好发于女性,近半数患者病前有心理社会因素。

(2)体像障碍,自觉过胖核心症状是因怕胖而以各种手段使体重减轻。进食较正常人少,或低能量食谱,部分病人因不能耐受饥饿而有阵发性贪食,呈少食与贪食交替。常用过度运动、致吐、导泻,或用抑制食欲药物等方法减轻体重,体重可减轻到低于常人25%以上,即使已明显消瘦,仍认为过胖。

(3)生理功能影响有性功能与性发育障碍,女性闭经,男性性欲减退或阳痿,由下丘脑—垂体—性腺轴障碍引起。

(4)并发症伴有不同程度的营养不良、毛发脱落、浮肿、低血压、低体温、心动过缓,严重者水电解质紊乱、酸碱平衡失调,危及生命。

(5)可伴抑郁情绪及强迫症状或社交焦虑症。

(6)无求治要求,否认有病,不愿配合诊治,尤其不承认体重过低及进食少。

（三）诊断要点

(1)体重明显减轻,比正常体重平均减轻15%以上,或Quetelet体重指数[体重kg/(身高m)2]为17.5或更低;在青春期不能达到躯体增长标准,并有发育延迟或停止。

(2)存在以体重减轻为目的的下列行为中的至少一项:①过分节制饮食;②服用厌食剂或利尿剂;③过度运动;④诱发呕吐。

(3)有病理性怕胖,明显消瘦仍自认太胖,解释无效。

(4)女性闭经,男性性功能减退,营养障碍,毛发脱落、稀疏。

(5)症状持续至少3个月,可有间歇发作的暴饮暴食。

(6)厌食与体重减轻并非躯体疾病或其他精神疾病所致。

（四）治　　疗

1. 原　　则

宜住院治疗,严重者需强制入院治疗,在原有体重增加基础上酌情出院。

2. 饮　　食

分配食谱能量,保证进食量,定时定量,每日3～4餐,每周增加体重0.5～1kg,专职监护,以防食后呕吐。

3. 药物治疗

(1)目前尚无能够明确改善核心症状的药物。有抑郁症状者,应用氯米帕明一类抗抑郁剂,可使抑郁症状改善,又可增加食欲与体重,日剂量为100～200mg。也可试用氟西汀。以上药物对于体质虚弱者初期不宜使用,使用期间密切注意患者全身情况,警惕出现严重不良反应。

(2)选用精神药物以减轻进食时的焦虑与恐惧,且有镇吐作用。如舒必利0.1～0.3g,每日1～2次。氯丙嗪具有降低代谢和增加体重作用,使用时从小剂量开始,一般日剂量可达200～300mg。

(3)个别难治者,可用胰岛素低血糖治疗。

4. 并发症治疗

如酸碱平衡失调、低血压,需紧急纠正。

5. 心理治疗

多数患者依从性很低,要避免说教、勉强改变其进食行为,运用关系技术,建立良好医患关系。在此基础上,选用个别和家庭治疗。"自扼法"和"奖金法"结合的行为治疗,可增加患者进食,有利提高疗效。认知治疗对有体像障碍者进行认知行为纠正,有利根治症状,预防复发。因患者多为青少年,家庭治疗是综合治疗中的重要部分,尤其适用于起病前有家庭因素以及病后继发产生明显家庭关系紊乱者,有助症状缓解,减少复发。多数患者出院后以及恢复健康后仍然需要继续随访及持续的心理干预治疗,以防止复发。

二、神经性贪食症

(一)概　　述
神经性贪食症以反复发作性暴食和强烈的控制体重的愿望为特征。患者常采取呕吐、导泻、过度增加活动量等各种措施,防止暴食对体重的影响。可与神经性厌食交替出现。多见于女性。

(二)临床特点
(1)青少年起病,女性多见。

(2)有暴食史,进食量远远超过正常,经常吃到难以忍受为止。

(3)多数肥胖,少数反呈消瘦。

(4)多有厌食史,心理上对自我形象不满,自我评价过低,伴抑郁、担心发胖的恐惧心理。

(5)贪食后常采用引吐、导泻方法减轻体重,可用手或器械抠抓刺激咽喉,服用催吐剂或用导泻剂,甚至灌肠。

(6)加速增加身体消耗,活动量远超过正常,并影响日常生活进行。

(7)病情严重者有严重营养不良,水电解质紊乱,低血钾,低血钠,呕吐所致代谢性碱中毒,导泻可致代谢性酸中毒。

(8)疾病后期因心脏、胃肠道、肾并发症,而有致命危险。

(三)诊断要点
(1)发作性出现不可抗拒的摄食欲望和行为,一次可进大量食物,每周至少发作2次,且持续3个月以上。

(2)至少用下列一种方法消除暴食引起的发胖:

1)自我诱发呕吐;

2)滥用泻药;

3)间歇禁食;

4)使用厌食剂、甲状腺素类制剂或利尿剂。

(3)常有病理性怕胖。

(4)可与神经性厌食交替出现。

(5)排除癫痫等神经系统器质性病变所致暴食、精神分裂症等精神障碍继发的贪食。

(四)治　　疗
(1)住院治疗:多数患者需要住院治疗,严重者需强制入院。

(2)营养恢复:减少患者贪食和催泻;给予稳定的饮食结构和建议。

(3)心理治疗及行为干预:改善进食态度,增进健康,但不是通过大量运动;探讨与进食障碍有关主题,如个人形象思考、与体重或体型无关的自我尊重、情感约束等。认知行为治疗有很好的效果,个别心理治疗、集体心理治疗及家庭治疗均有利于维持治疗。行为疗法中较多采用厌恶或强化方法,按患者临床症状变化程度逐级治疗。

(4)药物治疗:严重者多用抗精神病药物治疗,如舒必利。应用抗抑郁药物时尽量选用不良反应少的药物,如氟西汀或氯米帕明等。宜从小剂量开始,体重减轻明显者可待躯体条件改善后使用。

(5)支持治疗:对严重营养不良者给予支持疗法,必要时鼻饲。

(6)并发症治疗:积极治疗各种并发症,如代谢及电解质紊乱,为治疗贪食创造躯体条件。

三、神经性呕吐

（一）概　述

为自发的故意诱发反复呕吐为特征的精神障碍,不伴有其他症状,呕吐常与心理社会因素有关,无器质性病变基础。

（二）临床表现

(1)进食后呕吐,一段时间内反复发作。

(2)患者否认有害怕发胖及控制体重的动机。

(3)体重减轻不显著。

(4)进行全面体检,无法找到解释该症状的躯体疾病。

（三）诊断要点

(1)反复发生自发的或故意诱发的进食后呕吐,呕吐物为刚摄入的食物。

(2)体重无明显减轻(体重保持在正常平均体重的80%以上)。

(3)可有害怕发胖或减轻体重的想法。

(4)呕吐几乎每天发生,并至少持续1个月。

(5)无导致呕吐的躯体疾病,排除其他精神障碍诊断。

（四）治　疗

1. 心理治疗

(1)一般心理治疗:针对与呕吐有关心理因素进行解释、疏导、支持。

(2)行为治疗:可采用厌恶疗法,或阳性强化法削弱呕吐的敏感性,直至呕吐消除。

2. 药物治疗

(1)对症处理:小剂量用药,如舒必利。

(2)营养支持疗法:注意躯体性营养支持,补液,补充维生素,纠正电解质紊乱等。

四、失眠症

（一）概　述

失眠症是一种以失眠为主的睡眠质量不满意状况,其他症状均继发于失眠。失眠可引起患者焦虑、抑郁,或恐惧心理,并导致精神活动效率下降,妨碍社会功能。

（二）临床表现

1. 睡眠表现

(1)难以入睡,指睡眠潜伏期明显延长,入睡时间一般超过30min。

(2)难以保持熟睡,即睡眠浅、易觉醒、频繁觉醒或长时间觉醒。

(3)早醒,即比平时醒得早,且醒后多不能再入睡。

(4)醒后不能使人精神振作或恢复精力。

以上几种情况可同时存在,严重时甚至出现通宵不眠。

2. 主观性失眠

有些患者失眠仅表现为主观诉述,有时旁人见其打鼾,醒后仍称未睡,极度关注睡眠时间的长短或质量。可伴有焦虑、抑郁情绪。

3. 求治心切

患者主动求医,希望迅速改善睡眠情况。

4. 乙醇或药物滥用

可能是失眠症的一个原因或结果,病人持续担心可强化失眠。

(三)诊断要点

(1)同时具有下述2项:①几乎以失眠为唯一的症状,包括难以入睡、睡眠不深、多梦、早醒,或醒后不易再睡,醒后不适感、疲乏,或白天困倦等;②具有失眠和极度关注失眠结果的优势观念。

(2)对睡眠数量、质量的不满引起明显的苦恼或社会功能受损。

(3)每周至少发生3次,持续1个月或以上。

(4)睡眠脑电图检查,有时可发现患者失眠主诉与睡眠脑电图相吻合。

(5)排除躯体疾病、精神障碍或药物导致的继发性失眠。

(四)治　疗

1. 基本原则

(1)明确失眠原因,同一病人可能有多种原因。

(2)心理咨询和心理治疗的目的是缓解或减轻失眠问题,改善病人的生活质量。对长期失眠、多次复发者,还需结合更多的有关预防措施和行为治疗。

(3)药物治疗:应注意药物对睡眠的影响,并做适当调整;催眠药有助于睡眠,但不宜长期持续使用,以防产生依赖性。

2. 失眠症的治疗

(1)非药物治疗:

1)心理治疗:失眠症患者常有一定心理社会因素。有些患者病前性格敏感多疑,对健康要求过高,易激惹,急躁。对此可采取相应的心理治疗,如一般心理治疗,通过解释、指导,使患者了解有关睡眠的基本知识,减少不必要的预期性焦虑反应;行为治疗,进行放松训练,教会患者入睡前进行,加快入睡速度,减轻焦虑。

2)行为干预:保持有规律的作息制度,定时上床和起床,避免在睡前饮用咖啡和酒,建立良好的睡眠习惯。

3)生物反馈:加强自我放松训练,可减轻对睡眠的焦虑情绪。

(2)药物治疗:

1)镇静一催眠药物:苯二氮卓类使用最为广泛。长期使用可导致耐药性和对药物需要量增加,应限制其过度使用。停药时应逐渐撤药。常用的药物有艾司唑仑、阿普唑仑、地西泮、氯硝西泮等。非苯二氮卓类有右佐匹克隆和唑吡坦等。

2)有镇静作用的抗抑郁剂:某些小剂量的抗抑郁剂,如曲唑酮、多塞平、麦普替林和奈法唑酮。

3)其他:褪黑素、中医中药治疗等,对治疗失眠可能有效。

五、嗜睡症

(一)概　述

嗜睡症主要表现为睡眠过多,不是由于睡眠不足、药物、乙醇、躯体疾病所致,也不是某种精神障碍(如神经衰弱、抑郁症)症状的一部分。

(二)临床表现

白天睡眠过多是本症核心症状:患者无夜间睡眠减少,白天表现为睡眠过度或睡眠发作。尽管努力保持觉醒,患者仍经常在不该打瞌睡时睡眠发作,一些患者伴有异常的午睡。

（三）诊断要点

（1）同时具有下述4项：

1）自天睡眠过多或睡眠发作；

2）不存在睡眠时间不足；

3）不存在从唤醒到完全清醒的时间延长或睡眠中呼吸暂停；

4）无发作性睡病的附加症状（如猝倒症、睡眠瘫痪、入睡前幻觉、醒前幻觉等）。

（2）病人为此明显感到痛苦或影响社会功能。

（3）几乎每天发生，持续1个月或以上。

（4）不是由于睡眠不足、药物、乙醇、躯体疾病所致，也不是某种精神障碍的症状组成部分。

（四）治　疗

（1）要指导患者避免危险的工作及突然的刺激；培养日间小睡（15～30min）的习惯可有所帮助。

（2）低剂量的精神振奋药物常有一定的疗效，如哌醋甲酯（利他林）5～15mg/d，1～2次口服，或其他（如匹莫林等）药物。

六、睡眠—觉醒节律障碍

（一）概　述

指个体的睡眠—觉醒节律与环境所允许的睡眠—觉醒节律不一致，导致以失眠或过度睡眠为主的症状，以及对睡眠质量的持续不满状况。患者对此有忧虑或恐惧心理，并引起精神活动效率下降，妨碍社会功能。本症不是任何一种躯体疾病或精神障碍症状的一部分。如果睡眠—觉醒节律障碍是某种躯体疾病或精神障碍（如抑郁症）症状的一个组成部分，不另诊断为睡眠—觉醒节律障碍。

（二）临床表现

1. 时区变更综合征

多见于经常作跨时区旅行者。表现为失眠、过度睡眠、工作障碍、胃肠或其他症状。

2. 轮班睡眠障碍

包括失眠、过度睡眠或两者皆有，它们与特殊的工作安排有关（如交替或长期轮班，无规律工作时间）。其并发症包括胃肠症状，心血管症状，乙醇滥用，家庭和社会功能的紊乱，自信不足和效率下降等。

3. 睡眠延迟综合征

其内源性睡眠—觉醒节律比正常人延后数小时，表现为睡得晚，很难在早上预定的时间醒来。最常见于青春期。

4. 睡眠提前综合征

主要睡眠时间比正常人提前，患者抱怨傍晚时困倦，入睡早，早醒。老年人常见。

5. 非24h睡眠—觉醒综合征

患者的内源性睡眠—觉醒节律长于24h，其入睡时间每天向后推移。

6. 不规则睡眠—觉醒模式

患者无固定的睡眠—觉醒节律，睡眠和觉醒时间不可预测，但睡眠被分成3次或更多。日常生活严重受损。

（三）诊断要点

（1）同时存在下述2项：

　　1)病人的睡眠—觉醒节律与所要求的（即与病人所在环境的社会要求和大多数人遵循的节律）不符；

　　2)病人在主要的睡眠时段失眠,而在应该清醒时段出现嗜睡。

　　(2)明显感到苦恼或社会功能受损。

　　(3)几乎每天发生,并至少已1个月。

　　(4)并非躯体疾病或精神障碍（如抑郁症）导致的继发性睡眠—觉醒节律障碍。

　　(5)包括睡眠脑电检测在内的睡眠实验性检查,有助于了解其内源性生物节律,并区分其亚型。

(四)治　疗

　　(1)总原则:首先,尝试使睡眠和觉醒与生物钟潜在的周期相一致。相应的时间暗示（如固定的睡眠—觉醒周期或定期接触阳光）可应用于改变和建立生物钟的周期位相。

　　(2)强光治疗:通过以固定时间暴露于强光的方法调整生物钟。早上的强光治疗可以应用于睡眠延迟综合征,晚上的强光治疗则可应用于睡眠提前综合征。

　　(3)对日常作息时间和工作、社交的周密安排有助于此类障碍的治疗。

　　(4)褪黑素可能对生理性睡眠障碍治疗有一定益处。可与强光疗法结合,共同进行。

　　(5)对并发焦虑、抑郁、药物依赖的患者,应做相应对症治疗。

七、非器质性性功能障碍

　　非器质性性功能障碍是一组与心理社会因素相关的性功能障碍。不是由于器质性疾病、药物、乙醇及衰老等原因所致。对患者的日常活动或社会功能有影响。常见的有性欲减退、阳痿、早泄、性乐高潮缺乏、阴道痉挛、性交疼痛等。

(一)性欲减退

　　性欲减退是指成年人对性行为的幻想和性欲望的减退甚至畏失。

　　1.临床表现

　　(1)主要症状为性欲望与性兴趣缺乏或缺失,性行为不易启动。

　　(2)可以只针对某种环境、某个性伴侣出现;不愿性交,但手淫尚可接受。

　　(3)可以是连续性的,也可以是阶段性的。

　　(4)引起明显的不快或性关系受到影响。

　　2.诊断要点

　　(1)性欲望、性兴趣及有关的性幻想缺乏,性活动不易启动。

　　(2)症状至少已持续3个月。

　　(3)不是躯体疾病、器质性疾病、乙醇或药物所致,也不是某种精神症状的一部分,并非由正常衰老所致。

　　3.治　疗

　　以各种心理治疗为主,药物治疗较少。

　　(1)短期精神分析治疗,解决幼年心理冲突。

　　(2)加强性知识宣教。

　　(3)性行为治疗,按一定的程序进行有效性接触,最后达到性交满意。

　　(4)家庭夫妻共同治疗。

　　(5)中医药治疗。

（二）阳　　痿

系指成年男性难以产生或维持满意的性交所需要的阴茎勃起。又称勃起功能障碍。

1. 临床表现

（1）持续性或反复发作性的阴茎勃起困难或不能维持到完成性交。

（2）性交一开始时即不能勃起，或开始能够勃起，而在插入阴道前或刚插入时阴茎松软。

（3）常与性焦虑、害怕失败等心理有关，或与性兴奋和性快感的主观感觉减少等因素有关。

（4）勃起困难仅限于性交过程中。

（5）常影响婚姻关系。

2. 诊断要点

（1）有性欲，但阴茎不能勃起或勃起不充分，不能完成满意的性交。

（2）不产生阴茎的膨胀。

（3）持续至少3个月，或仅在没有考虑性交时，产生勃起。

（4）排除器质性原因、药物或乙醇所致性功能障碍。

3. 治　　疗

（1）性治疗。

（2）心理动力学治疗。

（3）婚姻治疗。

（4）治疗阴茎勃起障碍的药物，如西地那非（万艾可）50～100mg于性活动前1h服用。药物治疗可加强性治疗和心理社会治疗的效果。有冠心病者慎用。

（三）早　　泄

系指反复发生的射精过早致使性交不满意。

1. 临床表现

（1）在插入阴道很短时间内或未插入阴道之前即出现射精。

（2）反复发作。

（3）手淫时出现射精的间期明显长于性交时。

（4）与年龄、环境、性伴侣有一定关系。

（5）可造成婚姻关系紧张。

2. 诊断要点

（1）性交时射精过早，致使性交不满意。

（2）持续至少3个月。

（3）不是器质性原因所致。

3. 治　　疗

加快勃起时间和延迟射精时间是治疗的关键。

（1）性治疗。

（2）行为治疗。

（3）心理动力学治疗。

（4）婚姻治疗。

（5）有些抗抑郁药（如曲唑酮等），有延迟射精的作用，可作为辅助治疗。

（四）性乐高潮障碍

指性高潮不出现或明显延迟，女性相对较多见。

1. 临床表现

（1）在各种性交场合，经历了正常的性兴奋却普遍缺乏高潮体验。

(2)部分男性采用手淫或口交等方式可获得高潮。

(3)引起痛苦或影响性关系。

2.诊断要点

(1)性交时缺乏性高潮体验。男性往往伴有不射精或显著延迟射精。

(2)持续至少3个月。

(3)并非器质性原因所致。

3.治　　疗

(1)婚姻治疗。

(2)心理动力学治疗。

(3)性治疗,如"阴茎紧握挤压法"及"性交开始－停止法"。

(五)冷　　阴

指成年女性有性欲,但难以产生和维持满意的性交所需要的生殖器的适当反应,以致阴茎不能顺利地插入阴道。

1.临床表现

(1)性交时生殖器反应不良,如阴道湿润差、阴唇缺乏适当的膨胀,使阴茎不能舒适地插入。

(2)发生在所有性交场合。

(3)个别情况下可产生正常的阴道湿润。

2.诊断要点

(1)性交时难以产生和维持生殖器的适当反应。

(2)发生在所有性交场合。

(3)并非其他精神障碍(如神经症、抑郁症、精神分裂症)症状的一部分。

3.治　　疗

(1)性治疗。

(2)婚姻治疗。

(3)心理动力学治疗。

(六)阴道痉挛

指性交时阴道肌肉强烈收缩,致使阴茎插入困难或引起疼痛。

1.临床表现

(1)阴茎插入阴道时,会阴部肌肉收缩,致使阴茎难以插入。

(2)引起痛苦,影响婚姻关系。

(3)反复发作或持续存在。

2.诊断要点

(1)性交时阴道肌肉强烈收缩,致使阴茎插入困难或疼痛不适。

(2)不是局部疼痛、病变或躯体疾病引起的继发性症状。

(3)症状反复发作或持续存在至少3个月。

3.治　　疗

(1)分析性心理治疗。

(2)性治疗。

(3)婚姻治疗。

(七)性交疼痛

性交引起男性或女性生殖器疼痛,但并非由局部病变、阴道干燥或痉挛所致。

1.临床表现

(1)常在性交过程中发生,也可在性交前或后发生。

(2)不是由于阴道干燥或痉挛所致,也不是由局部病变引起。

(3)影响婚姻关系。

2.诊断要点

(1)在性交过程中感到疼痛或不舒服。

(2)不是由于阴道干燥或痉挛引起。

(3)排除某种物质、躯体病变引起性交疼痛。

3.治　　疗

(1)性知识教育与性技巧指导。

(2)放松治疗、行为治疗。

(3)分析性心理治疗。

(4)婚姻治疗。

第十一节　人格障碍
Section 11

(一)概　　述

人格障碍是指明显偏离正常且根深蒂固的行为方式和人格特征,具有适应不良的性质,患者为此感到痛苦和(或)使他人遭受痛苦,明显影响患者的社会功能与职业功能。人格的异常妨碍了情感和意志活动,破坏了行为的目的性和统一性,言语和行为显著偏离特定的文化背景和一般认知方式。通常开始于童年、青少年或成年早期,难以矫正,一直持续到成年乃至终生,部分在成年后有所缓解。

(二)临床表现

1. 偏执性人格障碍

以猜疑和偏执为特点,始于成年早期,男性多于女性。临床表现:

(1)对挫折和遭拒绝过度敏感;

(2)对侮辱和伤害不能宽容,长期耿耿于怀;

(3)多疑,容易将别人的中性或友好行为误解为敌意或轻视;

(4)超过维持实际情况需要的好斗,以及对个人权利的执意追求;

(5)易有病理性嫉妒,过分怀疑恋人有新欢或伴侣不忠,但不是妄想;

(6)过分自负和自我中心的倾向,总感觉受压制、被迫害,甚至上告、上访,不达目的不肯罢休;

(7)具有将其周围或外界事件解释为"阴谋"等的非现实性优势观念,因此过分警惕和抱有敌意。

2. 分裂性人格障碍

以观念、行为和外貌装饰的奇特、情感冷漠,以及人际关系明显缺陷为特点。男性略多于支性。临床表现为:

(1)性格明显内向(孤独、被动、退缩),与家庭和社会疏远,除生活或工作中必须接触的人外,基本不与他人主动交往,缺少知心朋友,过分沉湎于幻想和内省;

(2)表情呆板,情感冷淡,甚至不通人情,不能表达对他人的关心、体贴及愤怒等;

(3)对赞扬和批评反应差或无动于衷;

（4）缺乏愉快感；

（5）缺乏亲密、信任的人际关系；

（6）在遵循社会规范方面存在困难，导致行为怪异；

（7）对与他人之间的性活动不感兴趣。

3. 反社会性人格障碍

以行为不符合社会规范，经常违法乱纪，对人冷酷无情为特点，男性多于女性。临床表现为：

（1）严重和长期不负责任，无视社会常规、准则及义务，如：不能维持长久的工作（或学习），经常旷工（或旷课），多次无计划地变换工作；有违反社会规范的行为，且这些行为已构成拘捕的理由；

（2）行动无计划或有冲动性，如进行事先未做计划的旅行；

（3）不尊重事实，如经常撒谎、欺骗他人，以获得个人利益；

（4）对他人漠不关心，如经常不承担经济义务、拖欠债务、不赡养子女或父母；

（5）不能维持与他人的长久的关系，如不能维持长久的（1年以上）夫妻关系；

（6）很容易责怪他人，或对其与社会相冲突的行为进行无理辩解；

（7）对挫折的耐受性低，微小刺激便可引起冲动，甚至暴力行为；

（8）易激惹，并有暴力行为，如反复斗殴或攻击别人，包括无故殴打配偶或子女；

（9）危害别人时缺少内疚感，不能从经验，特别是在受到惩罚的经验中获益。

本组患者往往在童年或少年期（18岁前）就出现品行问题，如：反复违反家规或校规、说谎、吸烟、喝酒、虐待动物或弱小同伴、反复偷窃、过早发生性活动和参与斗殴等，为此被学校开除或被公安机关拘留管教过。

4. 冲动性人格障碍（攻击性人格障碍）

以情感爆发，伴明显行为冲动为特征，男性明显多于女性。临床表现：

（1）易与他人发生争吵和冲突，特别在冲动行为受阻或受到批评时；

（2）有突发的愤怒和暴力倾向，对导致的冲动行为不能自控；

（3）对事物的计划和预见能力明显受损；

（4）不能坚持任何没有即刻奖励的行为；

（5）不稳定的和反复无常的心境；

（6）自我形象、行为目的及内在偏好（包括性欲望）的紊乱和不确定；

（7）容易产生人际关系的紧张或不稳定，时常导致情感危机；

（8）经常出现自杀、自伤行为。

5. 表演性（癔症性）人格障碍

以过分的感情用事或夸张言行吸引他人的注意及高度暗示性和自我中心为特点。临床表现为：

（1）富于自我表演性、戏剧性、夸张性地表达情感；

（2）肤浅和易变的情感；

（3）自我中心、自我放纵和不为他人着想；

（4）追求刺激和以自己为注意中心的活动；

（5）不断渴望受到赞赏，情感易受伤害；

（6）过分关心躯体的性感，以满足自己的需要；

（7）暗示性高，易受他人影响。

6. 强迫性人格障碍

以过分的谨小慎微、严格要求与完美主义及内心的不安全感为特征。男性多于女性2倍。

临床表现为：

(1)因个人内心深处的不安全感导致优柔寡断、怀疑，以及过分谨慎；

(2)需在很早以前就对所有的活动做出计划并不厌其烦；

(3)凡事需反复核对，因对细节的过分注意，以致忽视全局；

(4)经常被讨厌的思想或冲动所困扰，但尚未达到强迫症的程度；

(5)过分谨慎多虑，过分专注于工作成效，而不顾个人消遣及人际关系；

(6)刻板和固执，要求别人按其规矩办事；

(7)因循守旧，缺乏表达温情的能力。

7. 焦虑性人格障碍

临床表现以持久广泛的内心紧张及焦虑体验为特征，临床表现为：

(1)一贯的自我敏感、不安全感，以及自卑感；

(2)对遭排斥和批评过分敏感；

(3)不断追求被人接受和受到欢迎；

(4)除非得到保证被他人所接受和不会受到批评，否则拒绝与他人建立人际关系；

(5)惯于夸大生活中潜在的危险因素，达到回避某种活动的程度，但无恐惧性回避；

(6)因"稳定"和"安全"的需要，生活方式受到限制。

8. 依赖性人格障碍

临床表现以过分依赖为特征：

(1)要求或让他人为自己生活的重要方面承担责任；

(2)将自己的需要附属于所依赖的人，过分地服从他人的意志；

(3)不愿意对所依赖的人提出即使是合理的要求；

(4)感到自己无助、无能，或缺乏精力；

(5)沉湎于被遗忘的恐惧之中，不断要求别人对此提出保证，独处时感到很难受；

(6)当与他人的亲密关系结束时，有被毁灭和无助的体验；

(7)经常把责任推给别人，以应对逆境。

(三)诊断要点

(1)个人的内心体验与行为特征(不限于精神障碍发作期)在整体上与其文化所期望和所接受的范围明显偏离，这种偏离是广泛、稳定和长期的，起始于儿童期或青少年期。诊断人格障碍需要有前面某一类型临床表现中至少3项，并至少有下列1项：

1)认知(感知及解释人和事物，由此形成对自我及他人的态度和形象的方式)的明显偏离。

2)情感(范围、强度，以及适切的情感唤起和反应)的明显偏离。

3)控制冲动及对满足个人需要的明显偏离。

4)人际关系的明显偏离。

(2)特殊行为模式的明显偏离，使患者感到痛苦或社会适应不良。

(3)特殊行为模式开始于童年、青少年期，现年18岁以上，至少已持续2年。

(4)人格特征的明显偏离并非躯体疾病或精神障碍的表现或后果。

(四)治　疗

由于人格障碍早年形成，比较固定，因此，对人格障碍的治疗比较困难，疗效不确定。但是，对于人格障碍造成严重的工作、学习和生活困难，人际和社会冲突，以及人格障碍继发的情绪、思维和行为障碍者，应该采取积极、有针对性的综合治疗措施，尽最大努力帮助患者矫正异常人格。

1. 心理治疗

使患者认识人格障碍和对人对己的危害性，使之有改正之心；进行有针对性的心理治疗，指导其扬长避短，建立适应于社会、职业和家庭的行为方式。

可以使用行为、认知、家庭和精神分析等心理治疗方法。

2. 药物治疗

一般而言，药物治疗对人格障碍的效果有限，在特殊情况下，药物可用于对症治疗：

(1)抗精神病药被用于缓解人格障碍，特别是缓解攻击性和反社会性人格障碍患者对急性应激的反应。

(2)心境稳定剂可用于治疗情绪波动和攻击行为。

(3)抗抑郁剂可用于治疗伴有抑郁和自伤、自杀倾向的患者。

(4)抗焦虑药可缓解患者的焦虑情绪。

3. 预防发生

对有品行障碍的儿童进行早期干预，对青少年进行心理健康教育，预防人格障碍的发生。

第十二节 习惯与冲动控制障碍
Section 12

习惯与冲动控制障碍是指在过分强烈的欲望的驱使下，采取某些不当行为的精神障碍。患者采取的这些行为或给自身造成危害，或为社会规范所不容，其目的仅仅是为了获得自我心理的满足或解除精神上的紧张感。

这类障碍包括赌博癖、纵火癖、偷窃癖、拔毛癖等，虽表现形式不一样，但共同的特征是在实施这些行为之前患者会感到有逐渐增强的渴求欲望和紧张感，实施时体验到一种愉悦、满足或紧张释放，平静之后又感到后悔、自责甚至自罪。这类障碍的病因尚不明了。精神分析理论认为，是由于患者的心理防御机制的暂时失效而致的本能冲动的释放；也有研究发现，患者的中枢神经系统存在着某些功能性甚至结构性的改变；还有资料显示，在习惯与冲动控制障碍患者中，精神发育迟滞、人格障碍及乙醇中毒者占有相当比例。

习惯与冲动控制障碍不仅是一个精神医学问题，也与社会、文化等多种因素有关，所以除了医疗干预以外，有时候也需要家庭、社会、法律等综合治理。

一、病理性赌博（赌博癖）

(一)临床表现

男性多见，往往在社交性赌博的基础上发病，表现为嗜赌如命。除了赌博以外什么都不想，因而放弃正常的生活方式、兴趣爱好、家庭责任和行为准则。为了达到所希望的兴奋程度，花在赌博上的钱越来越多，虽然不止一次地希望戒掉赌瘾，但都不成功。一旦停止赌博会出现焦虑不安、心慌、出汗、易怒或乏力困倦、食欲不振、失眠等症状。因为赌博，可欺骗家人、亲友，甚至出现伪造、诈骗、盗窃、贪污等犯罪行为。

赌博癖是一种慢性进行性的精神障碍。

赌博不是一种少见的社会现象，但大多数有此嗜好的人不能被诊断为赌博癖。

(二)诊断要点

(1)具有难以控制的强烈的赌博欲望，虽经努力自控，但不能停止赌博。

(2)专注于思考或想象赌博行为或有关情境。

(3)赌博发作没有给个人带来收益,或尽管对自己的社会、职业、家庭的价值观和义务有负面影响,仍然赌博。

(4)一年之中至少有3次赌博发作。

(三)治　疗

(1)可根据症状选用抗焦虑、抗抑郁等相应药物。

(2)可试用抗癫痫药。

(3)可选用认知疗法、行为疗法、家庭治疗或生活技能训练等心理治疗。

(4)戒赌与禁赌有关,强化对赌博危害性的宣传,净化社会环境有利于戒赌。

二、病理性纵火(纵火癖)

(一)临床表现

男性较多见,主要特征为反复故意纵火,纵火后目击燃烧场景,可体验到销魂快感,有时参与灭火或善后工作,也能体会到愉快、满足和轻松的感觉。纵火除了满足自己的快感以外没有其他社会目的,不是为了钱财,不是发泄私愤,不是表达某种政治观点,不是掩盖犯罪活动,也不是妄想和幻觉所致。因此,纵火没有特定的目标,纵火的场所也具有很大的随意性,可以在自己的家里,也可以在户外、别人的领地或公共场所。焚烧的物品可以是自己的财产,也可以是别人的或公共财物。虽然患者纵火缺乏明显的外部动机,但纵火之前可能会有计划和准备,比如选择地点,准备燃料、打火机或火柴等物。这些计划和准备一般都是仓促而简单的。

患者常伴有适应障碍、精神发育迟滞;有学习困难、多动症、品行障碍史。

(二)诊断要点

(1)有强烈的纵火欲望,纵火前有紧张感,纵火后有轻松感。

(2)专注于想象纵火行动或有关的情境。

(3)至少有过一次无明显动机的纵火行为或企图。

(三)治　疗

(1)可根据症状选用抗焦虑、抗抑郁等相应药物。

(2)可试用抗癫痫药。

(3)可选用认知疗法、行为疗法、家庭治疗或生活技能训练等心理治疗。

三、病理性偷窃(偷窃癖)

(一)临床表现

女性多见,患者经常有莫名的偷窃的冲动,并且反复行窃。所窃物品通常没有特殊价值,也不是自己所急需或必需的物品。常常是一些体积较小、易于藏匿、便于携带的物品,如衣服、鞋袜、洗涤用品、小包装食品。偷窃前无预谋和策划,也无协同作案者。偷窃过程中感到紧张、兴奋和刺激。一旦得手,立刻感到快乐与轻松。事后,对所窃物品并无太多兴趣,一般不会享用这些物品,而是常把所窃财物随便扔掉或送人,甚至悄悄送还原主。

反复行窃,常多次被抓,也可能多次后悔或自责,却无法自制。可伴有人格障碍。

(二)诊断要点

(1)有难以控制的强烈的偷窃欲望,虽经努力自控,但不能停止偷窃。

(2)专注于思考或想象偷窃行为或有关情境。

(3)偷窃不是出于经济目的,也不是为了满足个人的生活需求。尽管对自己有诸多的负面影响,仍然偷窃。

(4)一年内至少有过3次偷窃发作。

(三)治　　疗

(1)可根据症状选用抗焦虑、抗抑郁等相应药物。

(2)可试用抗癫痫药。

(3)可选用认知疗法、行为疗法、家庭治疗或生活技能训练等心理治疗。

四、病理性拔毛(拔毛癖)

(一)临床表现

女性多见,青少年起病。其特征是常常出现难以自我控制的拔除自身毛发的冲动,因而经常拔除自身的毛发,以致毛发明显稀少。以拔头发、睫毛和眉毛最常见,也可以是身体上任何部位的毛发。可以是一天当中反复多次短时拔毛,也可以表现为一次集中拔毛数小时。拔除毛发后患者感到轻松愉快。患者常常否认有这种行为。

患者的拔毛不是出于美化或改变自己外观形象的目的。

体检时可见拔毛部位毛发明显减少稀疏,甚至毛囊破坏。

(二)诊断要点

(1)有难以控制的强烈的拔毛欲望,虽经努力自控,但不能停止拔毛。

(2)明显的毛发缺失,并非皮肤疾病所致。

(3)拔毛后有轻松感、满足感。

(三)治　　疗

(1)可根据症状选用抗焦虑、抗抑郁等相应药物。有研究报告,抗抑郁药对拔毛症可能有较好的疗效。

(2)可试用抗癫痫药。

(3)可选用认知疗法、行为疗法、家庭治疗或生活技能训练等心理治疗。

(4)注意皮肤并发症的处理。

第十三节　性心理障碍

Section 13

性心理障碍既往称为"性变态",泛指性心理和性行为明显偏离正常,并以这种偏离正常的性行为作为性兴奋、性满足的唯一方式或主要方式为特征的一组心理障碍。一般情况下,除了正常的性心理受到严重的影响和损害外,其他的精神活动并无明显异常。

人类的性行为由正常到异常可以看成一个连续谱,其间存在不同程度的过渡形式,如果不对自己的性心理形成损害和影响,都可看作正常的变异形式,而不视为性心理障碍。

人类的性行为受社会文化的影响和制约,不同的国家、民族、宗教信仰对性心理和性行为可能有不同的道德标准和价值观念,所以尚无判定性心理正常与否的绝对标准。但是以下两条可资鉴别:①是否为所在社会的公众认同?②是否给自己或给性伴侣造成损害和痛苦?

从临床表现上来看,性心理障碍主要包括三种类型:性身份障碍、性偏好障碍和性指向障碍。总体说来,这几类障碍的病因都不十分清楚,因而也无特异性的治疗方法,

性心理障碍患者往往可能违反社会规范,有的甚至触犯法纪,要认真地诊断与鉴别,不应

一概地认为他们是道德败坏,更不能等同于性犯罪。

一、性身份障碍

(一)临床表现

对自身的生理性别持续不满,深感厌恶,为自己不是异性深感痛苦和遗憾,因而对异性身份有强烈的认同,并有改变本身性别的解剖生理特征以达到转换性别的强烈愿望。

1.女性患者的临床表现

持久和强烈地因为自己是女性而苦恼,渴望自己是男性;而且希望自己成为男性不是为了获得任何文化和社会方面的好处。或者坚持自己是男性,厌恶女装,偏爱男性着装,专注或热衷于男性常规活动。常常否定自己的性解剖结构,如不取蹲位排尿,不愿乳房发育或月经来潮。

2.男性患者的临床表现

持久和强烈地因为自己是男性而苦恼,渴望自己是女性;而且希望自己成为女性不是为了获得任何文化和社会方面的好处。或者坚持自己是女性,厌恶男装,偏爱女性着装,专注或热衷于女性的游戏和娱乐活动,拒绝参加男性的常规活动。常常否定自己的性解剖结构,如厌恶阴茎和睾丸。

如果患者确信自己是一次生物学意外的受害者,想通过药物或外科手术改变自己的性别,称易性癖或易性症。男性较女性多见,他们服用性激素,以图改变自己性别的生物学特征,甚至不惜代价、不顾后果地要求行变性手术。

(二)诊断要点

(1)持久和强烈地为自己的本来性别苦恼,渴望自己是异性;

(2)偏爱异性着装,专注异性常规活动;

(3)否定自己的性解剖结构,如女性患者不取蹲位排尿,不愿乳房发育;男性患者厌恶阴茎和睾丸。

如果患者确信自己是一次生物学意外的受害者,想通过药物或外科手术改变自己的性别,称易性癖或易性症。

(三)治　　疗

(1)健康教育和心理治疗:自幼开始的心理健康教育,尤其是性心理的启蒙教育对于早期预防、早期发现、早期治疗性心理障碍有非常重要的意义,早期的行为矫正和心理治疗可能收到较好的效果。成人之后的心理治疗效果有限,但仍可一试,尤其是行为疗法。

(2)抗焦虑药、抗抑郁药,均可对症使用。

(3)对于多方治疗无效,又有强烈要求的易性癖患者,经过合法的程序,激素治疗或手术治疗亦可考虑。成功的变性手术可能使患者心身统一,抑郁、焦虑缓解。但手术的并发症、后遗症和手术后患者可能面临的新的精神压力都是不容忽视的。

二、性偏好障碍

(一)临床表现

1.恋　物　症

多见男性。在强烈的性欲望与性兴奋的驱使下,反复收集异性使用的贴身物品,如乳罩、内裤、月经带、手套、鞋袜等。所恋物品成为患者性刺激的重要来源或获得性满足的基本条件。

该症初发于青少年性发育期,个别起始于儿童期。一般,他们对未曾使用过的物品兴趣不大,所以不购买或偷窃商店里的这类物品。他们感兴趣的是那些使用过的甚至是很脏的东西,并且一般不企图接近物品的主人,不会出现攻击行为,因为他们一般对异性本身并无特殊的兴趣。

2. 异装症

是恋物症的一种特殊形式。表现为对异性衣着特别喜爱,有穿戴异性服装的强烈愿望并付诸行动。病人不要求改变自己的性身份,对自身性别的认同并无问题,穿戴异性服装的目的是为了获得性兴奋和性快感。

异装症也不同于喜穿异性服装的同性恋,后者喜穿异性服装的目的是增加自身的性吸引力,取悦性伙伴,而不是为了刺激自己产生性兴奋和性快感。

3. 露阴症

多为男性。临床上表现为反复在陌生异性面前暴露自己的生殖器,以满足引起性兴奋的强烈欲望,但没有与"暴露对象"性交的意愿和要求。

事件多发生在晚上,在路人稀少、灯光暗淡之处。露阴之前,患者常有逐渐增强的紧张和焦虑。物色好对象之后,选择恰当距离进行暴露,当对方感到惊恐时便可获得性的满足。

4. 窥阴症

多见男性。反复窥视异性下身、裸体或他人性活动,以满足引起性兴奋的强烈欲望。但没有暴露自己或同受窥视者发生性关系的愿望。

窥视者通过厕所、浴室或卧室的门窗缝隙进行窥视,当场手淫,或事后通过回忆手淫。除了窥视行为本身以外,一般不会有进一步的非礼或攻击行为。而且,很多患者胆怯、害羞,不敢与异性正常交往。

5. 摩擦症

多见男性。在拥挤场合或在对方不备时,以身体的某一部分(常为阴茎)摩擦和触摸女性身体的某一部分,以达到性兴奋的目的。

摩擦症患者没有暴露生殖器的欲望。如果有进一步的性侵犯动作,甚至企图奸淫对方,不能诊断为摩擦症。

6. 性施虐与性受虐症

在性生活中,以向性爱对象施加精神上或肉体上的痛苦,作为性兴奋的主要手段者为性施虐症。其虐待手段有捆绑、撕割、烧灼、捏掐等,可使性对象致伤、致残甚至致死。

相反,如果在性生活中,要求对方给自己施加某种精神上或肉体上的痛苦,作为获得性满足的主要手段和偏爱方式者为性受虐症。

(二)诊断要点

(1)有非常规的性偏好的强烈冲动。

(2)患者在这种冲动驱使下付诸行动或为了控制这种冲动感到痛苦。

(3)这一偏好至少持续 6 个月以上。

(三)治　　疗

(1)心理治疗,尤其是行为疗法有一定效果。

(2)可根据具体症状选用抗焦虑剂、抗抑郁剂、抗强迫剂等治疗。

(3)有时候,需要家庭、社会、法律等综合治理。

三、性指向障碍

(一)临床表现

性指向障碍是指两性活动中的性对象错误,如性对象并非异性,并非同类或有悖常理。包括同性恋、恋童癖、恋兽癖、恋尸癖等多种表现形式,最常见的为同性恋。本节所写的性指向障碍仅限同性恋。

同性恋指在正常生活条件下,患者从少年时开始对同一性别的人持续表现出性爱倾向,包括思想、情感和性行为。多数同性恋患者除了对同性有精神上的依恋以外,还有具体的性行为,如相互手淫、肛门性交、口腔—生殖器接触。女性同性恋患者除了相互手淫和口交以外,经常采用拥抱、阴部互相摩擦、使用人工阴茎或形似阴茎的物体。

大多数情况下,一对同性恋人中只有一个是真正的同性恋者,另外一个是境遇性的或一过性的。在男性同性恋中"性交"时处于被动体位的,女性同性恋中"性交"时处于主动体位的,才是真正的同性恋者。

(二)诊断要点

(1)在正常生活条件下,从少年时开始对同性成员持续表现性爱倾向,包括思想、感情及性行为。

(2)对异性虽可有正常行为,但性爱倾向明显减弱或缺乏,因此难以建立和维持与异性成员的家庭关系。

(三)治　疗

(1)心理治疗,尤其是行为疗法有一定效果。精心设计、小心实施的厌恶疗法对部分同性恋,特别是对境遇性的或一过性的同性恋有较好的疗效。但厌恶疗法也易引起诸如性功能减退之类的不良反应。

(2)可根据具体症状选用抗焦虑剂、抗抑郁剂、抗强迫剂等治疗。

第十四节　儿童心理发育障碍

Section 14

一、精神发育迟滞

(一)概　述

精神发育迟滞指精神发育不全或受阻,以在发育阶段的技能损害为主要特征,包括认知、语言、运动和社会能力等不同程度的受损。

智商(IQ)测评对于诊断本症有重要参考价值,但不能仅凭IQ诊断,应结合其社会适应能力等做整体评估。

(二)临床表现

1. 主要是智力低下及社会适应能力低下

按其严重程度可分为以下4级:

(1)轻度精神发育迟滞:语言发育有些迟滞,但语言能力足以应付日常生活及一般交谈。生活能自理,在实用技术及家务劳动上可独立。努力者可完成初中学业,但学习成绩欠佳。患者还常伴有情绪及社会能力的不成熟,在较复杂的社会环境中难以应付自如。IQ在50～69。

(2)中度精神发育迟滞:语言理解及表达能力的发育均明显迟滞,最终仅能简单地表达自己的意见。生活自理和运动技能的发展也迟滞,部分人终身需要监护。其学习能力有限,部分人可勉强学会读、写、算的基本技能,勉强完成小学1～2年级的学业。在耐心帮助下,可从事简单的非技术性劳动。IQ在35～49。

(3)重度精神发育迟滞:常伴有中枢神经损害的明显体征或发育异常,在出生不久即发现其精神及运动发育明显落后,仅能学会极简单的词,生活不能自理,不能接受学校教育,也无法学会简单的技能,还常有运动障碍,终身需要人完全照顾。IQ 在 20～34。

(4)极重度精神发育迟滞:完全没有语言能力,基本上无法与他人交流。多数同时有运动障碍,生活完全需要他人料理。IQ 在 20 以下。常在幼年期夭折。

2. 轻、中度患者

一般无躯体或神经系统异常,但某些病因所致者,可有特殊的躯体、颜面五官、皮肤、指、趾甚至内脏异常。亦可有视、听障碍,癫痫发作,肢体瘫痪等神经系统损害。

3. 并发其他精神障碍

轻、中度患者会呈现相关的疾病的特殊性症状,重度者则无法识别。

(三)诊断要点

(1)智力比同龄人显著低下,标准智力测评的智商<70。

(2)社会适应能力较相同文化背景的同龄人低下。可用标准的社会适应行为量表评定其水平。

(3)起病于 18 岁以前。

(4)部分患者有某些特殊的体态、面容、躯体疾病以及神经系统体征。

(5)实验室检查:

1)已标化的智力测评了解 IQ,目前国内常用的有:丹佛发育筛查测验(DDST)、贝利婴幼儿发展量表(BSID)、格塞尔发育量表(GDS)、中国韦氏幼儿智力量表(C-WYCSI)、中国韦氏儿童智力量表(C-WISC)、Peobody 图片词汇测验(PPVT)等。

2)适应性量表:如儿童适应行为量表、婴儿—初中学生社会生活能力量表等,可评定其适应能力。

3)某些病例还可进行 CT、MRI、内分泌水平(如甲状腺)的测评、染色体及遗传学检查、免疫学检查、病原学检查等,对明确某些患儿的病因有帮助。

(6)对同时存在的其他精神病应单独列出诊断,如儿童孤独症、精神分裂症等。

(四)治　　疗

(1)病因治疗:对于某些病因已明确者可采用。如苯丙酮尿症,最好在出生后 3 周内开始给予低苯丙氨酸饮食;半乳糖血症,应及早停止服食乳类食物;克汀病应早期给予甲状腺素治疗等等。

(2)辅助性药物治疗:目前常用的药物有脑复康、脑复新、γ氨酪酸、脑活素、卵磷脂、叶酸等,其疗效不肯定。

(3)对症治疗:患儿常常有兴奋、冲动、伤人、自伤等行为问题,可采用适量的抗精神病药物治疗。对部分伴有多动行为者,可给予中枢兴奋剂治疗,如利他林 5～10mg/d 等。

(4)根据患儿病情的不同程度,采用不同的训练方法。

(5)以下几点对于预防精神发育迟滞的发生有重要意义。

1)加强婚前教育,避免有明显遗传疾病或近亲结婚生育,以减少遗传性疾病的发生。

2)提倡优生、优育、优教,加强孕期保健。

3)做好儿童保健:提倡母乳喂养。

4)及时发现与处理可能影响胎儿或婴幼儿发育的各种因素,以减少对精神发育的损害。

二、言语和语言发育障碍

(一)概　　述

言语和语言发育障碍指在发育早期就有语言获得能力的紊乱,表现为语音、语言理解或语言表达能力的延迟或异常,这种异常会影响学习、职业和社会功能。这些障碍的发生并非由于听力或发音器官的问题、神经或言语机制的异常、感知觉障碍、精神发育迟滞、广泛性发育障碍或环境剥夺等因素所致。

(二)临床表现

根据其临床表现,可分为以下 4 型:

1. 构音障碍

表现为发音困难,讲话时发音错误,别人很难听懂。但语言的理解和表达能力基本正常,标准的智力测验,其语言智商、操作智商及总智商均≥70。

2. 表达性语言障碍

患儿语言表达能力明显低于同龄人,2 岁时不会说单词,3 岁还不能讲短句,4～5 岁以后仍然词汇量少,词句过短或句法错误。其语言理解能力正常,发音异常可有可无。其操作智商及总智商≥70,表达性语言能力至少低于非言语智商一个标准差。

3. 感受性语言障碍

患儿对语言的理解能力明显低于同龄人:1 岁时对熟悉的名称无反应,2 岁时仍不能听从日常简单口令,不了解别人语言的意义,同时伴有语言表达和发音的异常。其操作智商≥70,感受语言技能至少低于非语言智商一个标准差。

4. 伴癫痫的获得性失语(Landau-Kleffner 综合征)

患儿病前语言功能正常,其语言技能突然或在数月内逐渐丧失,表达或感受性语言技能严重缺损。在发生语言障碍的前后 2 年中,出现累及一侧或双侧额叶的阵发性脑电图异常和/或癫痫发作,听力正常,非语言智力正常。多起病于 3～7 岁。

(三)诊断要点

(1)起病于童年早期。

(2)各型临床特殊症状如上述。

(3)各型有不同的智商特点,可用韦氏儿童智力量表等方法测定。

(4)对疑为并发癫痫的获得性失语者应做脑电图、CT 或 MRI 检查。

(四)治　　疗

(1)主要为语言训练。

(2)心理治疗可帮助减少或消除因自卑等并发的情绪问题及不良行为。

(3)诊断为 Landau-Kleffner 综合征者,可给予抗癫痫药物治疗。

三、特定学校技能发育障碍

(一)概　　述

这是指智力正常,但具有阅读障碍、拼写障碍、计算障碍及(或)混合性学校技能障碍。患儿在学龄早期即出现学校技能的获得与发育障碍。症状持续存在,严重影响学习成绩。不是由于中枢神经系统疾病、视觉或听觉障碍,或情绪、行为问题所致。

(二)临床表现

依其临床特点分为 4 类。

1. 特定阅读障碍

突出表现为阅读的准确性或理解力明显障碍。有持续存在的阅读困难史,以致与阅读有关的学习成绩或日常活动受损。

2. 特定书写障碍

对文字符号书写表达障碍,其准确性和完整性均差,有持续存在的书写表达困难史,严重影响与书写表达技能有关的学习成绩或日常生活。

3. 特定计算技能障碍

有基本运算、推理能力障碍。但阅读准确性、理解力和书写表达能力正常,有持续存在的计算困难史,严重影响与计算能力有关的学习成绩和日常活动。

4. 混合性学校技能障碍

表现为上述 1～3 类症状有 2 类以上同时存在。

(三)诊断要点

(1)有学校技能障碍,在学龄早期发生,持续存在,严重影响了学习成绩和统改和/或日常生活中需要这类技能的活动。

(2)标准化的学习技能测验评分明显低于相应年龄和年级儿童的正常水平,或比相应智力的期望水平低 2 个标准差以上。国内目前尚无标准化测评方法,常根据教师对患儿在班上的学习成绩水平做经验评估。

(3)标准化智力测评 IQ≥70,即患者智力应基本正常,至少应达到边缘智力(IQ:70～90)水平,并应分析其智力结构是否均衡及存在缺陷。常用中国韦氏儿童智力量表(C-WISC)测验。

(4)不是由于缺乏受教育机会、神经系统疾病、视觉或听觉障碍、广泛性发育障碍、精神发育迟滞、其他行为或情绪障碍或精神分裂症等所致。

(5)个别儿童的 PET、SPECT、MRI 或 CT 检查可发现某些脑部的功能和(或)结构缺陷,但目前尚难肯定这些缺陷与本症的必然性联系。

(四)治　疗

1. 个别化教育与训练

根据患儿学习技能障碍的类型及神经心理学缺陷的特点,对患儿有针对性地开展基本技能训练,同时应配合学校开展特殊教育和强化训练。

2. 心理治疗

鼓励培养学习兴趣,克服自卑,加强学习信心,改进学习方法。

3. 药物治疗

对同时存在的行为与情绪问题,可适当用药。如有多动行为可用利他林 10mg/d;有焦虑者可用安定类,如地西泮 2.5mg 每日 1～2 次,或阿普唑仑 0.4mg 每日 1～2 次;并发抑郁者可用抗抑郁剂,如氟西汀 10～20mg/d 等。相关症状缓解后即可逐步停药。

四、广泛发育障碍

(一)概　述

广泛发育障碍的特点是社会人际交往和沟通模式有质的异常;兴趣与活动内容局限、刻板和重复;还常有不同程度的语言损害,严重者完全无语言能力,轻者也有社会语言能力低下。多数发育异常始于婴幼儿期,少数较晚,但均在 5 岁以内就已有明显异常。70%以上的患儿常同时伴有不同程度的认知损害,然而智力低下与否不能作为诊断本病的依据。

本组障碍总体预后不佳,常常终身致残。智力较正常且获得早期并坚持的培训教育者,有可能回归正常社会生活。

(二)临床表现

可分为以下 5 个亚型,以儿童孤独症较常见。

1. 儿童孤独症

为本组最常见的一种发育障碍,起病于3岁以前,男孩多见。

(1)社交障碍:在人际交往方面,有质的异常,常孤身独处,不能眼对眼地注视他人,也不会以表情、姿势等与人交流。不能与同龄人发展友谊及分享兴趣、活动。对他人的情绪缺乏适当的反应,不会玩扮演性游戏,不参与集体游戏等。

(2)语言交流障碍:程度不等。最严重者,表现为口语完全缺失,不理解别人的语言也不会用语言或姿势、手势等表达自己的需求。有语言能力者,常不主动与人交谈,仅能被动应答,不会使用代词,语言刻板重复,自语乱语,语音怪异,语调平板。

(3)行为障碍:刻板重复的行为,如不停地转圈等。兴趣狭窄、古怪,如好看不停旋转的电扇,喜欢玩具的无功能性质等。有的还迷恋于看天气预报、广告片等。

以上3条过去称为 Kanner 三联征,为孤独症的主要临床表现。

2. 不典型孤独症

表现类似孤独症,但症状不典型(只有部分满足孤独症症状),和(或)发病年龄不典型,3岁以后才显现发育障碍。男孩多于女孩。

3. Rett 综合征

起病于婴幼儿期(通常为7～24个月)。仅见于女孩。早期一般发育正常,以后渐出现精细运动障碍,搓扭手指等刻板行为,步态不稳,躯干运动协调不良,同时有语言能力部分或完全丧失。社会化技能也迅速丧失,有的患儿呈现特殊的社交性微笑表情,但不会与人交往。本症病程进展较快,预后较差。

4. Heller 综合征

又称童年瓦解性精神病、婴儿痴呆或衰退性精神病。这类患儿病前有一正常发育期,一般起病于2～4岁,病程进展较快,一般在半年左右症状明朗化,病前已获得的言语、生活及社会技能迅速衰退,甚至丧失。对亲人、游戏及与人交往均丧失兴趣。男孩多见。预后较差。

5. Asperger 综合征

本症的语言及认知发育没有明显的异常。主要表现为社会交往能力障碍,孤独少友,兴趣狭窄、重复、刻板,还可有运动技能低下,动作较笨拙。故常到学龄期症状才会明朗化。男孩多见。

(三)诊断要点

(1)起病年龄在婴幼儿早期,一般在3岁以前,仅 Asperger 综合征可能在学龄期症状才会明朗化。

(2)特殊的以社会交往障碍为主的临床表现。

(3)量表评定孤独症行为评定量表(简称 ABC)及儿童期孤独症评定量表(简称 CARS)可用于孤独症评定。社会适应量表可用于间接评估患儿的智力水平及社会适应能力发展情况。多种智力测验对于合作的患儿可用于测评其智力水平。

(4)实验室检查中,脑电图、脑电地形图、CT、MRI、fMRI、SPECT、PET,以及遗传学、免疫学、病毒学等检查,可能有某些异常发现。但尚无肯定的诊断学意义。

(四)治 疗

1. 培训教育,早期确诊

早期培训是治疗的关键。培训应个体化,内容应涉及社交、语言、行为、运动等方面。能长期坚持才有成效。

2. 行为治疗

可与培训同时进行,效果更好。

3. 药物治疗

目前尚未发现肯定有效的药物，以下药物对某些患儿可以试用。

（1）抗精神病药物：可改善冲动、伤人、自伤、吵闹等行为，常用药为：奋乃静 2 ～ 6mg/d，分 2 次服；氟哌啶醇 0.5 ～ 4mg/d，分 2 次服用。其他还可选用舒必利、哌迷清等。

（2）抗抑郁剂：SSRIs 如氟西汀 2.5 ～ 15mg/d 等，可协助控制不良情绪等症状。其他抗抑郁剂如米帕明等亦有试用者。

（3）其他：纳曲酮 5 ～ 20mg/d，有报道可增加患儿的社交行为。

还可用中枢兴奋剂（如利他林）、维生素 B_6，以及某些激素类药物或抗病毒药物治疗，药效均不肯定。

第十五节　儿童少年行为和情绪障碍
Section 15

指一类特发于儿童和少年期的行为和情绪障碍。儿童某阶段出现的行为或情绪问题应该用发育的观点评估，只有当这些问题在程度上十分突出，偏离了发育水平，才考虑有病理意义。有人将行为障碍分为内向性行为问题、外向性行为问题两大类，前者又称情绪障碍，表现为焦虑、抑郁、恐惧、强迫、躯体化症状等；后者又称行为障碍，表现为多动、违抗、攻击性行为、违纪行为等；此外还包括社会功能障碍、抽动障碍、进食障碍、排泄障碍等。

儿童行为问题的治疗，除少数病因明确者外，一般以心理治疗为主，包括针对问题的行为矫正和旨在调整家庭环境的家庭治疗等，必要时配合药物治疗以增加治疗的依从性。如能早期发现、早期干预，大多数行为问题都是可以矫正的。

一、儿童多动症

儿童多动症又称注意缺陷多动障碍，指发生于儿童时期，表现为与同龄儿童相比，具有明显的、持续的注意力不能集中、活动过度、任性、冲动等特征的一组综合征。目前认为是多种生物学因素、心理社会因素协同所造成的综合征。早期发现及干预可改善预后。

（一）临床表现

（1）注意障碍在需要集中注意的场合（如学习时）表现出与其年龄不相称的容易分心、缺乏持久性，很容易从一种活动转移到另一种活动。

（2）活动过度与其年龄或所处场合不相称的动作增多，在需要相对安静的场合中表现更明显，如上课时不能静坐，做小动作，高声大叫，喜欢恶作剧骚扰别人。

（3）冲动性情绪不稳，易激惹冲动；在有危险的场合下鲁莽行事、干扰他人的活动等。

（4）还常有学习成绩不佳，但智力正常。

（二）诊断要点

（1）起病于 7 岁以前（多在 3 岁左右），症状存在 6 个月以上。

（2）有明显的注意力障碍与多动，其症状已对学习、人际关系等产生不良影响。

（3）不是由于精神发育迟滞、广泛发育障碍、情绪障碍及精神分裂症等所致。

（4）实验室检查可做智力测验、学习成就测验、注意测验、Conners 父母用（或教师用）评定量表、Achenbach 儿童行为量表（父母或教师用）等辅助手段。EEG、BEAM、SPECT、fMRI、PET 等检查，有可能发现某些异常，但目前尚无肯定的诊断意义。

（三）治　疗

应采取药物治疗，以及对患儿进行心理治疗和对父母的辅导相结合。

1. 药物治疗

（1）精神兴奋剂：是本症的首选药物，常用哌醋甲酯（又名利他林），可以改善注意障碍、多动及冲动症状，常用量 10～20mg，早餐后服。亦可选用匹莫林 20～40mg/d。周末及节假日停药。

（2）抗抑郁剂：为常用的二线药，常用 SSRIs 类药物，如氟西汀 10～20mg/d。

（3）可乐定：为二线药，多用于并发有抽动症者，常用量 0.075mg/d。可减少多动，提高对挫折的耐受性，增加依从性。

2. 心理治疗及教育

（1）行为治疗：可用于训练社交技能、学习技能及纠正不良行为。

（2）社交技能训练：可采用直接指导、心理剧、行为治疗等方式。

（3）学校技能训练：主要培养患儿集中注意力、精确作业、仔细检查的能力。

（4）游戏治疗：采用游戏的形式，教儿童学会控制冲动、提高注意力，提高儿童的自尊。

（5）家庭治疗：以整个家庭作为治疗对象，定期访谈，布置相应的家庭作业，学习怎样一起协商和解决问题，改善家庭中不适当的关系。

3. 多向治疗

本疗法是近十多年来新兴的一种治疗方式，即多种不同的治疗方式相结合，由心理学家、儿童精神病学家、特殊教育教师等同时进行。较单一药物治疗或行为矫正有更明显的效果，且疗效持久。

二、对立违抗障碍

对立违抗障碍指儿童具有显著的违抗、不服从和挑衅行为，这些行为明显超出了同龄儿童在相同社会文化背景中行为的正常范围，发展下去，易出现反社会性人格。常见于 12～16 岁儿童及青少年。

（一）临床表现

（1）情绪易激动，儿童表现为脾气急躁、任性，凡事要依自己；当受到挫折或自己愿望得不到满足时，则大发雷霆，以破坏物品发泄心中的怒气。

（2）对家长及老师不服从，常常故意与父母或老师对抗，在学校不守纪律；自己的过失却责怪别人。

（3）恶作剧戏弄他人。

（4）报复性强，喜欢记仇，经常怨恨他人，存心报复。使老师和家长颇感烦恼，也不受同学欢迎。

（二）诊断要点

（1）儿童具有显著的违抗、不服从和挑衅行为，造成适应不良。

（2）时间长达 6 个月以上。

（3）排除了品行障碍、躁狂发作、抑郁发作。

（三）治　疗

以教育和行为矫正为主，可采用：

（1）辅导父母：教父母学习如何应付儿童的反抗行为，建立亲子之间的沟通。

（2）游戏治疗：改进沟通技能和社交技能，建立规则，提高自控能力。

（3）暂时寄养：在家表现与父母对抗严重者，可让他们过一段时间的集体生活，或暂时托付给家庭教育方法较好的家庭中生活一段时间。

（4）家庭治疗：协调家庭关系，纠正父母不当的教养方式，提高儿童控制自己的能力。

（5）个别情绪冲动明显者，可试用心境稳定剂如丙戊酸钠 0.2g 每日 3 次，碳酸锂 0.25g 每日 3 次，或卡马西平 0.1g 每日 3 次。

三、品行障碍

品行障碍指 18 岁以下儿童或少年出现反复而持久的违反社会道德准则或纪律，侵犯他人或公共利益的行为。目前认为，攻击及违法行为是多因素的，生物学因素（遗传、生化因素等）仅仅增加了出现攻击性行为的易感性，是否产生攻击违法行为，主要取决于对个体的教育培养及环境。儿童品行障碍如能及早发现，坚持给予正面教育、调整环境，可望得到纠正。否则预后不佳。

（一）临床表现

儿童出现反复而持久的违反社会道德准则或纪律，侵犯他人或公共利益的行为，表现如下。

1. 攻击性行为

常与同学发生争执，动辄打架，经常威胁、折磨、骚扰他人，使用武器（如棍棒、刀）伤害他人，虐待动物，抢劫及性攻击等。

2. 破坏行为

破坏性大，常破坏他人财物、公共设施，甚至纵火等。

3. 违纪行为

指一些不符合道德规范和社会准则的行为，如说谎成性；偷窃家中或他人钱物，以后发展为在公共场所或闯入他人的住处偷窃，甚至成为惯偷；频繁逃学，常于天黑后不归家，离家外出漫游等。严重者会触犯刑律而构成青少年违法。

（二）诊断要点

（1）有上述症状的多种表现，至少 6 个月。

（2）其行为影响了社会功能，如学习成绩不佳，不受同学欢迎等。

（3）排除了躁狂发作，抑郁发作，精神分裂症，精神发育迟滞，广泛性发育障碍等。

（4）年龄小于 18 岁。

（三）治　　疗

（1）主要是通过家庭、社区、学校共同针对儿童的问题给予系统的训练和矫正。

（2）合并儿童多动症可应用精神兴奋剂，如利他林 10 ～ 20mg/d；严重冲动、攻击性行为可以应用心境稳定剂，如碳酸锂 0.25g 每日 3 次、卡马西平 0.1g 每日 3 次等。

四、儿童分离性焦虑障碍

分离性焦虑障碍指儿童害怕与亲人分离而引起的严重的焦虑反应。年龄较小的儿童在实际或可能与其所依恋的人分离时显示某种程度的焦虑是正常的，当这种害怕分离的焦虑超出其通常的年龄阶段或伴有明显的社会功能损害才考虑为病态。多见于学龄前女孩。

（一）临床表现

（1）当患儿与主要依恋人或家庭分离时出现明显的焦虑，表现为哭泣、烦躁不安、不易安抚，经常作与离别有关的噩梦。

（2）过分地、不现实地强烈忧虑主要依恋人可能遇到伤害或一去不复返。

(3)过分担心自己会走失、被绑架、被杀害或住院,以致与依恋的对象分离。

(4)因害怕分离而不愿或拒绝上学或去幼儿园,没有亲人陪伴就不愿就寝,害怕独处。

(5)常伴有躯体症状如头痛、胃痛、恶心、呕吐。

(二)诊断要点

(1)患儿与主要依恋对象分离时出现明显的焦虑及躯体症状(如上述)。

(2)造成日常生活和社会功能受损,症状持续1个月以上。

(3)起病于6岁以前。

(4)排除了广泛性发育障碍、精神分裂症、儿童恐惧症等。

(三)治　　疗

(1)心理治疗重在改善亲子关系以及家庭治疗。较大儿童可采用松弛疗法、生物反馈治疗。

(2)干预父母的焦虑、减少家庭冲突也很必要。

(3)药物治疗,严重病例可短期使用小剂量抗焦虑剂,如阿普唑仑 0.2 ~ 0.4mg/d、地西泮 1.25 ~ 2.5mg/d,或抗抑郁剂,如氟西汀 5mg/d。

五、抽动障碍

抽动障碍指身体某部位肌肉或某些肌群突然发生的、快速的、不自主的、反复的收缩运动。其病程可为短暂或慢性,甚至持续终身。其病因尚不十分清楚。

(一)临床表现

主要特征为身体某部位肌肉或某些肌群突然发生的、快速的、不自主的、反复的收缩运动,抽动时意识清楚。可受意志克制短暂时间,在心情紧张时加剧,全神贯注于某种活动时减轻,入睡后消失。包括运动、发声两种类型,又可分为简单、复合两类。①简单运动抽动:如眨眼、耸鼻、张口、努嘴、歪颈、耸肩等。②简单发声抽动:如清喉、抽鼻、哼哼、叹气、吠叫等。③复杂运动抽动:突然的连续动作,如触摸自己或他人、蹲下、跳起、转圈、模仿动作等。④复杂发声抽动:如重复语言、模仿语言、骂粗话等。

根据症状及病程分为三种临床类型。

1. 暂时性抽动障碍

又称抽动症、习惯性痉挛,是最常见的一类,多起病于 5 ~ 7 岁。一般为简单运动抽动,也有简单发声抽动,少数可表现为复合运动抽动,持续数周至数月,一般不影响学业和社会适应。

2. 慢性运动或发声抽动障碍

可起病于儿童期或成年期,表现为简单的或复合的运动抽动,或为简单的或复合的发声抽动。但抽动和发声抽动两种症状不同时存在,其症状往往持久、刻板不变。病程持续至少 1 年以上,甚至持续终生。

3. 发声与多种运动联合抽动障碍

又称 Tourette 综合征(简称 TS)。多起病于 4 ~ 12 岁,男孩多见。表现为多发性的、复合性的运动抽动和发声抽动,或发出无意义的字句、不适当的词、模仿言语、重复刻板的秽语言语等,至少有 30% 出现秽语症。部分患儿出现模仿动作、强迫动作、猥亵行为。50% ~ 60% 的患儿伴有多动、注意力缺陷和学习困难。少数出现无法克制的严重、反复的自伤行为。智力大多正常。病程缓慢进展,起伏波动。严重者影响生活和学习。

(二)诊断要点

1. 短暂性抽动障碍(抽动症)

(1)有单个或多个运动抽动或发声抽动症状。

(2)持续 2 周以上,但不超过 12 个月。

2. 慢性运动或发声抽动障碍

(1)不自主运动抽动或发声,可以不同时存在,常一天发生多次,可每天或间断出现。

(2)1 年中没有持续 2 个月以上的缓解期;至少已持续 1 年。

3. Tourette 综合征

(1)表现为多种运动抽动和一种或多种发声抽动,两者多同时出现。

(2)日常生活和社会功能明显受损,患儿感到十分痛苦和烦恼。

(3)持续 1 年以上,或间断发生,且 1 年中症状缓解不超过 2 个月。

(三)治　　疗

1. 暂时性抽动障碍及症状较轻者

无需特殊治疗。症状较重、影响生活学习者,可采用药物治疗或局部穴位埋针治疗。

2. 慢性抽动和 Tourette 综合征症状严重影响日常生活和学习者

以药物治疗为主,结合心理治疗。常用药物为:

(1)氟哌啶醇:常用剂量 1 ~ 8mg/d,常见不良反应为锥体外系不良反应、嗜睡、乏力、头昏等。与安坦 1 ~ 6mg/d 同时应用可减轻锥体外系不良反应。

(2)泰必利:常用剂量 50 ~ 300mg/d,常见不良反应为嗜睡、乏力、头昏、胃肠道不适等。

(3)可乐定:常用剂量从 0.0375mg 每日 2 次开始,逐渐加量,常用剂量 0.15 ~ 0.3mg/d。可乐定贴片通过皮肤吸收,每次 1 片,每周 1 ~ 2 次。主要不良反应有过度镇静、头昏、共济失调、心血管不良反应等。

(4)利培酮:0.25 ~ 2.5mg/d,可用于个别难治病例。不良反应为锥体外系不良反应,嗜睡、乏力、头昏等。年幼者慎用。

3. 社会支持

对患儿及家长的心理支持、行为治疗及家庭治疗等,以及与老师沟通合理安排作息时间,避免过劳及情绪紧张等,均有利于康复。

第三章

精神药物治疗

第一节　概　　述

目前精神障碍的治疗主要是通过药物,抗精神病药物的发现于20世纪50年代,1952年出现了第一个抗精神病药氯丙嗪,以后的30多年陆续研制出作用机制类似的药物均称为传统药物或第一代药物,至20世纪80年代第二代抗精神病药物的研发和推出,使精神疾病的治疗又迈上了新台阶。

精神药物治疗是以化学药物为手段,对紊乱的大脑神经化学过程进行调整,最终达到控制精神病性症状,改善和矫正病理思维、心境、行为,预防复发,促进社会适应能力,提高生活质量的目的。主要分为抗精神病药、抗抑郁药、心境稳定剂、抗焦虑药、认知改善药几大类。

一、精神药物分类

（一）抗精神病药

也被称为神经阻滞剂,是指主要治疗精神分裂症和其他具有精神病性症状的精神障碍的一类药物。

（二）抗抑郁药物

是一类治疗各种抑郁状态的药物,但不会提高正常人的情绪,抗抑郁剂的临床应用始于20世纪50年代。

（三）心境稳定剂

也称抗躁狂药,是指对躁狂、抑郁发作具有治疗和预防作用,又不会引起躁狂或抑郁转相或导致发作变频的药物。

（四）抗焦虑药

主要用于减轻焦虑、紧张、恐惧、稳定情绪,兼有镇静催眠作用的药物。

（五）认知改善药

包括精神激活药和改善记忆药。精神激活药具有中枢兴奋作用,可提高注意力,主要用于注意缺陷、多动障碍以及发作性睡病的治疗。改善记忆药可以改善记忆力,延缓疾病进展,主要用于治疗痴呆如阿尔茨海默病和血管性痴呆以及其他脑器质性精神障碍。

二、用药原则

（一）药物治疗方案个体化

由于个体对精神药物治疗的反应存在很大差异，为患者制订治疗方案时就通常需要考虑患者的性别、年龄、躯体状况等因素，还要评估患者既往对药物的反应，是否同时使用其他药物、是否存在共病，以及用药后的反应等多方面因素，决定药物的选择和剂量的调整。

（二）靶症状和药物选择

无论精神病性症状还是抑郁、焦虑症状，都存在临床表现的多样性，患者处于不同的病期，症状表现也有所差异。同一类的精神药物在作用谱上也有一定差异性，在选择用药时需要分析患者的临床特点，优先选择针对性强的药物，以期获得较好的治疗反应。

（三）药物剂量的调整

精神药物剂量的调整应根据个体对药物的耐受程度有所差异，争取最大程度地缓解临床症状，防止病情波动，降低复发率。以最大限度地取得疗效、不发生或发生最小的不良反应为合适剂量，剂量调整过程考虑患者个体情况、各种药物的特点和常规推荐剂量，通常采用逐渐加量法。以免发生严重不良反应影响患者治疗的依从性。

（四）用药方式

目前绝大多数精神药物的剂型为口服常释剂型，对于自愿治疗的患者服用方便。对于兴奋躁动、治疗不合作的患者以及吞咽困难的儿童、老年患者，口服水剂、注射针剂为治疗提供了较大方便，而对于某些需要长期服用维持治疗的患者，特别是精神分裂症患者长效注射针剂常常是较好的选择。

（五）精神药物不良反应的处理

由于精神药物具有许多药理作用，对多种神经递质受体发生作用，所以常常导致较多不良反应，安全性也是重要的考虑因素，处理和预防药物的不良反应与治疗原发病同等重要。以免影响患者的耐受性和依从性。

第二节 抗精神病药

Section 2

一、抗精神病药的作用机制与分类

（一）传统抗精神病药

传统抗精神病药主要作用是阻断大脑中枢神经系统多巴胺 D_2 受体。脑内多巴胺能系统有4条投射通路，中脑边缘和中脑皮质通路与抗精神病作用有关；黑质纹状体通路与锥体外系不良反应有关；下丘脑至垂体的漏斗结节通路与催乳素水平增高导致的不良反应有关。此外，抗精神病药的镇吐作用也与多巴胺受体阻断作用有关。根据传统抗精神病药物的作用特点，可进一步分成两大类。

1.低效价抗精神病药物

对 D_2 受体的选择性较低，临床治疗剂量大，镇静作用强，对心血管系统影响大，肝脏毒性大，抗胆碱能作用强，锥体外系不良反应相对较轻。这类药物包括氯丙嗪、硫利达嗪、氯普噻吨、舒必利等。

2.**高效价抗精神病药物**

对 D_2 受体选择性高,临床治疗剂量小,对幻觉、妄想等精神病性症状的治疗作用突出而镇静作用不强,对心血管系统影响较小、肝脏毒性低而锥体外系不良反应较强。这类药物包括氟哌啶醇、奋乃静、三氟拉嗪、氟奋乃静、氟哌噻吨、氯普噻吨等。

(二)**新型抗精神病药物**

1.**5-HT 和多巴胺受体拮抗剂类抗精神病药**

其作用机制为主要阻断中枢 5-HT 与多巴胺 D_2 受体阻断剂。$5-HT_2/D_2$ 受体阻断比值高者,可能是锥体外系症状发生率低并能改善阴性症状的机理之一,也是新一代抗精神病药的基本特征。与经典抗精神病药物主要阻断 D_2 受体相比,这类药物增加了对 $5-HT_2$ 受体的阻断作用,减轻了单纯阻断 D_2 受体导致的锥体外系不良反应,也不加重阴性症状,并能改善认知症状和情感症状。该类药物以利培酮为代表,还有喹硫平、齐拉西酮等。

2.**多受体阻断作用的药物**

这类药物主要具有 $5-HT_2$ 和 D_2 受体的阻断作用而具有较强的治疗精神分裂症多维症状的疗效,但对多种与疗效无关的受体的阻断作用可能导致多种不良反应,如过度镇静,体重增加,糖、脂代谢紊乱等。此类药物包括氯氮平、奥氮平、喹硫平等。

3.**DA 部分激动剂或 DA 稳定剂类抗精神病药物**

这类药物通过其独特的作用机制对额叶皮质 DA 活动减低的通路产生对 DA 功能的激活作用,同时对中脑边缘系统 DA 功能过高的通路产生对 DA 活动的抑制作用,从而达到治疗精神分裂症阳性和阴性症状的疗效,且不易产生锥体外系不良反应和升高催乳素。这类药物以阿立哌唑和氨磺必利为代表。

(三)**长效抗精神病药物**

长效抗精神病药主要用于慢性精神分裂症的维持治疗和服药依从性差的慢性病例的治疗。口服长效制剂为五氟利多,常用的肌肉注射长效制剂有氟奋乃静葵酸酯、哌泊噻嗪棕榈酸酯、癸氟哌啶醇。长效制剂首次注射剂量应小,根据病情和不良反应调整剂量或注射间隔时间。新型抗精神病药利培酮的长效注射剂第一个结合了新型抗精神病药和长效注射剂型的特点,治疗作用谱较传统长效注射剂广,不良反应也更小。

二、抗精神病药临床应用的一般原则

(一)**适应证**

抗精神病药物主要用于控制各种精神病性症状,如幻觉、妄想、精神运动性兴奋等。这些症状多见于各型精神分裂症、分裂样精神障碍、分裂情感性精神障碍、偏执性精神障碍、急性短暂性精神障碍等,还适用于伴有精神病性症状的情感障碍、脑器质性精神障碍、躯体疾病并发的精神障碍和精神活性物质所致的精神障碍等。

(二)**禁忌证**

伴有以下躯体疾病时应慎用或禁用抗精神病药:①严重心血管疾患;②肝功能损伤;③骨髓抑制;④已发生中枢性神经抑制;⑤青光眼;⑥前列腺肥大;⑦尿潴留;⑧震颤性麻痹;⑨严重呼吸系统疾病;⑩肾功能不全。

(三)**早诊断早治疗**

对精神分裂症一旦做出诊断,应当尽快开始系统的抗精神病药物治疗,延迟治疗往往错过最佳治疗期导致预后不良。对其他精神障碍并发的精神病性症状则视其症状的程度决定是否使用抗精神病药物治疗。

（四）药物的选择及使用方法

根据药物的作用特点选择药物：第一代抗精神病药以改善阳性症状和控制兴奋症状为主，但药物的不良反应比较突出，尤其是锥体外系反应。而第二代药物的优点是作用谱较广，除对精神障碍的阳性症状有效外，对阴性症状、并发的情感症状以及认知障碍等也有明显改善作用，且较少引起锥体外系和迟发性运动障碍，对催乳素的影响小等，安全性较第一代抗精神病药大大提高。适合用于首发患者、阴性症状突出的和伴有明显情感症状的患者；适用于对药物耐受性差的老年患者和儿童、青少年精神障碍患者；也适用于躯体情况差、伴有躯体疾患者、脑器质性精神障碍患者或躯体疾病所致的精神障碍。

治疗精神分裂症应尽可能单一用药，尽量从低剂量开始，根据疗效和耐受性，逐渐调整到适宜剂量。

（五）疗　　程

精神分裂症的药物治疗分为急性期治疗、巩固期治疗、维持期治疗。

（1）急性期治疗：疗程至少4～6周；

（2）巩固期治疗：原有效药物、原剂量至少应用3～6个月；

（3）维持期治疗：一般不少于2～5年，反复发作、经常波动或缓解不全的精神分裂症患者常需要终身治疗。

三、不良反应及其处理

（一）锥体外系不良反应

是传统抗精神病药最常见的神经系统不良反应，与药物阻断黑质-纹状体通路DA受体有关，主要表现为急性肌张力增高、静坐不能、类帕金森症、迟发性运动障碍。通常使用抗胆碱能药物对症处理，但对迟发性运动障碍关键在于预防，抗胆碱能药物会促进和加重症状，应避免使用。

（二）静坐不能

常在治疗1～2周后出现，发生率约为20%。患者主观感到必须来回走动，情绪焦虑或不愉快，表现为无法控制的激越不安、不能静坐、反复走动或原地踏步。使用苯二氮卓类药和β受体阻滞剂等有效。有时需减少抗精神病药物剂量或选用锥体外系反应少的药物。

（三）心血管方面不良反应

常见为体位性低血压和心动过速，也有发生心动过缓和心电图改变如ST-T改变及QT间期延长。低效价传统抗精神病药物和氯氮平引起较为多见。多发生于用药初期，可减缓加量速度或适当减量，低血压的患者应卧床观察，心动过速可给予β受体阻断剂对症处理。

（四）内分泌改变

抗精神病药物增加催乳素分泌是由于结节漏斗多巴胺能的阻滞。妇女常见闭经、溢乳和性乐降低。男性常见性欲丧失、勃起困难和射精抑制。氯丙嗪、氯氮平和奥氮平等可抑制胰岛素分泌，导致血糖升高和尿糖阳性。抗精神病药引起体重增加多见，与食欲增加和活动减少有关。患者应节制饮食。

（五）胆碱能改变有关的不良反应

药物对胆碱能受体的影响可导致口干、视力模糊、尿潴留、便秘等，如患者不能耐受则减药或换用此类作用轻微的药物。

（六）癫痫发作

属较严重的不良反应，氯氮平较易诱发，其他低效价抗精神病药物也可诱发。可减低药物剂量,如治疗剂量无法减到发作阈值以下,建议合用抗癫痫药物,或者换药。

(七)恶性综合征

属一种少见的、严重的药物不良反应。主要表现为:意识波动、肌肉强直、高热和自主神经系统功能不稳定。发生率不高,但死亡率高达 20%以上。发生机制尚不清楚,常因药物加量过快、药物剂量过高、患者躯体状况较差者较易发生。一旦发生应立即停用所有抗精神病药物,给予支持性治疗。可以使用肌肉松弛剂硝苯呋海因和促进中枢多巴胺功能的溴隐亭治疗。

(八)粒细胞缺乏症

粒细胞缺乏罕见,氯氮平发生率较高,发生率为 1%～ 2%,严重者可发生死亡。使用氯氮平的患者在最初 3 个月内应每周检查白细胞计数,以后也应注意检测。一旦发现白细胞计数低于 $4.0 \times 10^9/L$,应立即减量或停药,同时给予促进白细胞增生药和碳酸锂等药物。严重的粒细胞缺乏症应给予隔离和抗感染治疗。卡马西平可增加氯氮平引起粒细胞缺乏症的危险性,应注意避免合用。

四、主要抗精神病药简介

(一)氯丙嗪

为吩噻嗪类抗精神病药,阻断组胺 H_1 受体发挥镇静作用,对脑内其他多种受体如 α_1 受体、M_1 受体等作用而产生多种不良反应,对于黑质纹状体的 D_2 受体的作用产生锥体外系反应;对于下丘脑垂体部位 D_2 的阻断作用,可产生催乳素水平升高,出现泌乳、体重增加、性功能减退的多种内分泌变化。

该药作为第一个抗精神病药,自 20 世纪 50 年代初问世以来,在国内至今仍是治疗精神分裂症等精神病的主要药物之一。治疗精神分裂症或躁狂症,从小剂量开始,一次 25mg～ 50mg,一日 2～ 3 次,每隔 2～ 3d 缓慢逐渐递增,每次增加 25mg～ 50mg,治疗量 400～ 600mg/d。用于其他精神病,剂量应适当偏小。应根据个体情况缓慢加量。

常见不良反应:口干、上腹部不适、食欲缺乏、乏力及嗜睡。可引起直立性低血压、心悸或心电图改变、锥体外系反应等。急性兴奋患者,可首选用 25mg～ 50mg 氯丙嗪与等量异丙嗪混合静脉滴注或肌肉注射,能快速有效地控制患者的兴奋和急性精神病性症状。疗程视病情而定,可每日肌肉注射 1～ 2 次,连续 1 周左右。

(二)氯氮平

本品系二苯二氮卓类抗精神病药,属多受体阻断作用类的抗精神病药物。对脑内 5-HT 受体和多巴胺受体的阻滞作用较强。

适应证有:难治性精神分裂症,减少精神分裂症或分裂情感障碍自杀行为的危险性,难治性双相障碍,精神病的暴力攻击性行为以及其他治疗无效的脑部疾病。

靶症状是阳性症状、阴性症状、认知症状、情感症状、自杀行为和暴力攻击性行为。

起效时间:精神病性症状 1 周内即可见效,行为、认知和情感症状需数周才可达到最佳疗效,特别是在难治性患者中,至少 4～ 6 周才能确定是否有效。传统抗精神病药治疗无效的患者,氯氮平可能有效。对于一些难治性患者,可以合用传统抗精神病药或非典型抗精神病药。

常见不良反应:糖尿病、血脂蛋白异常、出汗、流涎、头痛、头晕、镇静、低血压、心律不齐、口干、恶心、便秘、体重增加。严重的不良反应:粒细胞缺乏症。

开始治疗前一定要查血常规,治疗后的 6 个月内要每周查 1 次,以后 2 周查 1 次。常用剂量范围为 300～ 450mg/d,起始剂量为 25mg,缓慢加量。停药时也应逐渐停药,突然停药会引起疾病反跳和症状恶化。肝肾和心脏功能损害的患者应慎用,老年患者应减量。

该药在治疗严重的或其他药物治疗无效的精神分裂症患者方面，比传统药物更有效。缺点是有糖尿病、肥胖的患者以及心脏功能损害的患者不宜使用。

（三）利 培 酮

20 世纪 80 年代初期合成的第一个所谓"策划药"，是一种具有独特性质的选择性单胺能拮抗剂。

适应证：精神分裂症；预防精神分裂症的复发、其他精神病性障碍、急性躁狂；双相障碍的维持和双相抑郁的治疗；痴呆中的行为问题、儿童和青少年的行为问题、与冲动控制障碍有关的问题的治疗。利培酮可以改善精神分裂症等精神病性精神障碍的阳性症状，并将其治疗作用扩展到阴性症状和情感症状。

起效时间：精神病性症状在 1 周内改善，但行为、认知和情感稳定的作用需数周才能达到完全的效果，需 4～6 周才能确定药物是否有效，但部分患者需要 16～20 周才能达到较好的反应，特别是认知症状。

不良反应有糖尿病和脂蛋白异常、剂量依赖性的锥体外系症状，和高催乳素血症、头晕、头痛、失眠、焦虑、镇静、恶心、便秘、腹痛、体重增加；严重的不良反应：高血糖症，在老年痴呆患者中可出现脑血管事件，包括卒中、短暂性胸痛等。

治疗急性精神病和双相障碍时剂量为 2～6mg/d，口服，儿童和老年人剂量为 0.5～2.0mg/d。起始剂量为 1mg/d，分 2 次口服，每天增加 1mg，直至出现最佳效果，一般 4～6mg/d，口服。

有肝肾损害的患者和老年患者起始剂量要小，加药速度要缓慢。有心脏疾病的患者要慎用。利培酮是最常用于儿童和青少年的抗精神病药。不推荐用于哺乳期妇女。

利培酮目前有多种剂型，除了片剂外，还包括：适用于有吞咽困难或其他原因不能服用片剂的患者的口服液。每日 1 次或 2 次。起始剂量 1mg，第 1 周左右的时间内逐渐将剂量加大到每日 2～4mg，第 2 周内可逐渐加量到每日 4～6mg。一般情况下，最适剂量为每日 2～6mg，每日剂量一般不超过 10mg；以及适用于经常复发的患者和药物依从性较差的患者使用的长效针剂，针剂剂量 25～50mg，通常每 2 周注射 1 次，采用臀部深层肌肉注射的方法。

（四）奥 氮 平

奥氮平于 1982 年合成，它是氯氮平的衍生物，属多受体阻断作用类的抗精神病药物。

适应证：精神分裂症、精神分裂症的维持治疗，与精神分裂症相关的急性激越、急性躁狂、双相障碍的维持治疗，双相 I 型躁狂相关的急性激越、双相抑郁，还有其他精神病性障碍，抗抑郁药物治疗无效的单相抑郁，痴呆的行为紊乱，冲动控制障碍相关的问题。

靶症状：精神病的阳性症状、阴性症状、认知症状和不稳定情绪以及攻击症状。起效时间：精神病性症状在 1 周内改善，但行为症状、认知症状及情感症状需数周才能起效，至少需 4～6 周才能确定是否有效，但在部分患者中需 16～20 周才能起效。

常见的不良反应：糖尿病、血脂异常、头晕、过度镇静、口干、便秘、消化不良、关节痛、背痛、胸痛、心律不齐。严重的不良反应：在老年痴呆患者中出现的脑血管事件，包括卒中、短暂性胸痛等，恶性综合征和抽搐罕见。剂量范围为 10～20mg/d（口服），6～12mg 奥氮平和 25～50mg 氟西汀合用。

起始剂量为 5～10mg，每周增加 5mg，直至出现最佳效果，最大剂量为 20mg/d。每日服药一次即可。

肝脏疾病患者应减少用量，心脏病患者要慎用，老年患者要减少用量。不推荐用于 18 岁以下的患者和哺乳期妇女。奥氮平锥体外系反应少见，治疗依从性较好。

缺点是导致体重增加和不能用于糖尿病患者。奥氮平作为增效剂可以减少其他抗精神病药物以及利培酮的剂量，从而减少锥体外系反应。

（五）阿立哌唑

阿立哌唑属喹啉类衍生物，被一些学者誉为"第三代抗精神病药"或"多巴胺系统稳定剂"。

适应证为：精神分裂症和精神分裂症的维持治疗，其他还有急性躁狂症，双相障碍的维持治疗、双相抑郁，痴呆中的行为紊乱，儿童和青少年的行为障碍，冲动控制障碍伴随的问题。

起效时间：精神病性症状在 1 周内即可改善，但是行为、认知、情感方面的改善需数周才能见效。

治疗的靶症状是精神疾病的阳性症状、阴性症状以及攻击症状、认知症状和情感症状。

需用药 4 ～ 6 周后才能决定药物是否有效，但实际上患者使用 16 ～ 20 周后疗效更为满意，特别是认知症状的改善。

常见的不良反应：头晕、失眠、静坐不能和激活、恶心、呕吐，开始用药时偶见直立性低血压、便秘、头痛、困倦等。

剂量：15 ～ 30mg/d，从小剂量 5 ～ 10mg/d 开始。阿立哌唑是一种高脂溶性药物，可每天一次给药。老人和儿童应减少用量。

该药的优势在于对于难治性精神病患者和双相障碍患者有效，特别是担心体重增加和伴有糖尿病的患者以及希望能够快速起效不需剂量滴定者。锥体外系反应与催乳素水平升高的发生率低。缺点是不宜用于希望增加睡眠的患者，老年和儿童患者剂量难以确定。

（六）喹　硫　平

本品是一新型抗精神病药，为脑内多种神经递质受体拮抗剂。

适应证：精神分裂症，急性躁狂，另外还有其他精神病性障碍，双相障碍的维持治疗，双相障碍抑郁，痴呆的行为紊乱，儿童和青少年的行为问题，与冲动控制相关的疾病。

靶症状：精神病的阳性症状、阴性症状、认知症状和不稳定情绪以及攻击症状。

起效时间：精神病性症状在 1 周内改善，但行为、认知和情感稳定的作用需数周才能达到完全的效果，需 4 ～ 6 周才能确定药物是否有效，但部分患者需要 16 ～ 20 周才能达到较好的反应，特别是认知症状。

常见的不良反应：糖尿病和脂蛋白异常、头晕、镇静、口干、便秘、消化不良、腹痛、体重增加、心动过速等，直立性低血压通常在开始治疗时或加量时出现。严重的不良反应：高血糖症，恶性综合征和癫痫罕见。剂量范围：治疗精神分裂症时 150 ～ 750mg/d，分次服用，治疗急性双相躁狂时 400 ～ 800mg/d。

起始剂量为 25mg/d，每日 2 次，每天增加 25 ～ 50mg，直至最佳效果，最高剂量为 800mg/d。有心脏疾病的患者应慎用，老年患者要减量，不推荐用于 8 岁以下的儿童。不推荐用于孕妇和哺乳期妇女。该药的优势是可用于治疗其他抗精神病药治疗无效的精神疾病和双相障碍患者，喹硫平基本上不引起锥体外系反应，只会导致一过性的催乳素水平升高。

（七）氨磺必利

FDA 批准的适应证包括：治疗剂量 200mg/d，低剂量（小于 300mg/d）对以阴性症状为主的精神分裂症有效，高剂量（大于 400mg/d）则对阳性症状更为有效。氨磺必利锥体外系反应较低，但可以增加催乳素分泌。与氟哌啶醇、利培酮及奥氮平比较，对于阳性症状的改善相似，阴性症状的改善优于氟哌啶醇，而与后两者相当。氨磺必利药理机制与 5-HT$_2$/A 受体拮抗剂不同，对于经后者治疗无效的患者，可以考虑使用氨磺必利。

（八）齐拉西酮

齐拉西酮是一种新型非典型抗精神病药，用于急性精神分裂症治疗。齐拉西酮对核心精神病性症状、阴性症状、情感症状及认知症状都有疗效。其有效剂量为 80 ～ 160mg/d。每日服用两次，逐渐加量。建议齐拉西酮与食物同时服用。齐拉西酮耐受性较好，锥体外系反应发生率较低,早期可能出现困倦、嗜睡、自限性。短期和长期的临床研究发现,齐拉西酮对体重、血糖没有明显影响。但对心电图 Q-Tc 间期有一定的延长作用。

(九)五氟利多

五氟利多为丁酰苯类亚型二苯丁哌啶类衍生物,是唯一的口服长效抗精神病药。抗精神病作用强而持久,口服一次可维持数天至 1 周,亦有镇吐作用,但镇静作用较弱,对心血管功能影响较轻。治疗剂量范围 20 ～ 120mg,每周一次。宜从每周 10 ～ 20mg 开始,逐渐增量,每周或 2 周增加 10 ～ 20mg,以减少锥体外系反应。通常治疗量每周 30 ～ 60mg,待症状消失后用原剂量继续巩固 3 个月,维持剂量每周 10 ～ 20mg。不良反应为锥体外系反应,长期大剂量使用可发生迟发性运动障碍,亦可发生嗜睡、乏力、口干、月经失调、溢乳、焦虑或抑郁反应等。孕妇慎用本品,哺乳期妇女使用本药期间应停止哺乳。儿童和老年患者用药易发生锥体外系反应,视情酌减用量。

第三节　抗抑郁药

Section 3

一、抗抑郁药的作用机制和分类

抗抑郁剂是一类治疗各种抑郁状态的药物。抑郁症及各种抑郁障碍的发病机制尚不清楚,较多研究提示中枢神经系统单胺类神经递质传递功能下降为其主要病理改变,故各种抗抑郁药的作用机制均通过不同途径提高神经元突触间隙单胺类神经递质浓度,以期达到治疗目的。根据药物作用机制可将抗抑郁药物分为以下几类。

(一)单胺氧化酶抑制剂

单胺氧化酶抑制剂通过抑制中枢神经系统单胺类神经递质的氧化代谢而提高神经元突触间隙浓度,早年使用的单胺氧化酶抑制剂以苯乙肼为代表,因其与多种药物和食物相互作用,易导致高血压危象和肝损害,目前已不用于临床。改进的单胺氧化酶抑制剂,不良反应明显减少,其代表药物为吗氯贝胺。此药仍不宜与其他类型的抗抑郁药和抗精神病药物合用。换用其他抗抑郁药需停药 2 周以上。

(二)三环类抗抑郁药

三环类抗抑郁药(TCAs)的主要药理作用是对突触前单胺类神经递质再摄取的抑制,使突触间隙 NE 和 5-HT 含量升高从而达到治疗目的。此外对突触后 α_1、H_1、M_1 受体的阻断作用常可导致低血压、镇静和口干、便秘等不良反应。代表药物包括丙米嗪、阿米替林、多塞平、氯米帕明,马普替林属四环类,但其药理性质与三环类抗抑郁药相似。三环类抗抑郁药不良反应较多,耐受性差,过量服用导致严重心律失常并有致死性。

(三)选择性 5-HT 再摄取抑制剂类抗抑郁药

选择性 5-HT 再摄取抑制剂(SSRIs)类抗抑郁药主要药理作用是抑制突触前膜对 5-HT 的重摄取而使其浓度增高。与 TCAs 比较,对急性期和长期治疗的疗效具有高度安全性和耐受性,心血管系统的安全性高。在对焦虑症状的疗效,对老年患者的疗效、耐受性和安全性方面,是在全球范围内公认的一线抗抑郁药物。此类药物包括氟西汀、帕罗西汀、氟伏沙明、舍曲林和西酞普兰。

(四)5-HT$_2$/A 受体拮抗剂及 5-HT 再摄取抑制剂

5-HT$_2$/A 受体拮抗剂及 5-HT 再摄取抑制剂(SARIs)类药物的代表为曲唑酮,特点是镇静和抗焦虑作用比较强,没有 SSRIs 类药物常见的不良反应,特别是对性功能没有影响。

(五)选择性 5-HT 与 NE 再摄取抑制剂

5-HT 与 NE 再摄取抑制剂(SNRIs)类抗抑郁药的代表药物为文拉法辛和度洛西汀,相对单纯的抑制突触前膜对 NE 和 5-HT 的重摄取。此药物特点是疗效与剂量有关,低剂量时作用谱、不良反应与 SSRIs 类似,剂量增高后作用谱加宽,不良反应也相应增加,如引起血压增高。药物起效时间较快,对难治性抑郁有较好的治疗效果。剂效关系明显,对焦虑障碍、强迫症状亦有效。

(六)NE 与 DA 再摄取抑制剂

NE 与 DA 再摄取抑制剂(NDRIs)类药物的代表为安非他酮;其抗抑郁疗效与三环类药物相当,并可减轻对烟草的渴求,减轻戒断症状,可用于戒烟。该类药物对食欲和性欲没有影响,但高剂量时可诱发癫痫。

(七)选择性 NE 再摄取抑制剂

选择性 NE 再摄取抑制剂(NRIs)的代表药物为瑞波西汀。

(八)NE 能和特异性 5-HT 能抗抑郁药

NE 能和特异性 5-HT 能抗抑郁药(NaSSAs)类的代表药物为米氮平。另一种药物米安舍林有类似机制。NaSSAs 主要通过阻断中枢突触前去甲肾上腺素能神经元 α_2 自身受体及异质受体,增强 NE、5-HT 从突触前膜的释放,增强 NE、5-HT 传递及特异阻滞 $5-HT_2$、$5-HT_3$ 受体,此外对 H_1 受体也有一定的亲和力,同时对外周去甲肾上腺素能神经元突触 α_2 受体也有中等程度的拮抗作用。

二、抗抑郁药临床应用的一般原则

(一)适 应 证

抗抑郁药主要用于抑郁症的治疗,同时也适用于各种原因引起的抑郁障碍和各种焦虑障碍的治疗。每种抗抑郁药的有效率为 60%～80%。

(二)治疗原则

对抑郁症的药物治疗应早发现,早治疗。避免造成病程慢性化,影响功能恢复和预后。

(三)治疗时间

抑郁症应实施全程治疗,急性期治疗至少 3 个月;其中症状完全消失者进入巩固期治疗 4～9 个月,尽量使用原有效药物和原有效剂量。复发病例在巩固期后视复发次数和频度还应进行 1～5 年的维持期治疗。

(四)靶症状和药物选择

抗抑郁药作用谱有所差别,最好选择针对性强的药物,如患者临床表现迟滞、激越、焦虑、失眠等都可作为选择药物的参考。

(五)剂量滴定和治疗剂量的选择

三环类药物不良反应多,一般宜从小剂量开始使用,逐渐加大剂量至治疗范围。各种新型抗抑郁药耐受性高,起始量一般即为治疗量,其中文拉法辛作用谱和不良反应随剂量增加,根据临床需要调整剂量。

(六)联合用药问题

首发抑郁症通常单一用药,疗效不佳或不良反应难以耐受可换用作用机制不同的药物,但对难治性抑郁的治疗可以考虑联合应用情感稳定剂或新型抗精神病药物。

(七)抗抑郁药的安全性

与神经递质受体作用相关的不良反应如:产生焦虑、激越、头痛、失眠、性功能障碍、食欲下降、恶心、呕吐、直立性低血压、心动过速、困倦、食欲增加、体重增加、便秘、口干、视力模糊等；三环类抗抑郁药过量服用有严重毒性不良反应，特别是心律失常具有致死性；由于抗抑郁药长期阻断某些神经递质再摄取，它们的受体会适应性地下调，在停药后受体无法立即适应这种变化而出现戒断症状。

三、主要抗抑郁药介绍

（一）氯丙咪嗪

为三环类抗抑郁剂，主要作用在于阻断中枢神经系统去甲肾上腺素和 5-HT 的再摄取，对 5-HT 再摄取的阻断作用更强，而发挥抗抑郁及抗焦虑作用，亦有镇静和抗胆碱能作用。作用与丙咪嗪相似，用于治疗各种抑郁状态，也常用于治疗强迫性神经症、恐怖性神经症。治疗抑郁症与强迫性神经症，初始剂量一次 25mg，一日 2～3 次，1～2 周内缓慢加至治疗量一日 150～250mg，高量一日不超过 300mg；治疗恐怖性神经症，剂量为一日 75～150mg，分 2～3 次口服。该药治疗初期可能出现抗胆碱能反应，如多汗、口干、视物模糊、排尿困难、便秘等。肝、肾功能严重不全、前列腺肥大、老年或心血管疾病患者慎用。不得与单胺氧化酶抑制剂合用。孕妇慎用，哺乳期妇女使用本药期间应停止哺乳。老年患者酌情减少剂量，缓慢加量。

（二）帕罗西汀

为强效、高选择性 5-HT 再摄取抑制剂。

适应证有抑郁症、强迫症、惊恐障碍、社交焦虑障碍、创伤后应激障碍、广泛性焦虑、经前期紧张症。

靶症状：抑郁情绪、焦虑、睡眠障碍，特别是失眠，惊恐发作、回避行为、再经历、警醒。

起效时间：失眠或焦虑在治疗的早期就可缓解。治疗作用需 2～4 周才可出现，若治疗 6～8 周仍然无效，需要增加剂量或判定无效。

常见的不良反应：性功能障碍、胃肠道反应、失眠、镇静、激越、震颤、头痛、头晕、出汗等。严重的不良反应：罕见的癫痫发作、诱发躁狂、激活自杀观念。

剂量范围：20～50mg/d，起始剂量为 10～20mg，需等待数周才能决定是否有效，每周加量 10mg。停药时应缓慢减量，以免出现戒断反应。

肝肾损害和老年患者使用时应减少剂量。慎用于儿童。不推荐用于孕妇和哺乳期妇女。

该药的优势是用于各类型的抑郁症、强迫症、惊恐障碍、社交焦虑症等。缺点是不适用于睡眠过多的患者、阿尔茨海默病和认知障碍患者以及伴有精神运动性迟滞、疲乏、精力差的患者。

（三）氟 西 汀

为选择性 5-HT 再摄取抑制剂。

适应证有抑郁症、强迫症、经前期紧张症、贪食症、惊恐发作、双相抑郁，其他还有社交焦虑障碍、创伤后应激障碍。

靶症状：抑郁情绪、动力和兴趣缺乏、焦虑、睡眠障碍，包括失眠和睡眠过多。氟西汀与奥氮平合用可以治疗双相抑郁、难治性单相抑郁和精神病性抑郁。

起效时间：通常需要 3～4 周。

常见不良反应：性功能障碍、胃肠道反应、失眠、镇静、激越、震颤、头痛、头晕、出汗、出血等。严重的不良反应：罕见的癫痫发作、诱发躁狂、激活自杀观念。

剂量范围：治疗抑郁症和焦虑症时 20～80mg/d，治疗贪食症时 60～80mg/d。

不能与单胺氧化酶抑制剂合用。肝脏损害和老年患者要减量。用 SSRIs 治疗心肌梗死后的抑郁可减少心脏事件的发生，改善生存率和情绪。儿童患者应慎用。

该药的优点是可用于各种抑郁障碍，强迫症及饮食障碍等。缺点是不适用于治疗厌食症患者、激越及失眠患者。起效相对较慢。

（四）舍曲林

选择性抑制中枢神经系统对 5-HT 的再摄取。

适应证有抑郁症、经前期紧张症、惊恐障碍、创伤后应激障碍、社交焦虑障碍、强迫症，其他还有广泛性焦虑障碍。

靶症状：抑郁情绪、焦虑、睡眠障碍，包括失眠和睡眠过多，惊恐发作、回避行为、再经历、警醒。在治疗的早期部分患者可出现精力和活动增加。治疗作用需 2～4 周才可出现，若治疗 6～8 周仍然无效，需要增加剂量或判定无效。

常见的不良反应：性功能障碍、胃肠道反应、失眠、镇静、激越、震颤、头痛、头晕、出汗等。严重的不良反应：罕见的癫痫发作、诱发躁狂、激活自杀观念。

剂量范围：50～200mg/d。有肝脏损害的患者应减量。老年患者剂量要小，加药应慢。在儿童患者中，已批准用于治疗强迫症。不推荐用于孕妇。可用于治疗产后抑郁，但要停止哺乳。

该药的优势是为治疗不典型抑郁的一线用药，对疲乏和精力差的患者效果较好。缺点是不宜用于治疗伴有失眠、肠易激综合征的患者，剂量需要滴定。

（五）西酞普兰

是一种二环氢化酞类衍生物。

适应证有抑郁症，其他还有经前期紧张症、强迫症、惊恐发作、广泛性焦虑障碍、创伤后应激障碍以及社交恐惧症。

起效时间为 2～4 周。

靶症状：抑郁情绪、焦虑、惊恐发作、回避行为、再经历以及警醒，其他还有睡眠障碍，包括失眠或睡眠过多。

常见的不良反应：性功能障碍、胃肠道反应、失眠、镇静、激越、震颤、头痛、头晕、出汗。严重的不良反应：罕见的癫痫、诱发躁狂。

常用剂量为 20～60mg/d，起始剂量为 20mg/d，缓慢加量。

该药的优点是较其他抗抑郁剂更易耐受，可用于老年患者以及使用其他 SSRIs 过度激活或镇静的患者。缺点是剂量需要滴定以达到最佳疗效。

（六）艾司西酞普兰

艾司西酞普兰是西酞普兰的单一右旋光学异构体，对 5-HT 再摄取抑制作用强于西酞普兰，且更加持久、稳定。FDA 批准的适应证：抑郁症、广泛性焦虑发作、社交焦虑障碍以及惊恐障碍。2009 年 3 月 FDA 批准艾司西酞普兰用于治疗 12～17 岁的青少年抑郁症。我国 SFDA 批准的适应证：抑郁障碍、伴随或不伴随广场恐惧症的惊恐障碍。艾司西酞普兰的起始剂量为 10mg，每日 1 次，可随食物一同服用，服用 10mg 疗效不佳的患者，可在 1 周左右加量至 20mg。艾司西酞普兰耐受性好、不良反应较少，不良反应与其他 SSRIs 类药物类似，常见的不良反应：恶心、失眠、胃肠道不良反应等。艾司西酞普兰对体重没有明显影响。优点是抗抑郁和抗焦虑起效比较快，对严重的抑郁症效果较好。

（七）文拉法辛

为二环结构，剂型有普通剂型及缓释剂型两种，具有对 NE 和 5-HT 双重再摄取抑制作用。

适应证：抑郁症、广泛性焦虑发作、社交焦虑障碍，其他还有惊恐障碍、创伤后应激障碍、经前期紧张症。

靶症状：抑郁情绪，精力、动力和兴趣降低，睡眠障碍、焦虑。通常起效时间需要 2～4 周，治疗 6～8 周后仍然无效，需要增加剂量或判定无效。

常见的不良反应：随着剂量的增加，不良反应增加，包括头痛、神经质、失眠、镇静、恶心、腹泻、食欲减退、性功能障碍、衰弱、出汗等，还可见抗利尿激素分泌异常综合征、剂量依赖性高血压。严重罕见的不良反应：癫痫及诱发躁狂和激活自杀观念。

常用剂量范围：治疗抑郁症时为 75～225mg/d，缓释剂为顿服，非缓释剂分成 2～3 次服用；治疗 GAD 时剂量为 150～225mg/d。起始剂量为 75mg（缓释剂）或 25～50mg（非缓释剂），每 4d 的加药量不应超过 75mg/d，直至出现最佳效果；最大剂量可达 375mg/d。应缓慢停用。肝肾疾病及老年患者应减量，心脏疾病患者和儿童要慎用。不推荐用于孕妇，服用时不应哺乳。

该药的优势是可用于治疗迟滞性抑郁、不典型抑郁伴焦虑的患者，缺点是不能用于治疗高血压或边缘性高血压患者。

（八）氟伏沙明

选择性 5-HT 再摄取抑制剂。

适应证有强迫症，其他还有抑郁症、惊恐障碍、广泛性焦虑、社交焦虑障碍、创伤后应激障碍。

通常起效时间需要 2～4 周，部分患者开始使用的早期就可改善睡眠或焦虑。

常见的不良反应：性功能障碍、胃肠道反应、失眠、镇静、激越、震颤、头痛、头晕、出汗等。严重的不良反应：罕见的癫痫发作、诱发躁狂、激活自杀观念。剂量范围：治疗强迫症为 100～300mg/d，治疗抑郁症为 100～200mg/d。起始剂量为 50mg/d，4～7d 增加 50mg/d，直至最佳疗效。最高剂量为 300mg/d。用于肝脏损害的患者时应减小剂量。老年患者和儿童患者起始剂量要低，加量缓慢。不推荐用于孕妇。

该药的优势是可以治疗抑郁焦虑混合的患者。由于作用于 ε_1 受体，可以快速出现抗焦虑和抗失眠的作用。还可用于治疗精神病性抑郁和妄想性抑郁。缺点是不能用于治疗有肠易激综合征和多种胃肠道不适的患者。

（九）米 氮 平

米氮平具有 NE 和 5-HT 双重作用机制的新型抗抑郁剂，被称为 NE 和特异性 5-HT 能抗抑郁剂。

适应证：抑郁症、惊恐发作、广泛性焦虑障碍和创伤后应激障碍。米氮平对重度抑郁和明显焦虑、激越的患者疗效明显且起效较快，对患者的食欲和睡眠改善明显，过度镇静和引起体重增加是较为突出的不良反应。对失眠和焦虑的作用可短期内见效，但对抑郁的治疗作用通常需要 2～4 周。若 6～8 周内无效，应增加剂量或判定无效。

常见的不良反应：口干、便秘、食欲增加、体重增加、镇静、头晕、多梦、意识障碍、类流感症状、低血压。严重的不良反应：罕见的癫痫、诱发躁狂或激活自杀观念。

剂量范围为 15～45mg/d，晚上服用。起始剂量为 15mg/d，每 1～2 周增加剂量直至出现最佳效果，最高剂量为 45mg/d。与单胺氧化酶抑制剂合用可引起血清素综合征。慎用于心、肝、肾功能受损的患者、儿童。老年患者要减量。不推荐用于孕妇和哺乳期妇女。当米氮平每天的剂量≥15mg 时，抗组胺作用被 NA 的传递所抵消，可减少镇静与嗜睡的作用。

该药的优势是适合治疗特别担心性功能障碍的患者、症状性焦虑患者、联合使用药物的患者，作为增效剂增加其他抗抑郁药的效果。缺点是不宜用于担心体重增加的患者和精力差的患者。

（十）曲 唑 酮

为 5-HT 的再摄取抑制剂。

适应证：抑郁症、失眠、焦虑。靶症状：抑郁、焦虑、睡眠障碍。

起效时间：治疗失眠的作用起效快；治疗抑郁的作用需 2～4 周，若治疗 6～8 周仍然无效，需要增加剂量或判定无效。

常见的不良反应：恶心、呕吐、水肿、视力模糊、便秘、口干、头晕、镇静、疲乏、头痛、共济失调、震颤、低血压、昏厥。严重的罕见不良反应：阴茎持续勃起、癫痫、诱发躁狂或激活自杀观念。

剂量范围为 150 ~ 600mg/d。单药治疗抑郁症时，起始剂量为 150mg/d，分次服用，每 3 ~ 4d 增加 50mg/d，最大剂量门诊患者为 400mg/d，住院患者为 600mg/d，分 2 次服用。治疗失眠时，起始剂量为每晚 25 ~ 50mg，通常为 50 ~ 100mg/d。慎用于有肝脏损害的患者和儿童，不推荐用于心肌梗死的恢复期。老年患者应减量。妊娠期头 3 个月避免使用，哺乳期妇女使用时应停止哺乳。

该药的优势是治疗失眠时不会产生依赖，可辅助其他抗抑郁药治疗残留的失眠和焦虑症状，可治疗伴焦虑的抑郁症，且极少引起性功能障碍。缺点是不适用于乏力、睡眠过多的患者和难以忍受镇静不良反应的患者。

（十一）度洛西汀

选择性 5-HT 和 NE 再摄取抑制剂。

适应证：抑郁症、广泛性焦虑症。

推荐起始剂量每日 30mg，有效剂量 60mg。

度洛西汀耐受性较好，常见不良反应：恶心、口干及失眠，可能出现对性功能的影响。度洛西汀有升高血压的作用，建议定期监测血压，窄角型青光眼患者慎用。

该药的主要优势是对抑郁症所伴随的躯体症状以及慢性疼痛症状的改善更为明显，缺点是初始用药发生恶心、呕吐的不良反应较严重，一般需要减低初始剂量以增强患者对该药物治疗的依从性。

（十二）安非他酮

是一种相对较弱的去甲肾上腺素及多巴胺再摄取抑制剂。适用于抑郁症以及和行为矫正联合用于戒烟。有速释剂、控释剂及缓释剂等剂型。

速释剂建议起始量为 100mg，每日 2 次；控释剂和缓释剂起始剂量为 150mg，每日服用 1 次即可，治疗第 4d 起，速释剂可加至每次 100mg，每日 3 次；控释剂每次 150mg，每日 2 次；缓释剂 300mg，每日 1 次。剂量应当维持在 300mg/d，使用 4 周，疗效不佳者可加至 400mg/d（控释剂）或 450mg/d（速释剂或者缓释剂）。该药耐受性好。常见的不良反应：头痛、失眠、恶心和上呼吸道不适，有可能引起兴奋、激越以及易激惹。少数患者可能出现药物所致的幻觉和妄想等精神症状，与多巴胺激动剂同时使用有可能导致谵妄、精神症状或者静坐不能，不适合用于有精神病性症状的抑郁症。

该药对性功能没有影响，也不导致体重增加。不能与单胺氧化酶抑制剂同时使用，因为可能引起高血压危象。

（十三）吗氯贝胺

是新一代可逆性单胺氧化酶抑制剂。

治疗的适应证：抑郁症和社交焦虑障碍。

起效时间需 2 ~ 4 周，若 6 ~ 8 周内无效，需增加剂量或判定无效。需维持治疗以预防症状复发。

靶症状：抑郁情绪。

常见的不良反应：失眠、头晕、激越、焦虑、坐立不安、口干、腹泻、便秘、恶心、呕吐、泌乳。严重的不良反应：恶性高血压、诱发躁狂或激活自杀观念、癫痫。常用剂量为 300 ~ 600mg/d，起始剂量为 300mg，分 3 次服用，缓慢加量，最大剂量为 600mg/d。饭后服用可减少与酪胺的相互作用。与其他增加 5-HT 能作用的药物合用时会引起致死性血清素综合征，应避免合用。慎用于心、肝、肾功能损害的患者，老年患者更易出现不良反应，不推荐用于 18 岁以下的儿童。

该药的优势是用于治疗不典型抑郁症、重性抑郁症和难治性抑郁、焦虑障碍。缺点是不能用于无法限制饮食的患者和不能与吗氯贝胺联合使用药物的患者。

（十四）瑞波西汀

选择性 NE 再摄取抑制剂。

适应证有抑郁症、心境恶劣、惊恐发作、注意力缺陷、多动障碍。能改善动力缺乏及负性自我感觉等症状。

起效通常需要 2～4 周,若治疗 6～8 周抑郁情绪仍无改善,应增加剂量或判定无效。应维持治疗以免症状复发。

常见的不良反应:失眠、头晕、焦虑、激越、口干、便秘、尿潴留、性功能障碍以及剂量依赖的低血压。严重的不良反应:罕见的癫痫、诱发躁狂、激活自杀观念。

常用剂量范围为 8mg/d,分 2 次服用,最大剂量为 10mg/d。起始剂量为 2mg/d,每日分 2 次服用,1 周后加至 4mg/d,分 2 次服用。心脏疾病患者慎用,肝肾疾病及老年、儿童患者慎用。不推荐用于孕妇和哺乳期妇女。

该药的优点是可用于治疗疲倦、无动力的患者,有认知障碍的患者和精神运动性迟滞的患者,其改善社会功能和职业功能的效果较 SSRIs 好。缺点是一天需要服药 2 次。

第四节 心境稳定剂

Section 4

一、概 述

心境稳定剂是指对躁狂或抑郁发作具有治疗和预防作用,且不会引起躁狂与抑郁转相或导致频繁发作的药物。

（一）锂 盐

碳酸锂的作用机制目前尚未阐明,不但影响患者昼夜生理节律及内分泌系统,对中枢神经递质的关系也十分复杂。

适应证:躁狂抑郁症的躁狂发作,有躁狂史的躁狂抑郁的维持治疗,其他适应证还有双相障碍、抑郁症、血管性头痛和中性粒细胞减少症。

起效需 1～3 周。

靶症状:情绪不稳定和躁狂。治疗开始前应检查肾功能并确定是否肥胖。治疗过程中要监测血锂浓度和体重,对于体重增加超过 5% 者,要注意是否发生糖尿病、血脂蛋白异常,或考虑换用其他药物。

常见的不良反应:共济失调、构音困难、谵妄、震颤、记忆力问题、多尿、烦渴、腹泻、恶心、体重增加、皮疹、白细胞增多等。严重的不良反应:肾损害、肾源性糖尿病、心律不齐、心血管改变、心动缓慢、低血压、心电图 T 波低平或倒置,罕见癫痫发作。出现震颤时可加用普萘洛尔 20～30mg,每日 2～3 次。

常用剂量:急性期治疗为 1 800mg/d,分次服用。维持治疗 900～1 200mg/d,分次服用。但因个体差异大,最好测定患者血锂浓度以确定治疗量。急性期血锂浓度维持 0.6～1.2mmol/L,维持期血锂浓度维持在 0.4～0.8mmol/L;老年患者治疗以血锂浓度不超过 1.0mmol/L 为宜。起始剂量为 300mg,每日 2～3 次,根据血药浓度逐渐增加剂量。药物的治疗剂量与中毒剂量接近,容易发生中毒。严重锂中毒可引起昏迷和死亡。不推荐用于严重肾损害和心脏疾病的患者。服排钠利尿剂及大量出汗可增加锂盐的毒性。老年患者和器质性疾病患者在治疗剂量就可能出现神经毒性反应。儿童慎用。不推荐用于孕妇和哺乳期妇女。

该药的优势是治疗欣快性躁狂、难治性抑郁、减少自杀的危险性、与不典型抗精神病药和（或）情感稳定剂如抗癫痫药丙戊酸盐合用效果好。缺点是用于治疗烦躁性躁狂、混合性躁狂和快速循环型躁狂、双相障碍的抑郁期效果较差。对于预防躁狂发作的效果比预防抑郁发作的效果好。

（二）抗癫痫药类心境稳定剂

丙戊酸盐和卡马西平是疗效比较肯定、临床应用广泛的药物，其他一些抗癫痫药物也被认为具有情感稳定剂作用，包括拉莫三嗪、托吡酯和加巴喷丁。

1.丙戊酸盐

为广谱抗癫痫药主要药物为丙戊酸钠与丙戊酸镁。

适用于躁狂、单独出现的或与其他类型的癫痫相关的复杂性部分发作、简单的或复杂的失神发作、多种癫痫类型包括失神发作、预防偏头痛，其他还有双相障碍的维持治疗、双相抑郁、精神病、精神分裂症。

靶症状：情绪不稳定，预防偏头痛，部分发作。对于急性躁狂，数天内起效；作为情感稳定剂，需数周到数月发挥最佳作用。

常见的不良反应：镇静、震颤、头晕、共济失调、衰弱、头痛、腹痛、恶心、呕吐、腹泻、食欲降低、便秘、消化不良、体重增加、脂质调节异常等。严重的不良反应：罕见的肝毒性和胰腺炎，有时可致死。合用普萘洛尔 20 ～ 30mg，每日 2 ～ 3 次，可减少震颤。合用含有锌和硒的多种维生素可减少秃头症的发生。

剂量范围：治疗躁狂为 1 200 ～ 1 500mg/d。治疗非急性躁狂时起始剂量：250 ～ 500mg/d，缓慢增加。治疗急性躁狂时，起始剂量为 1 000mg/d，快速加量。肝损害的患者禁用。老年患者应减量，加量应缓慢。用于儿童时应严密监测。在妊娠期头 3 个月服用可致畸形。哺乳期妇女使用是安全的。

该药的优势是治疗双相障碍的躁狂相，与锂盐和（或）非典型抗精神病药合用效果好。缺点是不适用于双相障碍的抑郁相，会导致镇静和体重增加。

2.卡马西平

是一个多用途药物，也被广泛地用于双向障碍的治疗。

适应证有双相障碍、精神病、精神分裂症。

起效时间：对于急性躁狂，需数周才能起效。情感稳定剂的作用需数周到数个月才能达到最佳效果。该药能够完全缓解症状如癫痫、躁狂、疼痛等，应继续维持治疗以防止症状复发。一旦停药后，慢性神经性疼痛一般都会复发。靶症状：不稳定的情绪，特别是躁狂以及疼痛。

常见的不良反应：过度镇静、头晕、意识障碍、头痛、恶心、呕吐、腹泻、视力模糊、良性白细胞减少症及皮疹。

严重的不良反应：罕见的再生障碍性贫血、粒细胞缺乏症、严重的皮肤病反应、心脏问题、诱发精神病性症状或躁狂、抗利尿激素分泌失调综合征、癫痫大发作频率增加。治疗期间必须监测有无异常出血或瘀肿、口周疼痛、感染、发热或咽部疼痛。有骨髓抑制的患者禁用，不能与MAOIs合用。有肾脏疾病的患者必须减量，肝功能损害和心脏功能损害的患者慎用。老年人和儿童减量。

常用剂量为 400 ～ 1 200mg/d，6 岁以下的儿童为 10 ～ 20mg/(kg·d)。停药过快会使双相障碍的症状复发。妊娠期头 3 个月应用可能导致胎儿先天性异常。建议哺乳期妇女停药。卡马西平对经锂盐或其他情感稳定剂治疗无效的患者可能有效，作为治疗躁狂的二线或三线用药。

3.拉莫三嗪

近期才被美国FDA正式批准的心境稳定剂,应用于双相I型障碍维持治疗和抗癫痫治疗。口服完全吸收,生物利用度为98%,肝脏代谢,半衰期25h。拉莫三嗪对双相障碍抑郁症状的作用大于躁狂症状,该药很少诱发躁狂、轻躁狂或快速循环。

适用于双相抑郁及快速循环。

起始剂量25mg/d,缓慢加量,第3周时增加至50mg,第4周时增加至100mg,随后每周增加50～100mg至有效剂量200mg/d,最高剂量400mg/d,每天一次顿服。与丙戊酸钠或曲唑酮合用时滴定剂量减半。一般不用于双相急性躁狂发作。

常见的不良反应:头晕、头痛、视力模糊或复视、共济失调、恶心、呕吐、失眠、疲倦和口干。拉莫三嗪不引起体重增加,但可能引起危及生命的皮疹反应。

(三)钙通道拮抗剂

钙通道拮抗剂有可能成为一类新的抗躁狂药。研究证实一些钙通道阻断剂对一些常规心境稳定剂正规治疗无效的双相患者有效,也比较适合用于那些有躯体疾患的双相障碍患者。常用钙通道拮抗剂有维拉帕米、尼莫地平等。

(四)非典型抗精神病药物

第二代抗精神病药物中利培酮、奥氮平、喹硫平等,也具有抗躁狂与抗抑郁的心境稳定作用,可以作为补充或辅助治疗措施,与心境稳定剂联合使用来治疗双相障碍。

二、心境稳定剂的使用原则

(一)适 应 证

主要用于双相情感障碍,包括躁狂相,抑郁相、快速循环型、混合型的治疗,并且用于预防各种形式的复发。对难治性抑郁症、精神分裂症的某些类型也可以加用情感稳定剂。

(二)对情感障碍的治疗,首先明确诊断和病期

对躁狂相,应首选碳酸锂、丙戊酸盐、卡马西平这样的情感稳定剂,疗效不好或躁狂症状严重的应加用非典型抗精神病药物。如果疗效仍不理想,再考虑2种以上情感稳定剂联合或使用增效剂。双相情感障碍的抑郁相治疗上不主张积极使用抗抑郁药,如果使用,应当联合使用情感稳定剂,减低转相的可能性。单独使用抗抑郁药还容易使双相情感障碍发展为快速循环型或混合型,使治疗更为困难。快速循环型和混合型的治疗应在情感稳定剂的基础上加用非典型抗抑郁药,此时不应单独使用抗抑郁药。

(三)定期监测血药浓度

碳酸锂治疗窗最窄,有效量和中毒量最接近,个体差异较大,治疗初期应根据血药浓度判断剂量是否合适,避免剂量不足无效或过量中毒。卡马西平和丙戊酸盐也最好监测血药浓度。

(四)联合用药

双相情感障碍的治疗多需要联合用药,特别是躁狂相。以心境稳定剂为主,通常需联合非典型抗精神病药物。对于难以控制的躁狂状态,有时还需要2种以上情感稳定剂或加情感稳定剂的增效剂以及苯二氮卓类药物。联合用药时需注意避免药物之间的相互作用。

(五)维持期用药的问题

双相情感障碍常是慢性过程障碍,其治疗目标除缓解急性期症状外,还应坚持长期治疗原则以阻断循环反复发作。患者经过急性期、巩固期治疗病情稳定后,维持期治疗大约还需要2～3年。

第五节　抗焦虑药

Section 5

一、概　述

抗焦虑药是主要用于消除或减轻紧张、焦虑、惊恐、稳定情绪和具有镇静催眠作用的药物，主要用于治疗广泛性焦虑障碍和惊恐障碍，也可与其他药物合用治疗其他精神障碍伴随的焦虑症状。在 20 世纪 50 年代以前，巴比妥类药物曾是应用最多的镇静催眠药，但其安全指数低，且具有明显的依赖问题，现已不用于治疗焦虑障碍。20 世纪 60 年代，焦虑症的治疗主要是用苯二氮䓬类抗焦虑药。80 年代以后，一些传统的抗抑郁药如氯米帕明以及 5-HT 部分激动剂丁螺环酮用于治疗某些亚型的焦虑症。90 年代以来，SSRIs 和其他抗抑郁药逐渐代替传统抗焦虑药成为治疗焦虑症的一线用药。目前应用的抗焦虑药主要有以下几类。

（一）苯二氮䓬类药物

由于苯二氮䓬类药物具有明确的抗焦虑作用，且安全性高，是广泛使用的抗焦虑药。其优点是具有成瘾性，有些药可以使抑郁症状恶化，出现精神运动障碍及认知功能障碍，易引起反跳，并且有滥用的可能，不易长期应用。

1. 地西泮

苯二氮䓬类药物，抗焦虑剂，肌松剂，抗癫痫药。

适应证：焦虑障碍、焦虑症状，急性激越、震颤、乙醇戒断中的急性震颤、谵妄和幻觉状态等，其他还有失眠。

靶症状：惊恐发作、焦虑、癫痫和肌阵挛。

常见的不良反应：镇静、疲乏、抑郁、头晕、共济失调、言语迟缓、衰弱、记忆力下降、意识障碍、兴奋性过高、神经质。

严重的不良反应：呼吸系统抑制、肝肾损害。

常用剂量范围：口服 4～40mg/d，分次服用；静脉（成人）：5mg/min，静脉（儿童）：每 3min 0.25mg/kg。半衰期为 20～50h。肝肾功能损害患者和老年患者剂量要低，起始剂量要小，加药应缓慢。不推荐用于孕妇和哺乳期妇女。

2. 氯硝西泮

苯二氮䓬类药物，抗焦虑药和抗癫痫药。

适应证：伴或不伴广场恐惧的惊恐发作、焦虑障碍、急性躁狂、急性精神病和失眠。

靶症状：惊恐障碍和焦虑。

常见的不良反应：镇静、疲乏、抑郁、头晕、共济失调、言语迟缓、记忆力下降、意识障碍、兴奋性过高、神经质。严重的不良反应：呼吸系统抑制，特别是与中枢神经系统抑制剂合用时，罕见肝肾功能损害。

治疗惊恐发作的剂量为 0.5～2mg/d，分次服用或睡前一次服用。肝肾功能损害患者及老年、儿童患者应减量。不用于孕妇和哺乳期妇女。

该药的优势是半衰期长，为 30～40h，较其他苯二氮䓬类药物滥用的可能性小。缺点是产生耐受性，需要增加剂量。该药是精神科治疗焦虑最常用的苯二氮䓬类药物。

3. 劳拉西泮

苯二氮䓬类药物，抗焦虑药，抗癫痫药。

适应证：焦虑症，与抑郁症状相关的焦虑等，其他还有失眠、肌阵挛、乙醇戒断性精神病、头痛、惊恐发作、急性躁狂。

靶症状：惊恐发作、焦虑。

常见的不良反应：镇静、疲乏、抑郁、头晕、共济失调、言语迟缓、衰弱、记忆力下降、意识障碍、兴奋性过高、神经质，罕见低血压等。严重的不良反应：呼吸系统抑制。常用剂量范围为2～6mg/d，分次口服，注射用药是4mg，缓慢注射。半衰期为10～20h。不推荐用于孕妇和哺乳期妇女。

该药的优势是快速起效，常用于治疗精神分裂症、双相情感障碍和其他疾病相关的激越。缺点是易引起滥用。

4.艾司唑仑

苯二氮卓类的新型抗焦虑药，其镇静催眠作用是硝西泮的2.4～4倍。具有广谱抗惊厥作用，用于焦虑、失眠、紧张、恐惧及癫痫大、小发作，亦用于术前镇静。

成人常用剂量：用于镇静、抗焦虑剂量为一次1～2mg，每日3次服用；用于催眠，剂量为一次1～2mg，睡前一次服用。常见的不良反应有口干、嗜睡、头晕、乏力等，大剂量可有共济失调、震颤等。本药有依赖性，但较轻，长期应用后，停药可能发生撤药症状，表现为激动、抑郁等。对本药耐受量小的患者初用量宜小，逐渐增加剂量。肝肾功能损害患者和老年患者剂量要低，起始剂量要小，加药应缓慢。不推荐用于孕妇和哺乳期妇女。

5.阿普唑仑

苯二氮卓类药物，抗焦虑药。

适应证：广泛性焦虑障碍和惊恐障碍，其他还有抑郁症伴随的焦虑、经前期紧张综合征、肠易激综合征和其他与焦虑有关的躯体症状、失眠、急性躁狂和急性精神疾病等。治疗短期焦虑症状时，使用几周后即可停用或根据需要继续使用。对于慢性焦虑，治疗一般可以减轻甚至消除症状，但是停药后症状可能复发。

常见的不良反应：镇静、疲乏、衰弱、抑郁、头晕、言语迟缓、记忆力差、意识障碍或兴奋性高。严重的不良反应：呼吸系统抑制，特别是当与中枢神经系统抑制剂过量使用时。

口服剂量：通常1～4mg/d，对惊恐障碍5～6mg/d，分次服用。半衰期为12～15h。哺乳期妇女和孕妇不建议使用。肾损害者慎用，肝损害者及老年患者应缓慢加量。

（二）5-HT部分激动剂

通过影响突触前和突触后的5-HT1A受体产生作用，对突触后的部分激活作用减轻5-HT的神经传递，发挥抗焦虑作用；对突触前5-HT自身受体的部分激活作用促进5-HT从突触前的释放，发挥抗抑郁作用。这类药物以丁螺环酮为代表，同类药物还有伊沙匹隆、古吡隆、坦度螺酮。

丁螺环酮的适应证有焦虑障碍、焦虑症状的短期治疗，其他还有抑郁焦虑混合状态和难治性抑郁。

靶症状：焦虑。

起效时间一般是2～4周，若治疗6～8周后仍然无效，需要考虑增加剂量或判定无效。该药能够减轻甚至彻底消除症状，但是停药后症状可能复发，慢性焦虑障碍需要长期维持治疗以控制症状。

常见的不良反应有头晕、头痛、神经质、镇静、兴奋、恶心、静坐不能。

常用剂量范围为20～30omg/d。起始剂量为15mg，分两次服用，然后每2～3d增加5mg，直至出现效果。最大剂量为60mg/d。不能与单胺氧化酶抑制剂合用。严重肝肾损害者禁用。儿童使用是安全的，老年人应减量。不推荐用于孕妇和哺乳期妇女。

该药的优点是安全，无依赖性和戒断症状，不会产生性功能障碍或体重增加。缺点是起效需4周。治疗常作为增效剂使用。

（三）作用于苯二氮卓类受体的非苯二氮卓类催眠药

唑吡坦和佐匹克隆。这两类药物半衰期短，分别为 3h 和 6h,快速诱导入睡，缩短入睡潜伏期，用药 6 个月后未发现戒断和反跳现象。主要用于入睡困难，次日无"宿醉效应"，对记忆的不良影响小。

（四）β受体阻滞剂

由于β受体阻滞剂可影响自主性焦虑症状如心动过速、震颤、出汗等自主神经症状，进而减轻与行为相关的焦虑症状，被用于焦虑障碍的治疗。代表药物为普萘洛尔。

（五）有抗焦虑作用的抗抑郁药

选择性 5-HT 再摄取抑制剂、SNRIs 类、SARIs 类和 NaSSAs 类抗抑郁药都有良好的抗焦虑作用。对焦虑障碍中的多种亚型如广泛性焦虑障碍、惊恐发作、强迫症、社交焦虑障碍、创伤后应激障碍、恐惧症以及与双相 I 型有关的激越都可以作为首选药物使用。

（六）有抗焦虑作用的非典型抗精神病药

奥氮平可有效缓解焦虑症状，常作为强化剂用于焦虑症的治疗。

二、抗焦虑药的使用原则

（一）适应证

广泛性焦虑障碍、惊恐障碍、强迫症、社交焦虑障碍、创伤后应激障碍、睡眠障碍、急性兴奋状态的辅助治疗，抑郁状态的辅助治疗，精神分裂症并发焦虑症状的辅助治疗以及抗精神病药物不良反应的对症治疗。

（二）抗焦虑药物的选择和用药趋势

苯二氮卓类抗焦虑剂目前仍被广泛应用,常被选择用于一般安眠、各种焦虑障碍和抗抑郁药、抗精神病药、情感稳定剂的增效药物。苯二氮卓类药物具有成瘾性，长期维持用药导致对药物依赖性而使所需剂量越来越高。20 世纪 90 年代各种抗抑郁药成为治疗各种焦虑障碍的首选药物，而苯二氮卓类药物渐渐退居为增效剂。在治疗早期，抗抑郁药尚未起效时，它们能较快减轻症状，并能改善睡眠。在抗抑郁药起效后，应尽量在 2 周左右减低或停用苯二氮卓类药物，一般不超过 6 周。以免发生依赖性。

（三）个性化的用药原则

使用苯二氮卓类药物应根据患者病情、年龄、躯体情况、是否合并其他药物或饮酒情况全面考虑。苯二氮卓类药物依其半衰期长短和作用时间不同，对急性焦虑状态，宜选择快速和中等速度起效的口服药物，一日多次给药或注射给药，慢性焦虑可使用作用时间长的药物，每日单次给药。作安眠药使用时应对入睡困难者给予快速起效的药物，而对早醒者应给予中长效药物。

（四）安全性问题

药物依赖和药物滥用：本类药物易出现耐受性增高，长期使用可产生药物依赖。各药物之间可交叉耐受或依赖。长期使用较大剂量的苯二氮卓类药物，骤停时可产生包括震颤、多汗、烦躁、失眠乃至抽搐的戒断症状。一般使用期限不超过 6 周。对于已经发生成瘾的，一般选择半衰期长的药物替代半衰期短的药物，然后减量撤药，对长半衰期药物成瘾，则考虑用有镇静作用的抗抑郁药同时渐减苯二氮卓类药物。苯二氮卓类药物与抗抑郁药、抗精神病药物和情感稳定剂联合使用的情况非常多见，需要注意药物间相互作用的问题。

第六节　认知改善药
Section 6

一、概　述

认知改善药包括两类:一类为改善注意力的药物,主要为精神激活药;另一类为记忆改善药,主要为胆碱酯酶抑制剂。认知改善药还包括其他药物,如新型抗抑郁药和不典型抗精神病药。

二、精神激活药

精神激活药即中枢神经系统兴奋剂,能够提高中枢神经系统功能,主要用于改善注意力。主要是通过加强多巴胺系统的功能起作用。长期应用会引起药物依赖和成瘾。临床上主要用于治疗儿童注意缺陷多动障碍、发作性睡病等。主要包括以下几种药物:

(一)苯丙胺

属中枢兴奋剂,是治疗注意缺陷与多动障碍的药物之一,主要作用于大脑皮层和脑干网状结构激活系统,产生中枢兴奋作用。用苯丙胺治疗时产生欣快感。

不良反应主要是心动过速、血压增高,中毒时出现瞳孔放大、反射亢进、出汗、寒战、厌食、恶心或呕吐、失眠、异常行为如攻击行为、夸大、过度警觉、激越等。严重时可能出现循环衰竭、抽搐、谵妄、意识障碍、昏迷等。长期应用会出现人格和行为改变,如冲动、攻击、易激惹、多疑和偏执性精神病。长期大量应用后突然停用会导致戒断反应,表现为抑郁心境、衰弱、食欲亢进、睡眠障碍和多梦。

(二)哌甲酯

属中枢兴奋剂,能兴奋中枢的多种精神活动,是治疗注意缺陷与多动障碍的一线用药。

适应证:注意缺陷多动综合征、发作性睡眠,其他还有难治性抑郁。

靶症状:注意力集中及注意力的广度受损、多动、冲动性、躯体和精神乏力、白天嗜睡、抑郁。

首次剂量后立即起效,需数周达到最佳效应。

常见的不良反应:失眠、头痛、抽动加重、神经质、易激惹、过度兴奋、震颤、头晕、厌食、恶心、腹痛、体重减轻,能暂时减缓正常发育以及视力模糊。严重的不良反应:精神病性发作、抽搐、心悸、心律不齐、高血压、罕见恶性综合征、轻躁狂、躁狂或自杀观念。

常用剂量范围:注意缺陷多动综合征:6岁及6岁以上儿童剂量为2mg/(kg·d),最大剂量为60mg/d;成人剂量为20～30mg/d,最大可用至40～60mg/d。发作性睡病:20～60mg/d,分2～3次服用。心脏疾病患者应慎用,老年患者要减量,未有关于6岁以下儿童用药安全性和疗效的资料。不推荐用于孕妇和哺乳期妇女。不适用于药物滥用者及双相障碍和精神病患者。

(三)可乐定

是一种降压药,是一种α₂-肾上腺素能受体激动剂,直接激动下丘脑及延脑的中枢突触后膜α₂受体,激动抑制性神经元,减少中枢交感神经冲动传出,从而反馈性抑制中枢蓝斑区去甲肾上腺素的合成和释放,降低去甲肾上腺素能活性,起到减轻多动及抽动症状的作用,能改善注意力不集中、多动和情绪不稳定症状,也具有减少抽动症状的作用,适用于并发抽动症状、攻击行为、对立违抗行为以及失眠的注意缺陷与多动障碍患者。

（四）精神激活药物使用原则

1.正确掌握药物适应证和禁忌证

适应证：儿童注意缺陷多动障碍和发作性睡病。治疗儿童注意缺陷多动障碍时,应同时结合其他治疗,包括心理治疗、教育治疗和社会功能训练以进行综合有效的治疗。6岁以下者应以教育和行为矫正为主,6岁以上的学龄儿童才考虑合用药物治疗。对中重度注意力不集中、注意时间短、多动、情绪不稳定、冲动行为症状效果较好。排除药物的禁忌证方可使用。

2.选择药物及掌握使用方法

选择药物时,要充分了解药物的性能、治疗方案、量-效关系、不良反应、维持用药剂量、疗程等。药物剂量要个体化,从小剂量开始每隔一至数日逐渐加量。3岁以下儿童不推荐使用,3～5岁的儿童,起始剂量为2.5mg,每日1次;起始剂量可以为5mg,每日1次或2次。根据其作用和不良反应每周调整剂量,日剂量范围为5～40mg。

3.药物依赖和药物滥用

苯丙胺极易引起滥用,起始应给予最小剂量,根据个体情况进行调整。长期使用很容易产生药物依赖,导致对药物的耐受性以及社会功能致残,因此应避免长期使用。

三、改善记忆药

改善记忆药对记忆力和认知功能及行为都有一定改善,延缓疾病进展。对记忆力和认知功能及行为都有一定改善,疗效大都不十分突出,不足以给实际生活能力带来明显改善。用于治疗各种原因所致的痴呆。

（一）使用原则

在开始应用胆碱酯酶抑制剂进行治疗前,潜在的可以治疗的痴呆原因必须予以排除,阿尔茨海默病的诊断必须经过再次详细的神经系统检查后才能确诊。详细的神经心理检查可以区分阿尔茨海默病的早期体征。精神检查应注意抑郁、焦虑和精神症状。

1.适 应 证

可用于治疗阿尔茨海默病、血管性痴呆以及其他疾病并发的痴呆。虽不能逆转痴呆,但可延缓疾病的进展。

2.病期与疗效

目前的改善记忆药仅能延缓痴呆的进展,而不能够逆转病理改变。据报道,痴呆患者的平均生存年限为5年。

3.联合用药的安全性问题

主要是他克林,因其抑制CYP4501A2,可使部分药物血药浓度增高,容易引起中毒。

（二）作用机制与分类

1.胆碱能药

阿尔茨海默病中最早出现的神经递质改变之一是胆碱能,由于在症状出现的第一年内,皮质和海马处的乙酰胆碱合成酶和胆碱乙酰转移酶的合成可能降低40%～90%,因此胆碱能的功能发生显著改变。Meynert基部核团也出现进行性神经元丧失,这也与该病记忆力进行性减退有关。恢复阿尔茨海默病胆碱功能和改善记忆力最好的办法是通过抑制胆碱酯酶来减少乙酰胆碱的破坏。目前采用的方法有:

（1）增加乙酰胆碱的合成与释放:如乙酰胆碱前体胆碱和乙酰胆碱释放剂4-氨力农。

（2）乙酰胆碱酯酶抑制剂:通过抑制乙酰胆碱的降解提高乙酰胆碱水平,改善患者的记忆障碍。此药在阿尔茨海默病早期最有效,因为此时突触后胆碱的靶点还存在。有一些证据表明,胆碱酯酶抑制剂甚至可以延缓一些患者中潜在的退行性变的病程。

1)他克林是 1993 年美国 FDA 专门批准的用于治疗早老性痴呆的第一个药物,是一种非选择性可逆性的胆碱酯酶抑制剂,但因其半衰期短,一天需服用 4 次,药物相互作用多,有肝脏毒性,目前已作为二线治疗。该药的治疗作用和不良反应是剂量相关的,因作用时间短,因此需要剂量滴定。

2)盐酸多奈哌齐是 1996 年获美国 FDA 批准上市的第二个用于治疗老年性痴呆的药物,用于改善阿尔茨海默病的注意力或至少延缓其记忆力丧失的速度。它是一种可逆的、长效的、选择性的哌啶类乙酰胆碱酯酶抑制剂。该药服用方便,常见的不良反应为胃肠道反应,但是为一过性的。

3)加兰他敏经 FDA 批准用于治疗老年性痴呆的另外一种高选择性、竞争性乙酰胆碱酯酶抑制剂,没有肝毒性。

适应证有阿尔茨海默病,其他还有痴呆所致的记忆障碍,以及其他原因所致的记忆障碍、轻度认知损害。

起效时间:记忆或行为的改善需 6 周,退行性变过程的稳定约需数月。

靶症状:阿尔茨海默病中的记忆丧失和行为症状以及其他痴呆所致的记忆丧失。

常见的不良反应:恶心、呕吐、腹泻、食欲丧失、胃酸分泌增多、体重减轻、头痛、头晕、疲乏和抑郁。常用剂量范围为 16～24mg/d,起始剂量为 8mg,每日 2 次,可增加到 16mg,每日 2 次,最高剂量为 32mg/d。心、肝、肾功能损害的患者要慎用。老年患者清除率减低。不推荐用于儿童、孕妇和哺乳期妇女。

4)石杉碱甲是中国科学院上海药物研究所从蛇足石杉提取出的一种生物碱,是一种强效乙酰胆碱酯酶抑制剂。对多种认知功能缺陷的动物模型有增强、改善的作用,除了提高中枢胆碱能系统功能外,也能提高脑内多巴胺、单胺及 GABA 能功能,石杉碱甲还具有明显的神经细胞保护作用,能对抗多种损伤剂造成的细胞凋亡和氧化应激。

2.自由基清除剂

AD 脑细胞死亡过程可能有氧化自由基的参与,自由基引起的 β-淀粉样蛋白沉积与细胞膜产生反应,引起细胞内氧化过程,导致自由基释放。因此,减少自由基生成和保护神经元免受自由基损害的药物对 AD 可能有治疗作用。维生素 E 和司来吉兰有抗氧化作用,已作为自由基清除剂用于帕金森病的治疗。

3.神经营养因子

有人提出营养因子代谢紊乱可能与 AD 神经病理有关。资料表明在神经发育的各个阶段,神经元的存活都受神经营养因子的影响。因此神经营养因子可用于 AD 治疗。营养因子包括神经生长因子、神经元存活因子和轴突伸长因子,其中以神经生长因子较为重要。

4.代谢增强剂

喜德镇,能够改变第二信使 cAMP 的水平,是多巴胺、5-HT 和去甲肾上腺素能受体的部分激动剂。数项研究表明,高剂量的喜德镇可治疗痴呆,特别是当认知损害轻微时。还有研究表明情绪改善较认知改善还要明显。

5.谷氨酸受体拮抗剂

美金刚,FDA 批准治疗中度至重度阿尔茨海默病。

其他适应证包括:轻度至中度阿尔茨海默病、其他疾病所致的记忆障碍、轻度认知损害以及慢性疼痛。

美金刚为低至中度亲和力的非竞争性 NMDA 受体阻断剂,其 NMDA 拮抗作用能够阻断与阿尔茨海默病相关的谷氨酸受体长期兴奋。美金刚的绝对生物利用度约为 100%,最大吸收峰为 3～8h，食物不影响美金刚的吸收。在 10～40mg 剂量范围内的药代动力学呈线性。常用的剂量范围：10mg/d，每日 2 次。起始剂量为 5mg/d，以后每周增加 5mg；每日大于 5mg 时应分次服用。最大剂量 20mg/d。

常见不良反应有头晕、头痛和疲倦。少见的不良反应有焦虑、肌张力增高、呕吐、膀胱炎和性欲增加。有癫痫发作的报告，多发生在有惊厥病史的患者。肾功能损害者慎用，注意剂量应下调，不建议严重肾功能损害者使用。肝功能损害者不需要调整剂量。

6.碳酸锂

最近的分子生物学研究发现了锂盐的两个新作用，即长期的锂盐治疗能抑制 GSK-3β。GsK-3β能调节 tau 和 β-连环蛋白的水平，此两种成分在 AD 的中枢系统退行性变中起作用。同时，锂盐能增加重要的保护性蛋白 Bcl-2 的水平。这些发现都说明锂盐的长期效应有神经保护作用。

7.非典型抗抑郁药

抗抑郁药 5-HT 激动剂噻奈普汀有神经保护作用，研究发现抑郁症患者治疗后，海马处神经元树突的数目和长度增加，海马体积增加。动物研究发现，该药有改善记忆的作用。

8.新型抗精神病药

奥氮平有神经保护作用，可以改善认知，增加全脑灰质的体积。

第四章

心理治疗

第一节 概　述
Section 1

　　心理治疗(psychotherapy)又称精神治疗,医务人员运用心理学的理论和技术,通过其言语、表情、举止行为并结合其他特殊的手段来改变病人不正确的认知活动、情绪障碍和异常行为的一种治疗方法。过去,由于受生物医学模式教育的影响,除精神科医生外,一般临床各科医生在对病人进行治疗时,只重视药物、手术和理疗等方式,并未认识到心理治疗的重要性和必要性。实际上,医务人员在接触和诊治病人的过程中,其言语、行为都会影响病人的心理活动,如果能因此改善他的心理状态,消除或减轻他心中的痛苦,改变他对人对事的态度和行为方式,就会起到心理治疗的作用。在医疗实践中,心理治疗与药物、手术和理疗一样具有治疗作用。每一位医务人员在与病人的整个交往过程中,总在有意或无意地施加心理影响,并对病人的疾病起到一定的(有时甚至是主要的)治疗作用。

　　随着医学对病人所起作用的研究日趋深入和全面,认识到对于某些疾病虽然已有一定特效的治疗手段,但是也只有当病人动员起自身的能量,积极参与到治疗活动中,才能获得更为满意的疗效。随着医学心理学发展,逐步建立了一套用开导、启迪等心理学的方法,改变病人的认知活动,调动其积极性,促使疾病向良性方向发展,心理治疗也就被当作一门独立和专门的技术而应用于临床各科中。

　　心理治疗自古以来就存在。早在氏族社会,部落中如有人生病,就被认为是大自然中的"神灵"降灾所致,为此采取祭祀、还愿或赎罪的方式以求免除灾祸。祭司或巫医在神秘庄重的宗教仪式中运用"神灵"的力量为病人驱邪除魔,病人及其家属则顶礼膜拜。这种气氛给病人带来希望和信心,稳定了病人因恐惧而骚扰的情绪,部分病人由此而被治愈,这其实就包含有心事治疗的成分。在圣经里也记载了很多盲、聋、哑人和不能走路的跛子,来到耶稣基督跟前,接受他的抚摸,结果残祛病愈。推论这些病人当中难免有不少是患有癔症之类的病人。此外,各种宗教里都有关于上帝、神、佛或者圣人治病的记载,病人都是信仰他们的,即"诚则灵"达到恢复健康的,这些都说明了心理治疗的历史源远流长。

　　当人类步入封建社会后,生产力的迅速发展促使了职业上的分工,对人类疾病的治疗多由专门从事医疗职业的医生来承担,他们从实践中摸索出如草药、单方、验方、针刺、按摩等形式的治疗手段。这些措施并不一定都有治疗作用,其中有一些甚至还会起到伤害性作用(如放血、峻泻、烧灯花等),但医生在治病过程中常先进行一套仪式如沐浴、更衣、焚香等,然后才进行望、闻、问、切等诊断操作程序,这些都给病人及其家属以信任感,起到心理治疗的效应。两千多年前,《黄帝内经》就已意识到心理治疗的重要性:"精神不进,志意不治,病乃不愈",十分强调"治神入手"、"治神为本"。在西方,早在古埃及和古希腊时代就对心理治疗相当重视,如强调要把

"言语"作为一种治疗疾病的工具,也有的使用惊吓作为治疗某些疾病的手段,如让精神病人走过在河中搭起的特制的桥,当病人行至桥中央活动亭子时,突然落入桥下冷水中,受惊后使疾病好转(因之,这种桥被为"疯人之桥")。

进入中世纪后,由于神学和宗教的无上权威,阻碍了科学与医学的进步,把精神病人当作魔鬼附体而采用锁绑、吊打、烧灼等摧残肉体的方法来驱魔,阻碍了心理治疗方法的应用。直到1792年在法国精神病学家比奈(Pinel)的倡导下,去掉疯人院中精神病人的铁链与枷锁,用人道主义的方法对待精神病人,心理治疗才又重新得到发展。

19世纪Braid、Charot、Janet和弗洛德等学者对18世纪末开始流行的催眠术和催眠现象做了研究,并把它当作治疗精神病的主要手段之一。弗洛伊德在此基础上创立了心理分析疗法,大大推动了心理治疗的发展。他所建立的一整套心理治疗的理论和方法成为心理治疗发展史上的一个里程碑,影响深远。心理分析疗法成为20世纪前半叶占主导地位的治疗,为精神科的医生们广泛使用,心理治疗遂成为主要应用于精神科的一种专门技艺。20世纪50年代以后,随着其他学科的知识和技术的渗入,心理治疗的方法和种类日益增多,人们对心理治疗的需要也不断增长,从事心理治疗工作的也不再仅仅是精神科医生,而扩大到临床心理学家、社会工作者及牧师等。各种专业的人员,如儿科医生、儿童保健人员、幼儿园和小学教师、管理青少年罪犯的司法工作者等都要求掌握一些心理治疗的知识和技术,心理治疗已不再局限于医生和病人。特别是艾森克、沃尔普(Wolpe)等人创立了行为疗法,通过学习理论的原理来改变不适宜的行为,使心理治疗的病种更为广泛,并因具有较理想的效果而成为时髦的治疗方法。

第二节　心理治疗的概念及基本要求

Section 2

一、心理治疗的概念

心理治疗是一类应用心理学原理和方法,由专业人员有计划地实施的治疗疾病的技术。心理治疗人员通过与患者建立治疗关系与互动,积极影响患者,达到减轻痛苦、消除或减轻症状的目的,帮助患者健全人格、适应社会、促进康复。心理治疗要遵循科学原则,不使用超自然理论。

二、心理治疗的人员资质

以下两类在医疗机构工作的医学、心理学工作者可以成为心理治疗人员:
(1)精神科(助理)执业医师并接受了规范化的心理治疗培训。
(2)通过卫生专业技术资格考试(心理治疗专业),取得专业技术资格的卫生技术人员。

三、心理治疗的对象

(一)适应证

心理治疗的服务对象是心理问题严重、需要系统性心理治疗的人员,以及符合精神障碍诊断标准《国际疾病分类(ICD-10)精神与行为障碍分类》的患者。

心理治疗的适应证包括以下种类：

(1)神经症性、应激相关的及躯体形式障碍；

(2)心境(情感)障碍；

(3)伴有生理紊乱及躯体因素的行为综合征(如进食障碍、睡眠障碍、性功能障碍等)；

(4)通常起病于儿童与少年期的行为与情绪障碍；

(5)成人人格与行为障碍；

(6)使用精神活性物质所致的精神和行为障碍；

(7)精神分裂症、分裂型障碍和妄想性障碍；

(8)心理发育障碍，以及器质性精神障碍等。在针对以上各类精神障碍的治疗中，心理治疗可以作为主要的治疗方法，也可以作为其他治疗技术的辅助手段。

(二)禁 忌 证

(1)精神病性障碍急性期患者，伴有兴奋、冲动及其他严重的意识障碍、认知损害和情绪紊乱等症状，不能配合心理治疗的情况。

(2)伴有严重躯体疾病患者，无法配合心理治疗的情况。

四、心理治疗的场所

(1)心理治疗属于医疗行为，应当在医疗机构内开展。

(2)医疗机构应该按照心理治疗工作的需要，设置专门的心理治疗场所。

五、心理治疗的伦理要求

(1)心理治疗人员应有责任意识，在自身专业知识和能力限定范围内，为服务对象提供适宜而有效的专业服务。如果需要拓展新的专业服务项目，应接受相应的专业培训和能力评估。应定期与专业人员进行业务研讨活动，在有条件的地方应实行督导制度。当自身的专业知识和能力以及所在场所条件不能满足服务对象需要时，应及时转介。

(2)心理治疗人员应当建立恰当的关系及界限意识。尊重服务对象(包括患者及其亲属)，按照专业的伦理规范与服务对象建立职业关系，促进其成长和发展。

1)应平等对待患者，不因患者的性别、民族、国籍、宗教信仰、价值观等因素歧视患者。

2)应对自己的专业身份、所处的位置对患者可能产生的潜在影响有清楚的认识；应努力保持与患者之间客观的治疗关系，避免在治疗中出现双重关系，不得在治疗关系之外有其他关系，不得利用患者对自己的信任或依赖谋取私利。一旦治疗关系超越了专业的界限，应采取适当措施终止这一治疗关系。

(3)应当尊重服务对象的知情同意权，让服务对象了解服务的目的、主要内容及局限性、自身权益等信息，征得服务对象同意后提供服务。

(4)应当遵循保密原则，尊重和保护服务对象的隐私权；向接受治疗的相关人员说明保密原则，并采取适当的措施为其保守秘密。但法律、法规和专业伦理规范另有规定的除外。

1)以下情况按照法律不能保密，应该及时向所在医疗机构汇报，并采取必要的措施以防止意外事件的发生，及时向其监护人通报，如发现触犯刑律的行为，医疗机构应该向有关部门通报：①发现患者有危害其自身或危及他人安全的情况时；②发现患者有虐待老年人、虐待儿童的情况时；③发现未成年患者受到违法犯罪行为侵害时。

2)心理治疗人员应该参照医疗机构病案管理办法,对心理治疗病案做适当文字记录。只有在患者签署书面同意书的情况下才能对治疗过程进行录音、录像。在因专业需要进行案例讨论,或采用案例进行教学、科研、写作等工作时,应隐去那些可能会提示患者身份的有关信息(在得到患者书面许可的情况下可以例外)。

3)心理治疗工作中的有关信息需妥善保管,无关人员不得翻阅。

六、心理治疗过程中应避免行为

(1)允许他人以自己的名义从事心理治疗工作。
(2)索贿、受贿,或与患者及其亲属进行商业活动,谋取专业外的不正当利益。
(3)与患者发生超越职业关系的亲密关系(如性爱关系)。
(4)违反保密原则。
(5)违反法律、行政法规的其他行为。

七、法律责任

心理治疗以治疗疾病、促进健康为目的。违反国家有关法律规定,给患者或他人造成损失的,依法承担法律责任。

第三节 心理治疗的分类
Section 3

心理治疗的理论流派、临床技术很多,按学术思想分类可分为精神分析及心理动力学心理治疗、人本主义治疗(或咨询中心治疗)、认知行为治疗和系统式治疗;按治疗对象分为个别治疗、夫妻治疗或婚姻治疗、家庭治疗和团体治疗等;按言语及非言语技术使用情况分为言语性技术和非言语性技术;按心理干预的强度、深度、紧急程度分为一般支持性治疗、深层治疗和危机干预;此外,还可按照文化背景进行分类。

一、基本心理治疗技术

指综合上述各个流派的基本共性特点,在临床工作中对多数患者,尤其是对较轻的心理问题具有普遍实用性的一般性心理治疗技术。主要包括建立治疗联盟的关系技术、用于心理健康教育及解决一般心理问题的支持-解释性心理治疗等。属于心理治疗人员必须熟练掌握、运用的通用技术。

二、专门心理治疗

指针对有适应证的患者,根据一定的流派理论进行较有系统性、结构性的特殊心理治疗,包括精神分析及心理动力学治疗、人本主义治疗、认知行为治疗、系统式家庭治疗,以及催眠治疗、危机干预、团体治疗、表达性艺术治疗等。心理治疗师应受过相应技术的专门训练。

三、其他特殊心理治疗

指在本土传统文化基础上融合了现代心理学原理和技术，在相应的文化群体中有成功应用经验的某些心理治疗理论和方法，以及一些基于传统的或创新的心理学原理开发的治疗技术。对于这些心理治疗方法，宜进行充分的科学探索，在严格规范管理之下谨慎使用，经充分验证、论证后再加以推广。

第四节　心理治疗的操作技术

Section 4

一、支持性心理治疗与关系技术

（一）概　　述

支持性心理治疗与关系技术指心理治疗人员在医疗情境中，基于治疗的需要，在伦理、法律、法规和技术性规范的指导下，与患者积极互动而形成支持性、帮助性工作关系。治疗关系不等同于日常发生的社会行为，是心理治疗操作技术的有机组成部分，其本身具有向患者提供心理支持的作用，在精神卫生领域的临床工作中作为各种心理治疗的共同基础性技术。关系技术适应于各类心理治疗的服务对象，无绝对禁忌证。

（二）操作方法及程序

1. 进入治疗师的角色

心理治疗人员要以平等、理性、坦诚的态度，设身处地理解患者，建立治疗联盟，避免利用、操纵性的治疗关系。

2. 开始医患会谈

建立让患者感到安全、信任、温暖、被接纳的治疗关系。

3. 心理评估与制定治疗计划

在了解患者的病史、症状、人格特点、人际系统、对治疗的期望、转诊背景等基础上，进行心理评估，与患者共同商定治疗目标，制定可行的治疗计划。

4. 实施治疗

用倾听、共情与理解、接纳与反映、肯定、中立、解释、宽慰、鼓励、指导等技术实施心理治疗。

5. 结束治疗

简要回顾治疗过程，评估疗效，强化治疗效果，帮助患者与治疗人员完成心理分离，鼓励患者适应社会。

（三）注意事项

（1）使用支持、保证的技术时，要尊重患方自主性，注意自我保护，承诺须适当，不做出过分肯定、没有余地的担保与许诺。

（2）在鼓励患者尝试积极行为时，避免根据治疗人员自己的价值观代替患者做出人生重大决定。对于具有攻击行为、妄想观念等症状的患者，要慎用鼓励的技术。

二、暗示—催眠技术

(一)概　　述

暗示是不加批判地接受他人情感和思想影响的现象。暗示疗法是运用暗示现象获得疗效的治疗方法。催眠是持续地对患者进行暗示,以诱导催眠状态,达到催眠治疗目的的技术。本条所述规范限于临床专业人员针对特定问题,旨在诱导意识状态改变而有意地、系统地使用的暗示及催眠技术。催眠是心理治疗的基础技术,可以单独使用以达到镇静、降低焦虑水平、镇痛的目的,也可以与其他技术联合使用。按照使用暗示治疗的用途,可以分为直接暗示和系统催眠,以帮助患者澄清自己的思想和情感,以新观点看待和理解病理性问题与各种内外因素的关系,获得领悟,学习自己解决问题。

(二)操作方法及程序

1. 前期准备

评估暗示性及合作意向:通过预备性会谈、暗示性实验或量表,检验受试的个体性反应方式,评测接受暗示的程度,以及有无过度紧张、怀疑、犹豫、不情愿等负性情绪或态度,避免出现不良反应。

2. 直接暗示

在排除器质性障碍,或确认器质性病变基础与当前症状、体征不甚符合时,可以利用业已建立的医患关系及医师的权威角色,营造合适氛围,直接使用言语,或借助适当媒介,如药品、器械或某种经暗示即能诱发的躯体感觉,实施直接针对症状的暗示,而不一定刻意诱导意识改变状态。

3. 催眠诱导

(1)建立关系:运用关系技术,建立信任的关系。

(2)注意集中:请其盯视某点,同时用讲故事或强化躯体感觉的方法诱导内向性注意集中,促进入静。

(3)使用合适的语音模式,如节律性同步、重复、标记、困惑、分离和批准等。

4. 判断催眠程度

通过观察感觉、认知、运动、生理四个方面变化,判断催眠的程度。

5. 治疗阶段

入静达到合适的深度后,进一步做催眠性治疗。主要包括:催眠后暗示、促进遗忘、重新定向。

(三)注意事项

(1)以下情况不宜做催眠治疗:早期精神病、边缘型人格障碍、中重度抑郁、急性期精神病、偏执性人格障碍。对抑郁障碍患者有可能加重病情,包括自杀倾向。

(2)分离性障碍患者及表演性人格障碍者慎用。

(3)在滥用的情况下,在医疗机构之外实施的群体性催眠,有可能使具有依赖、依恋、社会不成熟、暗示性过高等人格特征的参与者发生明显的退化、幼稚化,损害社会功能,加重原有问题。

(4)注意处理不良反应:少数患者可能出现失代偿、头痛、激越等不良反应。

(5)治疗师必须接受过规范、系统的催眠技术培训,且在督导师指导下治疗过病人。

(6)在患者暗示性极低、医患关系不良情况下,不宜使用。

(7)不是对于器质性疾病的对因治疗方法。

(8)对儿童要慎用。

（9）不推荐采用集体形式的催眠治疗；不应在医疗机构外以疗病健身为名义，使用群体性暗示技术有意或无意地诱导意识改变状态。

三、解释性心理治疗

（一）概　述

解释指对心理、行为及人际情境中的关系或意义提出假设，促使患者用新的词汇、语言及参照系，来看待、描述心理和行为现象，以帮助患者澄清自己的思想和情感，以新观点看待和理解病理性问题与各种内外因素的关系，获得领悟，学习自己解决问题。

该疗法适用于以下情况：

（1）增加患者对自身人格发展、当前临床病理问题及其处理策略的认识，改变功能不良的信念、态度和思维方式。

（2）健康教育，指导康复。

（3）临床其他专业领域参考、借用于日常医患交流，保障患者知情同意及知情选择权，增加依从性。

（二）操作方法及程序

根据施用于患者时引发的感受、干预的力度和发挥作用的时间的不同，解释分为以下五个层次：

（1）反映：治疗师给患者的解释信息不超过公开表达出来的内容。

（2）澄清：只是稍微点明患者的表达中所暗含、暗示的，但自己未必意识到的内容。

（3）对质：治疗师利用患者呈现出来的情感和思想作为材料，提醒病人注意暗含的，但没有意识到或不愿承认的情感和思想。

（4）主动阐释：按照与当前临床问题有关的理论，治疗师直接导入全新的概念、意义联系或联想。

（5）隐喻性阐释：通过利用譬喻、象征的方法进行交流，以促进病人及其相关系统产生自己对问题的理解的方法。

（三）注意事项

（1）重视对方反应，注意其接受力，避免说教式的单向灌输。

（2）注意避免过多指责、批评患者。

（3）对有意识障碍、明显精神病性症状和中重度精神发育迟滞、痴呆的患者不适用。

（4）对心理分化程度低，自我强度弱，缺乏主见，暗示性、依赖性高的患者，引导、干预力度较高的解释适宜配合其他旨在促进自我责任能力的疗法使用。

四、人本心理治疗

（一）概　述

人本心理治疗是一组体现人本心理学思想的心理疗法的总称，主要包括以人为中心疗法、存在主义疗法、完形疗法等，其中以人为中心疗法的影响最大。本条仅涉及罗杰斯所代表的以人为中心疗法。该疗法可用作一般的发展性咨询和精神疾病的心理治疗。

（二）操作方法及程序

1. 确定治疗目标

加深自我理解，在整合现实的方向上，达到自我重组、发展更自在和更成熟的行为方式。

2. 建立治疗关系

核心要素是真诚一致、共情、无条件地积极关注。

3. 实施治疗过程

以如何对待个人感受为指标，分阶段进行循序渐进的互动、访谈，使患者从僵化且疏远地看待自己及内心活动，直至其内心不受歪曲、束缚，达到自由的状态，实现以人为中心疗法去伪存真的治疗目标。

（三）注意事项

（1）患者表现出依赖治疗师或其他人的倾向时，应帮助当事人为自己接受治疗负起责任，进而担负起解决问题的责任。

（2）在患者陈述自己的问题并表达相关的负面情绪的过程中，应鼓励患者自由地表达出与问题有关的情感，接纳、承认和澄清这些消极情感。

（3）当患者对可能的决定和行动进行澄清时，帮助澄清可能会做出的不同选择，并认识到个体正在经验的恐惧感和对于继续前进的胆怯，但不督促个体做出某种行动或者提出建议。

（4）患者逐渐感到不再需要帮助，应该鼓励结束治疗。

五、精神分析及心理动力学治疗

（一）概　述

精神分析及心理动力学治疗是运用精神分析理论和技术所开展的心理治疗活动。精神分析指高治疗频次的，以完善人格结构、促进心理发展为目标的经典精神分析疗法；心理动力学治疗由经典精神分析疗法发展而来，是相对短程、低频次的治疗方法，通过处理潜意识冲突，消除或减轻症状，解决现实生活情境中的问题。

（二）操作方法及程序

1. 治疗设置

精神分析的设置为长程、高频次的精神分析，每周 3～5 次、每次 45～50min。心理动力学治疗的设置为低频，通常为每周 1～2 次，每次 45～50min，治疗疗程相对灵活。

2. 治疗联盟

治疗联盟为患者与治疗师之间形成的非神经症性的、现实的治疗合作关系。

3. 初始访谈与诊断评估

通过心理动力学访谈，对患者的人格结构、心理防御机制、心理发展水平、潜意识的心理冲突、人际关系等进行评估和动力学诊断，确定治疗目标。

4. 治疗过程与常用技术

将移情与反移情、阻抗作为探索潜意识的线索和治疗工具，通过自由联想、梦的分析、肯定、抱持、反映、面质、澄清、解释、修通、重构等技术达到治疗目标。心理动力学治疗在不同程度上使用经典精神分析的基本概念和技术，但方法较为灵活；治疗过程中更关注现在与现实，注重开发患者的潜能和复原力，促进人格完善与发展。

5. 结束治疗

回顾治疗过程，评估疗效，强化治疗效果，帮助患者与治疗人员完成心理分离，促进患者适应社会。

（三）注意事项

（1）处于急性期的精神病患者、有明显的自杀倾向的抑郁患者、严重的人格障碍患者，不宜做精神分析或心理动力心理动力学治疗。

（2）精神分析及心理动力学治疗是一类以追求领悟和促进心理发展水平为主要目标的疗法，对患者智力、人格、求助动机和领悟能力等要求较高。对于心理发展水平较低、人格结构有严重缺陷的患者，要避免使用经典精神分析技术。要注意克服过度理智化的过程在患者方面引起的失代偿，促进认知与情感、行为实践的整合。

（3）治疗关系与技巧同样重要，防止治疗师过分操纵、以自我为中心。

（4）注意民族文化背景的影响。

六、行为治疗

（一）概　述

行为治疗是运用行为科学的理论和技术，通过行为分析、情景设计、行为干预等技术，达到改变适应不良行为、减轻和消除症状、促进患者社会功能康复的目标。

（二）操作方法及程序

1. 行为治疗基本原则

建立良好的治疗关系；目标明确、进度适当；赏罚适当；激活并维持动机。

2. 常用技术

（1）行为的观测与记录：定义目标行为：准确辨认并客观和明确地描述构成行为过度或行为不足的具体内容。

（2）行为功能分析：对来自环境和行为者本身的、影响或控制问题行为的因素做系统分析。以分析为基础，确定靶行为。

（3）放松训练：①渐进性放松：采取舒适体位，循序渐进对各部位的肌肉进行收缩和放松的交替训练，同时深吸气和深呼气、体验紧张与放松的感觉，如此反复进行。练习时间从几分钟到30min。②自主训练：有6种标准程式，即沉重感、温暖感、缓慢的呼吸、心脏慢而有规律的跳动、腹部温暖感、额部清凉舒适感。

（4）系统脱敏疗法：①教患者学会评定主观不适单位（SUD）。②松弛训练：按前述方法进行放松训练。③设计不适层次表：让患者对每一种刺激因素引起的主观不适进行评分（SUD），然后按其分数高低将各种刺激因素排列成表。④系统脱敏：由最低层次开始脱敏，即对刺激不再产生紧张反应后，渐次移向对上一层次刺激的放松性适应。在脱敏之间或脱敏之后，将新建立的反应迁移到现实生活中，不断练习，巩固疗效。

（5）冲击疗法：又称为满灌疗法。让患者直接面对引起强烈焦虑、恐惧的情况，进行放松训练，使恐怖反应逐渐减轻、消失。治疗前应向病人介绍原理与过程，告诉患者在治疗中需付出痛苦的代价。

（6）厌恶疗法：通过轻微的惩罚来消除适应不良行为。对酒依赖的患者的治疗可使用阿片吗啡（去水吗啡）催吐剂。

（7）自信训练：运用人际关系的情景，帮助患者正确交往，提高自信，敢于表达自己的情感和需要。

（8）矛盾意向法：让患者故意从事他们感到害怕的行为，达到使害怕反应不发生的目的，与满灌疗法相似。

（9）模仿与角色扮演：包括榜样示范与模仿练习。帮助患者确定和分析所需的正确反应，提供榜样行为和随时给予指导、反馈、强化。

（10）塑造法：用于培养一个人目前尚未做出的目标行为。

（11）自我管理：患者在行为改变的各个环节扮演积极、主动的角色，自己对改变负责任。

（12）行为技能训练：结合使用示范、指导、演习和反馈，帮助个体熟悉有用的行为技能。

（三）注意事项

从条件化作用的角度对精神病理现象做出过分简单化的理解和处理，可能对于存在复杂内心冲突的神经症患者产生"症状替代"的效应，在消除一些症状的同时导致出现新的症状。

冲击疗法引起强烈的心理不适，部分患者不能耐受，尤其对于有心血管疾病的患者和心理适应能力脆弱者，要避免使用。厌恶疗法的负性痛苦刺激可能有严重不良反应，应慎用，而且须征得患者、家属的知情同意。

七、认知治疗

（一）概　述

认知治疗源自理性－情绪治疗和认知治疗。焦点是冲击患者的非理性信念，让其意识到当前困难与抱持非理性观念有关；发展有适应性的思维，教会更有逻辑性和自助性的信念，鼓励他们身体力行，引导产生建设性的行为变化，并且验证这些新信念的有效性。认知治疗使用许多来自其他流派的技术，特别是与行为治疗联系紧密，以致二者现在常被相提并论，称为认知行为治疗。

（二）操作方法及程序

认知治疗强调发现和解决意识状态下所存在的现实问题，同时针对问题进行定量操作化、制订治疗目标、检验假设、学习解决问题的技术，以及布置家庭作业练习。

（1）识别与临床问题相关的认知歪曲：

1)"全或无"思维；

2)以偏概全，过度泛化，跳跃性地下结论；

3)对积极事物视而不见；

4)对事物做灾难性推想，或者相反，过度缩小化；

5)人格牵连；

6)情绪化推理。

（2）识别各种心理障碍具有特征性的认知偏见或模式，为将要采用的特异性认知行为干预提供基本的努力方向。

（3）建立求助动机。

（4）计划治疗步骤。

（5）指导病人广泛应用新的认知和行为，发展新的认知和行为来代替适应不良性认知行为。

（6）改变有关自我的认知：作为新认知和训练的结果，患者重新评价自我效能。

（7）具体的基本技术。

1)识别自动性想法。

2)识别认知性错误。

3)真实性检验（或现实性检验）。

4)去注意。

5)监察苦恼或焦虑水平。

6)认知自控法。

（三）注意事项

有明显自杀倾向、自杀企图和严重思维障碍、妄想障碍、严重人格障碍的患者，不适合做认知治疗。认知和行为二者做到"知行统一"最为关键。应避免说教或清谈。在真实性检验的实施阶段,患者易出现畏难情绪和阻抗,要注意在治疗初期建立良好的治疗关系。

八、家庭治疗

(一)概　述

家庭治疗是基于系统思想,以家庭为干预单位,通过会谈、行为作业及其他非言语技术消除心理病理家庭系统功能的一类心理治疗方法。家庭治疗有多种流派,如:策略式或行为家庭治疗、结构式家庭治疗、精神分析、系统式家庭治疗及家庭系统治疗等。

各流派共同的理论观点主要是:

(1)家庭是由互相关联的个体和子系统,以复杂方式自我组织起来的开放系统和因果网络。

(2)个体的异常心理及行为与生理功能、人际系统处于循环因果关系之中。它们不仅是作为后果发生于个体内部的过程,还受到人际系统内互动模式的影响,而且其本身也是对于系统过程的反应或干预调节。

(二)操作方法及程序

1. 一般治疗程序

(1) 澄清转诊背景,重点评估以下方面特点:①家庭动力学特征。②家庭的社会文化背景。③家庭在其生活周期中的位置。④家庭的代际结构。⑤家庭对"问题"起到的作用。⑥家庭解决当前问题的方法和技术。⑦绘制家谱图:用图示来表现有关家庭信息。

(2)规划治疗目标与任务,旨在引起家庭系统的变化,创造新的交互作用方式,促进个人与家庭的成长。

(3)治疗的实施。每次家庭治疗访谈历时 1 ~ 2h。两次座谈中间间隔时间开始较短,一般 4 ~ 6d,以后可逐步延长至一月或数月。总访谈次数一般在 6 ~ 12 次。

2. 系统家庭治疗的言语性干预技术

(1)循环提问;

(2)差异性提问;

(3)前馈提问;

(4)假设提问;

(5)积极赋义和改释;

(6)去诊断。

3.非言语性干预技术

(1)家庭作业:为来访的家庭布置治疗性家庭作业。常用的有:①悖论(反常)干预与症状处方;②单、双日作业;③记秘密红账;④角色互换练习;⑤厌恶刺激。

(2)家庭塑像、家庭"星座",以及其他表达性艺术治疗技术。

(三)注意事项

与个别治疗相比,家庭治疗的实施有以下特殊问题要加以重视:

(1)治疗师须同时处理多重的人际关系,保持中立位置或多边结盟很重要。

(2)干预对象和靶问题不一定是被认定为患者的家庭成员及其症状。此点可能产生阻抗。要在澄清来诊背景基础上,合理使用关系技术中的"结构"和"引导"。

(3)部分干预技术有强大的扰动作用,应在治疗关系良好的基础上使用,否则易于激起阻抗,甚至导致治疗关系中断。

(4)家庭治疗适应证广泛,无绝对禁忌证。在重性精神病发作期、偏执性人格障碍、性虐待等疾病患者中,不首选家庭治疗。

九、危机干预

(一)概　　述

危机是个体面临严重、紧迫的处境时产生的伴随着强烈痛苦体验的应激反应状态。危机干预是对处于困境或遭受挫折的人予以关怀和短程帮助的一种方式。常用于个人和群体性灾难的受害者、重大事件目击者,尤其是自杀患者和自杀企图者的心理社会干预。强调时间紧迫性和效果,在短时间内明确治疗目标并取得一定成效,即:围绕改变认知,提供情感支持,肯定当事人的优点,确定其拥有的资源及其已采用过的有效应对技巧,寻找可能的社会支持系统,帮助当事人恢复失衡的心理状态。精神病性障碍的兴奋躁动、激越、严重的意识障碍,不属于单独使用心理治疗性危机干预的范畴。

(二)操作程序及方法

1. 危机干预的一般目标

(1)通过交谈,疏泄被压抑的情感;

(2)帮助认识和理解危机发展的过程及与诱因的关系;

(3)教会问题解决技巧和应对方式;

(4)帮助患者建立新的社交网络,鼓励人际交往;

(5)强化患者新习得的应对技巧及问题解决技术,同时鼓励病人积极面对现实和注意社会支持系统的作用。

2. 特殊心理治疗技术

根据患者情况和治疗师特长,采用相应的治疗技术,包括综合性地运用关系技术、短程心理动力学治疗、认知治疗、行为治疗、家庭治疗、催眠、放松训练,配合使用抗焦虑或抗抑郁药物、建议休养等。主要分为三类技术:

(1)沟通和建立良好关系的技术。

(2)支持技术。旨在尽可能地解决目前的危机,使当事者的情绪得以稳定。可以应用暗示、保证、疏泄、环境改变,以及转移或扩展注意等方法。如果有必要,可使用镇静药物或考虑短期住院治疗。

(3)解决问题技术。使当事者理解目前的境遇、他人的情感,树立自信,引导设计有建设性的问题解决方案,用以替代目前破坏性的、死胡同式的信念与行为;注意社会支持系统的作用,培养兴趣、鼓励积极参与有关的社交活动,多与家人、亲友、同事接触和联系,减少孤独和隔离。

3. 危机干预的步骤

(1)第一阶段:评估问题或危机,尤其是评估自杀危险性,评估周围环境——家庭和社区。

(2)第二阶段:制定治疗性干预计划。针对即刻的具体问题,考虑社会文化背景、家庭环境等因素,制定适合当事者功能水平和心理需要的干预计划。

(3)第三阶段:治疗性干预。首先需要让有自杀危险的当事者避免自杀的实施,认识到自杀不过是一种解决问题的方式而已,并非将结束生命作为目的。

(4)第四阶段:危机的解决和随访。度过危机后,应及时结束干预性治疗,以减少依赖性。同时强化、鼓励应用新习得的应对技巧。

(三)注意事项

在治疗初期注意保持较高的干预力度与频度,以保证干预效果逐步巩固,不致问题反弹。特别要防范已实施过自杀行为的人再次自杀;非精神科医师在紧急处理自杀行为的躯体后果(如中毒、外伤、窒息)后,应提供力所能及的心理帮助,或申请精神科会诊。如危机当事人因经历创伤性应激事件,经危机干预后仍持续存在某些心理或行为问题,应建议当事人继续接受专业的创伤治疗,以促使个体进一步康复。

十、团体心理治疗

(一)概　　述

团体心理治疗是在团体、小组情境中提供心理帮助的一种心理治疗形式。通过团体内人际交互作用,促使个体在互动中通过观察、学习、体验,认识自我、探讨自我、接纳自我,调整和改善与他人的关系,学习新的态度与行为方式,发展生活适应能力。

团体治疗依据的治疗理论可以有多种,如心理动力学理论、系统理论及认知-行为治疗理论。

现代团体治疗主要有三种:心理治疗、人际关系训练和成长小组。心理治疗的重点是补救性、康复性的,组员可以是患者,也可以是有心理问题的正常人。社交行为障碍明显者,以及治疗师担心个别治疗会加剧患者依恋的情况,比较适合团体治疗。后两种团体是成长和发展性的,参加者是普通人,目的是为了改善关系、发挥潜能、自我实现,广泛应用在医院及其他场所,适于不同的人参加。

(二)操作程序及方法

1. 形　　式

由 1 ～ 2 名心理治疗师担任组长,根据组员问题的相似性,组成治疗小组,通过共同商讨、训练、引导,解决组员共有的发展课题或相似的心理障碍。团体的规模少则 3 ～ 5 人,多则 10 余人,活动几次或 10 余次。间隔每周 1 ～ 2 次,每次时间 1.5 ～ 2h。

2. 治疗目标

(1)一般目标:减轻症状、培养与他人相处及合作的能力、加深自我了解、提高自信心、加强团体的归属感凝聚力等。

(2)特定目标:每个治疗集体要达到的具体目标。每次会面目标:相识、增加信任、自我认识、价值探索、提供信息、问题解决等。

3.治疗过程

团体心理治疗经历起始、过渡、成熟、终结的发展过程。团体的互动过程会出现一些独特的治疗因素,产生积极的影响机制。

1)起始阶段:定向和探索的时期,基本任务是接纳与认同。

2)过渡阶段:协助组员处理他们面对的情绪反应及冲突,促进信任和关系建立。

3)工作阶段:探讨问题和采取有效行为,以促成组员行为的改变。

4)终结阶段:总结经验、巩固成效,处理离别情绪。

4.组长的职责

注意调动团体组员参与积极性;适度参与并引导;提供恰当的解释;创造融洽的气氛。

5.具体操作技术

(1)确定团体的性质,如结构式还是非结构式,小组是开放式还是封闭式,组员是同质还是异质。

(2)确定团体的规模。

(3)确定团体活动的时间、频率及场所。

(4)招募团体心理治疗的组员。

(5)协助组员投入团体。

(6)促进团体互动。

(7)团体讨论的技术,如:脑力风暴法、耳语聚会、菲力蒲六六讨论法、揭示法。

(8)其他常用技术,尤其是表达性艺术治疗的方法。

(三)注意事项

团体心理治疗对于人际关系适应不佳的人有特殊用途。但应注意其局限性:

(1)个人深层次的问题不易暴露。

(2)个体差异难以照顾周全。

(3)有的组员可能会受到伤害。

(4)在团体过程中获得的关于某个人的隐私事后可能无意中泄露,给当事人带来不便。

(5)不称职的组长带领团体会给组员带来负面影响。因此,团体治疗不是适合于所有的人。

(6)有以下情况者不宜纳入团体治疗小组:有精神病性症状,有攻击行为,社交退缩但本人缺乏改善动机,自我中心倾向过分明显、操纵欲强烈。这些情况有可能显著影响团体心理动力学过程。如果是在治疗过程中才发现这些情况,需及时处理。

(7)在团体治疗中使用表达性艺术治疗的技术时,必须注意艺术性、科学性原则的结合,注意伦理界限。要防止出现强烈的情感反应失控、非常意识状态(或意识改变状态);避免在治疗师与被治疗者之间发展不恰当的崇拜、依恋关系;不可引入超自然和神秘主义的理念和方法;避免不恰当的身体接触。

十一、森田疗法

(一)概 述

森田疗法是融合了东西方文化中的医学和哲学思想与技术的一种心理治疗方法。

(二)操作程序及方法

1.准 备

选择有适应证及神经质个性特征的患者,建立治疗关系。

2.实 施

住院式森田疗法可分为绝对卧床期、轻作业期、重作业期和社会康复期四个阶段,共40d,在家庭式的环境中进行住院治疗。

十二、道家认知治疗

(一)概 述

道家认知治疗是在道家哲学思想的引导下,通过改变个体的认知观念和调整应对方式来达到调节负性情绪、矫正不良行为和达到防病治病的目的。

(二)操作程序与方法

可分为五个基本步骤:

(1)评估目前的精神刺激因素。

(2)调查价值系统。

(3)分析心理冲突和应付方式。

(4)道家哲学思想的导入与实践。让患者熟记32字保健诀,并理解吸收。先向患者简单介绍老庄哲学的来龙去脉,以及儒道两家哲学的互补性。然后逐字逐句辨析解读道家认知疗法的四条原则,即32字保健诀,与其现实事件或处境相结合:①利而不害,为而不争;②少私寡欲,知足知止;③知和处下,以柔胜刚;④清静无为,顺其自然。

(5)评估与强化疗效。

（三）治疗时间与疗程

标准的道家认知治疗疗程分 5 次完成,每次 60 ～ 90min,每周可安排 1 ～ 2 次。

（四）注意事项

道家认知治疗是基于我国悠久的传统文化,结合现代认知治疗理念发展而来的新型治疗方法,要求治疗师对传统哲学有深刻理解,并且对当代社会竞争性生活方式、工作方式的利弊有丰富的体会和反思。要在鼓励患者进取、勤奋、合群、执著探索精神的前提下,发展均衡、全面、达观、灵活的心态和心理能力,避免鼓励消极避世的人生态度,防止过度使用应对挫折及冲突时的"合理化"心理防御机制。

十三、表达性艺术治疗

（一）概　　述

表达性艺术治疗简称为表达性治疗或艺术治疗,是将艺术创造形式作为表达内心情感的媒介,促进患者与治疗师及其他人交流,改善症状、促进心理发展的一类治疗方法。其基本机制是通过想象和其他形式的创造性表达,帮助个体通过想象、舞蹈、音乐、诗歌等形式,激发、利用内在的自然能力进行创造性的表达,以处理内心冲突、发展人际技能、减少应激、增加自我觉察和自信、获得领悟、促进心理健康、矫治异常心理。表达性艺术治疗适用于大多数人群,从一般人群到适应困难者,再到多数精神障碍患者。

表达性艺术治疗包括很多形式,常见的如绘画治疗、戏剧治疗、音乐治疗、舞蹈治疗、沙盘治疗、诗歌治疗、园艺治疗等。

表达性艺术治疗可以以个别治疗方式进行,也可以以团体治疗方式进行。

由于表达性艺术治疗的异质性,没有明确统一的禁忌证。一般而言,精神障碍急性发病期,兴奋躁动、严重自伤和自杀倾向的患者,不宜接受表达性艺术治疗。

（二）操作程序及方法

1.表达性艺术治疗的主要形式

根据不同的理论取向,表达性艺术治疗有多种形式。

(1)舞蹈治疗:利用舞蹈或即兴动作的方式治疗社会交往、情感、认知以及身体方面的障碍,增强个人意识,改善个体心智。舞蹈治疗强调身心的交互影响、身体—动作的意义。

(2)音乐治疗:在音乐治疗过程中,治疗师利用音乐体验的各种形式,以及在治疗过程中发展起来的治疗关系,帮助被治疗者达到健康的目的。可分为接受式、即兴式、再创造式音乐治疗等不同种类。

(3)戏剧治疗:系统而有目的地使用戏剧、影视的方法,促进心身整合及个体成长。戏剧疗法通过让治疗者讲述自己的故事来帮助他们解决问题,得到宣泄,扩展内部体验解表象的含义,增强观察个人在社会中的角色的能力。

(4)绘画治疗:通过绘画的创作过程,让绘画者将混乱、困惑的内心感受导入直观、有趣的状态,将潜意识内压抑的感情与冲突呈现出来,获得纾解与满足,而达到治疗的效果。

(5)沙盘游戏治疗:采用意象的创造性治疗形式,通过创造和象征模式,反映游戏者内心深处意识和无意识之间的沟通和对话,激发个体内在的治愈过程和人格发展。

(6)其他方法:应用表达性艺术治疗的原理,还可以结合其他的创造性、娱乐性方法,如陶艺、书法、厨艺、插花艺术等,为患者提供丰富多彩的心理帮助。

2.表达性艺术治疗的过程

大多数表达性艺术治疗大致可分为四个阶段：

(1)准备期：热身、建立安全感；

(2)孵化期：放松，减少自主性意识控制；

(3)启迪期：意义开始逐渐呈现，包括积极方面和消极方面；

(4)评价期：讨论过程意义，准备结束。

四个阶段大体是一个从理性控制到感受，再到理性反思的过程。

(三)注意事项

(1)表达性艺术治疗师需要受到专门训练。

(2)对于严重患者，有时只是其他治疗的一种补充，需要和其他专业人员一起合作。

(3)注意艺术性、科学性原则的结合，注意伦理界限。表达性艺术治疗很多时候会强调身心灵一体，要防止出现强烈的情感反应失控、非常意识状态（或意识改变状态）；避免在治疗师与被治疗者之间发展不恰当的崇拜、依恋关系；不可引入超自然和神秘主义的理念和方法；避免不恰当的身体接触。

(4)根据不同对象选择合适的表达性艺术治疗种类。

第五章

精神科护理

第一节　精神科护理工作制度
Section 1

一、病人入院制度

（1）病人入院需有门诊护士及护送人持门诊病历及住院证护送病人入病区，护送人须详细介绍病史后方可离院。

（2）值班人员要主动、热情地接待住院病人，并介绍住院规则及病区有关制度，为病人做好必要的卫生处理，协助更换病员服装（如病员躁闹不合作，可暂不更衣，但须先将病人的物品清点并做好登记，贵重物品须两人一起点清交予家属并签字）。认真做好体格检查并注意观察躯体情况，发现异常及时报告医生，同时做好护理记录。

（3）在保证病员及自身安全的前提下，彻底检查病人是否携带有危险物品，如刀、剪、火种、绳索等。

（4）住院病人的卫生用品如：牙刷、毛巾、口杯、脸盆、梳子、鞋子等，护士应标记姓名交给病人并嘱其保管好，其他物品如衣服、钱、贵重物品等一律交给监护人并签字为据。

（5）接诊护士为病人测量体温、脉搏、呼吸与血压并做好记录，如发现异常及时通知医生。

（6）主班护士准备好病历牌，填好各种卡片、表格后，应立即通知医生接收新病人。

（7）如遇危重病人，护士应首先协助医生抢救，然后再办理上述手续。

二、病人出院制度

（1）病人常规出院须达出院标准，自动出院须医师书面告知风险，病人或其监护人知情签字，医师开具出院医嘱。

（2）查清住院期间所有账目，准确无误后连同出院带药一起通过电脑传送至住院处，由病区护士陪监护人员到住院处办理结账手续。

（3）病区护士接到住院处结清账目通知单后办理出院相关事项：

1）将病人用物整理好，协助病人更换衣服。

2）向病人及监护人交代出院所带药物用法及药物保管方法。

3）将医生写好的出院小节及诊断书交家属，并做好出院指导工作。

4)病人临行前应热情欢送。

(4)停止全部医嘱,按出院病历排列顺序整理好出院病历。

(5)填写出院登记本,并做好交接班。

(6)撤去床上用物,对床单位进行常规消毒处理。

三、病区安全管理制度

(1)严格执行交接班制度,认真清点病人数目,新病人以及有严重自杀、逃跑、毁物的"三防"病人应做重点交接班。

(2)病人出入病室要清点人数,并有护士陪伴。严防病人趁机出走或将危险物品带入病区。

(3)严格按照分级护理制度加强巡视,"三防"病人应重点巡视。夜间病人上厕所时应及时查看。午休和夜寝时不让病人蒙头睡觉,以防意外。

(4)病人洗澡时应有护士照料,防止热水烫伤或跌倒摔伤。

(5)病区各种设备,如:电器、灭火器、门窗、玻璃、床架等应定期检查,若有损坏,应及时修理。

(6)出入治疗室、配膳室、洗漱间、储藏室等处的门应随时锁好。钥匙、剪刀、消毒液与剧毒药品、注射器、体温计、氧气筒、氧气袋、约束带等均应有固定数目,定点放置,并详细交接班。一旦发现数目不符,应立即追查。

(7)确保住院病人安全,严格执行每周安全大检查:

1)检查时间:确定每周六为病区安全检查时间,并做详细记录。

2)检查范围:病人衣服口袋、床铺、褥垫和病人活动场所。

3)检查内容:病人是否藏有钱、绳索、剪刀、风钩、碎玻璃片、打火机等限制品。

四、分级护理制度

(一)特别护理

1.病情依据

(1)严重自杀、自伤、伤人、逃跑及激烈兴奋躁动并有冲动行为和生活不能自理者。

(2)精神障碍并伴有严重躯体疾患需特殊护理者。

(3)严重精神障碍并伴手术及需要卧床休息密切观察的病人。

(4)木僵病人。

(5)严重的症状性和器质性精神病患者。

(6)癫痫持续状态的患者。

(7)特殊治疗的病人或司法鉴定病人需要特殊护理者。

2.护理要求

(1)设专人护理,昼夜守护,严密观察病情变化,详细记录,重点交班。

(2)制定护理计划,设危重病人护理记录单,做好特护记录。

(3)注意安全,严防自杀、自伤、伤人、逃跑现象发生。

(4)协助生活护理,保证营养水分的摄入,预防并发症。

(二)一级护理

1.护理依据

(1)新入院病人、兴奋躁动生活不能自理者。

(2)有破坏行为及违拗拒食病人。

(3)亚木僵病人。

2.护理要求

(1)将病人安置于兴奋室,不离视线。

(2)做好病人心理护理,密切观察病情变化。

(3)协助解决生活上的各种需要,做好晨、晚间护理。

(4)对拒食者先应劝食,不能自食者,给予喂食或鼻饲。

(5)毁物、伤人患者,严格执行保护性约束制度。

(三)二级护理

1.护理依据

(1)病人无严重自杀、伤人、毁物行为。

(2)在督促下一般生活自理者。

(3)经治疗症状虽有缓解,仍需密切观察者。

(4)年老体弱,有慢性病不宜多活动者。

2.护理要求

(1)关心病人,尤其是年老体弱者,生活上给予协助。

(2)症状缓解后,针对病情做好相应的心理护理,加强诱导和劝慰。

(3)注意安全,防跌伤和意外事故。

(四)三级护理

1.护理依据

(1)康复期病人、近愈病人。

(2)生活完全自理者。

(3)不是"三防"病人。

2.护理要求

(1)深入病房经常了解病人的思想动态及情绪变化,做好康复期出院指导工作。

(2)开展卫生及防治宣教工作,定期组织上课和看书、读报及户外活动。

(3)发挥病人管理能力和积极性,成立休养员委员会协助病区管理。

五、病人请假制度

(1)凡病人请假,需由医生开具医嘱,由主班护士办理停餐、带药等手续后,由监护人负责接送。

(2)请假外出病人应更换自己的衣服,特殊情况可向病室借衣服,但必须办理借物手续。

(3)请假时间一般不超过1周,过期未归而未经医生同意延期者,查明原因,如无特殊情况做自动出院处理。

(4)病人返院,值班者应向护送者详细询问病人回家情况做好书面交班,办理返院手续。

附:请假外出须知

1)凡请假外出病人,务请家属遵守医嘱,按时护送返院。如有特殊情况需续假者,须经医生同意后,办理续假手续。

2)带回家的各类药品,由监护人妥善保管,按医嘱送服到口,看服到胃。

3)病人回家期间,保留床位并收取相关费用。

4)护送病人返院时,监护人应详细介绍病人外出时的一切表现,必要时用书面说明。

5)严禁病人携带钱、贵重物品及刀剪、火柴、绳索等限制物品进入病室。

6)请假期间在家不合作者,或有病情复发先兆者,应提前护送回院。

六、病人陪护制度

(1)根据病情需陪护者,由病人、医生、监护人共同商定,由病区护士长负责安排病室。

(2)工作人员应向病人及监护人介绍病室有关制度及应注意的事项并督促其执行。

(3)陪护人员不得擅自离开病房,保管好携带贵重物品,不得携带危险物品进入病室。在病房内不得高声谈笑或议论病人病情,不得随意睡在病人床上,不得逗弄病人取乐,不得为其他病人代发信件或代买物品等。

(4)未经医生许可,不得擅自请外院医生诊治和服用其他药物,与医护人员密切配合,协助照顾好病人。

(5)陪护带病人外出时,须取得医生的同意,病人的安全由监护人负责。

(6)遵守医院及病室制度,听从医务人员的指导,爱护公共财物,保持病室整洁。

(7)监护人有义务把病人的病情变化及时向医务人员报告。

(8)陪护必须暂时离院时(如回家拿东西等)需经管床医生同意,并与值班人员取得联系,将病人妥善安排后方可离去。

(9)取消陪护时,陪护应待值班人员清点病室所配物品无误,交还钥匙后方可离去。

七、探视制度

(1)探视时应有专人负责,接待探视者应亲切热情,对探视者要确认身份及与患者的关系,询问要耐心解答,有关医疗及预后等问题可通知医生给予介绍。

(2)家属所带之物品、食品等交护士予以检查保管,易变质的食品及熟食不予留存。

(3)随时了解探视动态,遇特殊情况及时处理,必要时暂停会见。

(4)督促家属遵守制度,不得擅自将物品交于病人,不得为其他病人代发书信、打电话等。

(5)应在规定地点探视,不得随意进入病房,如带病人离开病区需经管床医生同意后方可离开。

(6)禁止探视人员携带危险物品(各种凶器、锐利品、酒类以及易然物)入病区。

附:探视者须知

1)请遵照规定时间探视病人(每周三、周五、周日 14:30 ～ 16:30),建议新入院病人入院一周后再探视,以便病人能安心治疗。

2)探视者每次以 2 人为限,七岁以下儿童前来探视原则上不予接待。随探视者来的儿童其安全由探视者负责;探视人应在会客室会客(危重病人例外);不得任意进入病区或将病人带出病区,如需带出,需经医生同意。

3)探视者不得携带危险物品进入病区,不得给病人现金、刀剪、火柴等危险物品,不得代其他病人发信、购物或处理其他事项。

4)探视中如发现病人有病情变化或隐瞒病情应及时报告值班者。

5)探视者所带食物不宜过多,熟食不予留存,以防变质。

6)探视结束后,探视者应将病人送交值班人员方可离去。

八、约束(保护)病人制度

约束保护一直是辅助治疗与安全管理的有效措施之一。急性精神科病房中患者的不合作行为,如冲动暴力、逃跑、自伤、破坏规则及拒药会造成工作人员和病员的应激和伤害,而约束保护作为急性医学干预手段,可减少不合作事件的发生,加强自身行为控制。分析表明,约束保护不仅可提高患者的治疗依从性,还可避免患者伤害他人或自伤、自杀等,最大限度地减少其他意外因素对患者的伤害。

(1)约束保护的应用原则:

1)患者当时有伤害自身或者危害他人的危害性。

2)为保证患者得到及时的治疗。

3)其他较少限制的措施在当时无法提供或使用后无效。

4)由医师综合考虑开出医嘱后执行。

(2)凡属于下列情况的病人可考虑适当保护约束:

1)"约束性保护"的适用对象是精神病患者,并且处于发病状态,适用原则是患者存在危害性。

2)在老年精神科多用于痴呆、运动灵活性欠佳或有行为问题的患者,原因是患者步态不稳以及有摔伤的危险。此外,针对有意识障碍、躁动、谵妄等症状的老年人,用其他方法不能控制,约束保护可提高其治疗依从性,防止意外的发生。

3)癫痫伴有意识障碍,一时不能控制者。

(3)约束病人时,工作人员态度和蔼,说明其目的是为了保护,使其消除恐惧。

(4)对约束病人应经常检查,防止因保护不当(如用力过猛、松紧不当、肢体未处于功能位置等)而损伤其肢体。当症状有所改善或病人安静入睡后,应及时解除其约束。

(5)对约束病人应经常巡视,按时喂水,注意大小便护理,关心病人冷暖,冬天防冻伤,夏天防蚊、防暑。

(6)约束病人应尽量与其他病人分开,独处一室,专人守护,防止其他病人伤害。

(7)病人及约束带应在床旁交接班。交接班内容:病人皮肤末梢血液循环情况,肢体功能活动情况,约束松紧度,约束带数目,床褥、衣裤是否被大小便污染等。

(8)使用约束带约束病人持续时间最长不可超过 1h,如需长期使用要每隔 1h 松开 15min,并注意观察肢体血液循环情况。

(9)约束病人应做好重点书面交班。决定采取约束措施或实施后应告知其监护人。

约束保护的使用虽违背了患者的自身意愿,但其宗旨是仁慈的,对危害他人安全的患者采取强制性措施,其法律基础是保护公众安全。对自伤、自杀行为或功能缺陷者采取强制性措施,其法律基础是为了保护患者自身的生命和安全。

九、饮食管理制度

(1)病人的饮食种类:治疗饮食由医生根据病情决定;普通饮食由其家属确定,医嘱开出后应及时通知食堂,并进行登记。

(2)保持餐厅内整洁,空气清新,无不良气味。

(3)开餐时禁止打扫室内卫生,配餐员应洗手,当班人员无特殊情况时一律参加开餐,凡参加开餐的人员均要洗手,衣帽整齐,按医嘱供给病人饮食。

(4)饮食在运送途中要加盖以防污染,冬季注意保暖,保证病人吃到热饭菜。

(5)不能自食者,协助进食,必要时喂食或鼻饲,但必须注意食量及温度。

(6)开餐用具每餐用后刷洗并消毒,保持清洁干燥,专柜存放。食品柜每周消毒一次,保持柜内清洁。传染病人餐具用后要先浸泡消毒,再清洗,然后再用消毒柜消毒。

(7)向病人说明治疗饮食的目的,对禁忌和限用的食品要劝阻食用。

(8)病人亲属送来的饮食,必须经值班护士检查后方可食用;熟食当顿吃完,不得留存;存入食品柜的食品每周至少检查一次,对变质过期食品及时清理;对瓶装食物需注明开瓶日期,尽量在短期内食用。

(9)凡需禁食的病人,饮食牌上应有明显的标志,做好交班,并告诉病人禁食的目的和时限。

(10)观察病人饮食情况,鼓励病人进食以增加营养,随时征求病人对饮食的意见,并及时与食堂取得联系。

十、工娱疗室工作制度

(1)负责全科病人的工疗、娱疗、音疗、心理治疗及各项活动的开展与评比。

(2)每周制定病人活动计划。

(3)工疗开展前,应做好一切准备工作,工疗结束后应立即清点用具(特别是刀、剪、针等锐利用物)。

(4)每周一至周日上午、周二下午为工娱疗时间。

(5)利用广播、电视、黑板报等宣传工具,做好卫生及防治宣教。定期开放图书阅览室,报刊杂志及书籍病人借阅后应及时督促归还。

(6)工疗护士应主动深入各病区了解病人的兴趣爱好及特长,诱导病人参加各种活动,配合做好心理治疗。

(7)开展各类文体活动比赛,对优胜者给予恰当的表扬及物质奖励。

(8)定期组织病人户外活动,值班人员(带班人)应坚守岗位,不得随意离开,以防意外事故发生。遇有病情变化,应立即派人送回病房,并详细交班。

(9)工娱疗各项器械应由专人保管,建立详细账目本,定期清点。领取发放器材应有登记。

十一、护理查对制度

(一)医嘱查对、处理制度

(1)医嘱开出后,护士必须照规定及时、准确无误地输入电脑系统并转抄于护理牌、服药牌及治疗单上。

(2)严格按照医嘱的内容与时间准确执行,不得擅自更改。

(3)执行医嘱时要严格执行"三查八对"制度(治疗前、治疗中、治疗后查;核对床号、姓名、病人相貌、药名、浓度、剂量、用法、时间),查对无误,方可执行,发现问题及时补救,以防差错。

(4)执行医嘱时一般以书面医嘱为据,但在抢救或手术中不得不用口头医嘱时,护士必须复述一遍,经核实无误后方可执行并保留安瓿至抢救结束做好记录,在抢救结束 6h 内督促医生及时补开医嘱并签字。

（5）如遇医嘱不清晰或可疑时，须查清后方可执行，对有错误的医嘱在未修正之前，不可盲目执行。

（6）无医嘱时，护士不得擅自对病人予以处理，但在抢救危重病人的紧急情况下，医生又不在时，可给予临时的必要处理，并做好记录，及时报告。

（7）执行医嘱时如遇病人暂时外出，待其回病房后及时补上，医嘱因故不能执行者，要及时报告医生。护士执行临时医嘱时，应认真填写执行时间并签名。

（8）下一班负责查对上一班新入院、转入、转床术后病人医嘱处理情况；转抄或重整一致时，须经二人核对无误后，方可执行；凡需下一班执行的临时医嘱，要交代清楚，并有交班记录。

（9）医嘱执行后，要观察效果与不良反应，必要时进行记录和报告医生。

（10）每日需查对医嘱两次，当日上午进行医嘱大查对一次，查对内容包括：病员一览表、长期及临时医嘱单、治疗单、口服药牌、饮食护理牌、电脑账目等。下午查对当日医嘱，每次查对医嘱后，参加查对医嘱的人员均要在医嘱查对登记本上签全名。

（二）服药、注射、输液查对制度

（1）严格执行"三查八对"制度。

（2）严格执行各项操作规程。领取和使用药品前，要检查药品的质量、标签、失效期和批号、安瓿有无裂痕，有无变质、过期。

（3）询问病人有无过敏史，按医嘱作药物过敏试验。

（4）毒麻、限制类药品使用时，必须二人核对，用后要保留安瓿24h以备查对，并做好记录。

（5）多种药物同时应用时，须注意配伍禁忌。

（6）口服摆药后，必须两人核对无误，方可发放。

（7）严格按医嘱要求的时间给药。

（8）执行服药、注射、输液时如有疑问应立即查询，核对无误方可执行，并记录签名。

（三）输血查对制度

（1）采集血交叉标本时必须仔细查对医嘱、输血申请单、标本标签。

（2）领血时认真做好"三查十对"（查血袋标签是否完整清晰、血袋有无破损渗漏、血液有无凝块等异常；核对病人床号、姓名、性别、住院号、血袋号、血型、交叉配血试验结果、血液种类、血量及有效期）。

（3）输血前必须再次核对输血医嘱及执行单，严格经过两名医护人员共同到病人床边核对床号、姓名、性别、住院号、血型等，确认与配血报告相符，并核对血液后，用符合国家标准的一次性输血器进行输血。

（4）输血过程中出现输血反应时，及时通知医生配合处理，并保留血袋余血及输血器。

（5）输血完毕后，再次执行"十对"，并将配血报告单存入病历。

（6）血袋保留24h，以备必要时核查送检。

十二、差错事故登记、报告制度

（1）发生差错事故后，首先要积极采取有效措施，严重的差错事故要立即报告有关部门（如医务部、护理部）及院长办公室。

（2）发生严重差错的各种有关记录、检验报告及造成事故的药品器具均应妥善保管，不得擅自采用涂改、销毁、藏匿、转移等方式来改变原来的面貌。病人标本需保留，以备鉴定。有意违反规定者要追究行政责任，甚至刑事责任。

（3）发生差错事故后，当事人要及时向护士长汇报并书面写出事实经过，护士长根据差错事故性质于事件发生后 1～7d 内组织全体人员进行分析讨论,明确性质,查明原因,提出处理意见及防范措施,并及时向护理部汇报。

(4)各病区设有差错事故登记本,护士长每周要将本病区差错事故情况登记在本上,发生差错事故后,护士长要及时将事件经过、性质及处理意见记录于该登记本上。

(5)各病区每月组织一次质量分析会,分析存在的问题,并针对问题制定整改措施。

(6)凡实习人员发生的差错事故或指使护工、卫生员及病人家属进行职责范围外的操作而发生的差错事故,均由带教人及指使人负责。凡未经带教人员或工作人员允许主观臆断,盲目处理而发生的差错事故均由本人负责。

(7)发生差错事故的部门及本人,如不按规定报告,有意隐瞒,事后经领导及他人发现与查证时,须按情节轻重加重处罚。

(8)为了弄清事实真相,应注意听取当事人的意见,讨论时当事本人参加,允许本人发表意见。

(9)护理部应组织差错事故鉴定小组,对全院护理差错事故进行鉴定,并定期组织护士长分析讨论,防止差错事故的发生。

十三、护理缺陷、事故防范措施

(1)护理人员上班时,注意力应高度集中,不闲谈、不玩电脑游戏、不看书报、不干私活等,以免分散注意力。

(2)严格执行操作规程,加强"三查八对",并认真登记。

1)执行各项操作时,将执行单与医嘱核对无误后,按执行单呼唤床号、姓名;

2)认真听取病人和家属提出的疑问,并进行核实,无误后方可执行;

3)集体注射、口服摆药须经两人核对无误,方可执行。

(3)坚持每日查对医嘱,一人值班时的医嘱,由当班医师协助查对,护士长每周参加查对医嘱 1～2 次。

(4)对药物过敏者,应告知病人及其家属,并在医嘱单和病历牌上做好标志,予以提醒;做药物过敏试验和第一次注射易过敏药物时,应带药物过敏急救盘。

(5)注射药、口服药、外用药分开存放,标志醒目;尤其要注意氯化钠和氯化钾针剂的保管,两药应间距存放,氯化钾应有"禁止静脉推注"的标志。

(6)非抢救病人一律不执行口头医嘱;抢救病人执行口头医嘱时,须复述核对 2 遍后,方可执行。

(7)带教老师对学生做到放手不放眼,实习学生在给病人做任何操作前,须经老师核对和允许,老师在旁指导,方可执行。

(8)护士长排班后,护士不能随意代班或换班,特殊原因需换班时由护士长统一安排。

(9)严格交接班制度,对于危重、手术、特检、新病人等应做好床边交接班,做到病情、治疗、护理"三清",下班前自查本班工作完成情况。

(10)对病房护理急救设施进行管理,保持急救设备处于备用状态。

十四、病人书信、电话管理制度

(1)精神病人的书信中可以反映出其病情、症状,为诊断提供依据,故应存入病历中规范管理。

（2）病人入院时，应向家属交代：所有病人信件寄交病房代转，电话也由工作人员先代接，根据病情决定是否病人亲自接听。

（3）所有外来信件，须经管床医生或护士长根据病情决定是否转给病人。如不适合及时转给病人，由护士长代为保管，待监护人探视或病人出院时与监护人和病人一起妥善处理。

（4）病人住院期间应尽量减少对外书写信件。病情恢复较好、自知力完整、自愿住院的病人确需对外通信，在保证安全的情况下由管床医生或护士长协助办理。

（5）病情不稳的病人暂不宜持手机及对外打电话。病情稳定、自知力完整、自愿住院的病人确需对外通话可对外通话，当班医务人员应注意观察通话者的情绪变化及通话内容，必要时劝其结束通话，并在电话中向对方说明理由。

十五、病区抢救制度

（1）各病区所设专门用于抢救病人的抢救室，不得占为他用。

（2）抢救室必须备有齐全的抢救器材与药品，如：氧气、心电监护仪、吸痰器等；各项物品做到四定（定品种数量、定位放置、定人管理、定期维修）、三及时（及时检查、及时消毒、及时补充）。

（3）抢救室由护士长统一管理。一般抢救由值班医生和当班护士负责；严重抢救由科主任、护士长负责组织安排人力物力及讨论制定抢救方案，及时组织抢救；必要时报告医务部及院领导组织相关科室人员共同进行抢救。

（4）参加抢救人员必须明确分工，紧密配合，听从指挥，坚守岗位，严格执行各项规章制度。医生来之前，护理人员应根据病情及时给氧、吸痰、测量血压、建立静脉通道，做人工呼吸和胸外心脏挤压、止血等，并及时介绍病情为诊断提供依据。

（5）严密观察病情，认真执行医嘱，记录及时详细，用药处置要准确，对危重病人要就地抢救，待病情稳定后方可移动。

（6）严格执行交接班制度和查对制度，24h有专人守护。对病情变化、抢救经过、各种用药等要详细交接，所用药品的空安瓶集中留存，待抢救完毕经两人核对无误后方可丢弃，口头医嘱要经复述核实无误后才能执行。

（7）及时与病人家属及单位取得联系。

（8）做好抢救记录与登记，抢救完毕，做好抢救室的清理及终末消毒，各种备用急救药品、用品要及时补充，使急救用物随时处于备用状态。

第二节　精神科疾病护理常规

Section 2

一、精神病人护理常规

（1）保持病区整洁、舒适安静、空气流通，根据病情进行分级管理。

（2）进行各项操作前应向病人做好解释工作，并认真观察病情及治疗反应，发现异常及时报告医生，详细做好记录并交接班。

（3）当班护士应坚守工作岗位，加强巡视，对病人的病情要做到心中有数。对意识不清、兴奋、躁动及有自杀、外逃等企图的病人应加强管理，重点看护，不离视线，严防自杀、外逃等意外事件的发生。

(4)注意观察病人的饮食、排便情况。对生活不能自理者应按时督促,必要时协助喂水、喂饭,对拒食、拒药者应设法劝导,如无效应及时报告医生,必要时给予鼻饲。3d无大便者可给予缓泻剂并注意观察是否有效,必要时可遵医嘱给予灌肠。

(5)做好晨晚间护理,督促病人每日洗漱。对于生活不能自理者给予协助。每周一、四督促洗澡、修剪指(趾)甲,饭前便后督促洗手。

(6)做好睡眠护理。注意巡视,观察病人的睡眠情况,对于蒙头睡觉的病人及时制止,晚10:00后不能入睡者,应加强巡视,了解其失眠原因,必要时报告医生给予药物辅助睡眠。

(7)病人外出检查、会诊者,应严格执行"带病人离开病区规则",以防意外事件发生。

(8)新入院病人每日测量体温、脉搏、呼吸、血压四次,连测3d无异常后改为每日上午测量一次。

二、兴奋躁动状态护理常规

(1)将兴奋病人与其他病人分开,以免互相影响,并阻止其他人围观和挑逗,以保证病人的安全。

(2)对轻度兴奋的住院病人,宜引导病人做些有益的活动或病人感兴趣的活动,注意力被分散后兴奋可减轻;严重兴奋的病人,应单独隔离以减少对其他病人的影响,并进行重点监护以确保安全。

(3)对伤人、毁物的病人要有好言抚慰,答应其合理要求,尽量说服病人停止暴力行为,当劝导无效时,可采取保护性约束。

(4)对被约束的病人,要加强监护,仔细检查及时清除病人身上的危险物品,同时还要防止其他病人攻击被约束者。

(5)交班时应在床边交接,交班者详细向接班者交代病人的情况和注意事项。经治疗后病情缓解,遵医嘱解除约束。严禁用约束对不合作的病人进行惩罚。

(6)对兴奋躁动、伤人毁物的病人要加强基础护理,定期监测生命体征。尽量劝导病人进食、喂水,保证摄入足够的营养和液体;注意皮肤和口腔的卫生,防止压疮等并发症的发生。

三、自杀、自伤病人护理常规

(1)主动接触关心同情病人,取得病人信任,鼓励其倾述内心的痛苦,使之感到医务人员能够了解或分担他的痛苦。

(2)护理重点是防范自杀、自伤的发生,可采取以下措施:

1)密切注意病情变化,发现消极观念严重时必须重点交班,加强监护。

2)对有严重自杀企图的病人应设专人监护。

3)注意环境安全,加强危险物品的管理,如剪刀、刀片、绳索、打火机、药品等均应及时清除、妥善保管。

4)服药时要仔细检查病人,一定要做到看服到胃,严防病人藏药积存,一次性顿服。

5)及时向医生报告病人的自杀企图,以便尽快采取有效治疗措施。

(3)加强生活护理,特别注意观察病人的饮食和睡眠情况并注意记录。

(4)一旦发现病人采取自杀行为,必须保持镇静,立即向值班医生报告,同时应根据病人的自杀方式采取相应的解救措施,分秒必争地进行现场急救。

四、木僵病人护理常规

(1)木僵病人的意识大多清晰,医护人员在病人面前的言语和行为必须注意,避免刺激病人。护理病人时应耐心细致,合理集中安排各项操作。

(2)保证病人的营养和液体的摄入。如患者能接受喂食,应耐心喂食;完全拒食者,应给予鼻饲。鼻饲食物应保证足够的蛋白质、热量和维生素。

(3)加强生活护理,注意口腔卫生,避免发生溃疡。定时翻身、拍背,防止压疮形成。注意排便情况,必要时导尿和灌肠。

(4)每日定时给病人进行肢体按摩、活动关节,防止肌肉萎缩和关节强直。

(5)紧张性木僵病人有可能突然发生剧烈的兴奋状态或冲动行为,必须加强防范,防止病人自伤和伤人,同时还要防止被其他病人攻击和伤害。每班应详细记录病情,认真做好床头交接班。

五、拒食病人护理常规

(1)分析病人拒食的原因,采取不同的劝食方法:

1)有被害妄想、疑心饭中有毒者,可与他人共食,让别人先吃,以消除其疑虑。

2)受幻听影响者,在进餐时工作人员要从旁督促和劝导或喂食。

3)自责、自罪的病人,可以将饭菜搅拌,让病人认为端给他的是残菜剩饭而肯进食。

4)兴奋躁动者,应予以督促或喂食。

5)木僵病人不宜强行进食,可将饮食放于病人近旁,等待病人自动取食;不能自动进食者则采用鼻饲。

(2)给病人喂食时,护理人员应有耐心,禁止强塞,以防止损伤牙龈、口唇,或发生窒息。食物温度不能太高(可用自己的手背试温,以手背能耐受的温度为宜),以免烫伤病人。

(3)顽固拒食者,应静脉输液或鼻饲以维持营养和提供液体。为了减少刺激,可置保留鼻饲管,但应按常规定时更换胃管。

六、癫痫并发精神障碍的护理常规

1.一般护理

(1)避免诱发的因素,预防癫痫发作。某些因素可诱发癫痫,例如:过度饮水、饮食过饱过咸、饮酒、便秘、睡眠不佳、情绪激动、空气闷热、强光强声刺激、突然停服抗癫痫药物等。因此,护士应注意了解病人诱发因素史,提醒患者,尽量避免。

(2)注意观察患者发作前的先兆表现。同一患者每次发作前的先兆表现大致相同,故当患者诉说胸闷、肢体麻木、闻到不愉快的气味、情绪改变、有错觉、有幻觉等先兆出现时,都应及时将其安置于房间病床上,密切观察,一般几秒钟后患者就会出现意识丧失和各种发作的表现。

(3)加强安全护理。病人入院时应安置于易观察、比较安全无危险物品的房间,床铺加床栏,以免病人抽搐时落地跌伤。检查病人口腔内有无松动牙齿和义齿,如有松动的牙齿应注意保护,义齿也应取下,以免抽搐发作时牙齿脱落跌入气管内。如戴眼镜,也应取下,以防跌倒致外伤。应密切巡视，观察病情，防止发作时因肢体抽搐而发生意外。出院时应嘱咐病人避免登高及从事高空、水上驾驶等带有危险性的工作和近水、近火、转动的机器旁的操作。

（4）良好的生活护理。督促病人养成良好的生活规律和饮食习惯。定时作息，排便，避免便秘；避免工作过度紧张劳累和熬夜，避免情绪波动等；食物以清淡为宜，勿过咸，减少辛辣；避免失眠；适当限制水量的摄入（女病人在经期前数日内更要严格限制），可多食脂肪，少食碳水化合物（目的是增加血中酸质，防止血中碱度增加及体内水钠潴留而诱发脑细胞放电而致癫痫发作）；对感受强光刺激而易产生癫痫发作的病人，应禁止看电视。

（5）认真执行药物治疗和护理常规，观察药物治疗的效果和不良反应。应按医嘱按时按量服药，督促并监护病人服药。用药后应注意观察癫痫发作是否缓解，精神症状是否有所好转，如效果不佳，应检查病人的药物是否确实服下，有无藏药问题。要劝导病人坚持长期服药，切忌间断。若要换药或停用时，应先将原来药物逐渐减量，不要突然停药，否则可能会使发作增加，甚至诱发癫痫持续状态。另外，常用的抗癫痫药可引起共济失调、嗜睡、头晕、皮疹、齿龈增生性出血等不良反应，抗精神病药有可影响心、肝、肾功能和出现锥体外系不良反应，如发现应及时报告医生，给予适当的处理。

2.对症护理

（1）癫痫大发作的护理。应置病人于原处平卧，若病人张口大叫时，应迅速用压舌垫或压舌板放于口腔内上下臼齿之间（身边没有牙垫时可用毛巾、衣角或被角等物代替，但注意勿塞满口腔，以免影响呼吸），并用手托着下颌，防止咬破唇舌和下颌脱臼。另外在平肩约5～8胸椎及腰部3～4腰椎间各置一薄枕，以防引起椎骨压缩性骨折。迅速松解衣领和裤带，适当扶持抽动的肢体关节部位（勿强力压制），以防引起脱臼、骨折或碰伤皮肤。观察抽搐时间，一般1min左右就停止。抽搐停止后将病人的头偏向一侧，以防口涎被吸入气管。注意呼吸恢复情况，多数病人会自动恢复呼吸；如呼吸不畅，出现紫绀等现象时，应及时人工呼吸。必要时给予氧气吸入或遵医嘱注射呼吸兴奋剂。抽搐停止，呼吸恢复之后，应仔细检查患者有无骨折、脱臼及其他外伤情况，并及时报告医生，给予妥善处理。如发现脱臼应及时复位，因这时病人的肌肉较松弛，意识未恢复较容易复位。让病人卧床休息，如有大小便失禁者，及时更换衣裤、床单，并观察有无持续性大发作的迹象或躁闹行为。

（2）癫痫持续状态的护理。若抽搐一个接着一个连续发作时，常导致循环衰竭、呼吸障碍和电解质紊乱而危及生命。应立即配合医生抢救和护理，可先行用10%水合氯醛30～40ml加等量生理盐水保留灌肠，肌肉注射鲁米那0.2～0.4g或静脉缓注安定10～20mg，密切观察详细记录抽搐发作的频率，每次发作的持续时间和间歇时间。注意体温、脉搏、呼吸、血压、瞳孔及意识的变化。保持呼吸道通畅，将病人头偏向一侧，迅速吸痰、吸氧，建立静脉通路，遵医嘱准确执行各项治疗措施。保护肢体，防止碰伤和骨折脱臼。做好基础护理，保持口腔、皮肤、床单位清洁，及时清理排泄物。

（3）癫痫小发作的护理。此种发作短暂，多不会发生意外，不需要特殊护理。但是，有些病人在多次小发作后，可有大发作发生，故对小发作频繁的病人，也应加以注意。

（4）癫痫精神运动性发作的护理。这类病人要按精神病的特殊护理来进行护理。其最大的危险性是病人处于意识障碍的状态和在恐怖性幻觉、错觉支配下，会发生自杀、伤人、毁物等残暴行为。所以一定要将病人安置于安全易观察的病房，重点监护，若发现有可疑先兆时，应先安置于单人房间，密切观察，防止意外事件的发生。

（5）癫痫人格改变的护理。此类病人由于人格变得性情急躁、易激惹、啰唆、固执、自私、多疑、凶狠、好记仇报复、好管闲事、常与人争吵，因此应注意与其他兴奋病人分开管理，以免发生冲突。工作人员一定要注意服务态度和言行。态度要和蔼可亲，要耐心听取病人的叙述，不要与其争辩,不要流露轻视、厌烦的态度,无违反原则的要求尽量满足,不要强迫其做不愿意做的事,以免激惹病人。如遇病人无理取闹,劝导时要注意说话方式,耐心解释,以使病人乐于接受。

(6)癫痫性精神障碍的护理。由于病人情绪不稳定,易悲易怒,因此护理上应注意服务态度,热情亲切,多关心其工作生活睡眠状况,适当安排一些文体活动,转移情绪,发现情绪低落时,要密切观察,严防自杀。

(7)癫痫性痴呆的护理。这类病人除做好各项基础护理工作、预防各种感染和并发症外,还应防止遭受其他伤害。

3.心理护理

癫痫并发精神障碍的病人,对周围的环境,尤其是周围人对他的态度,显得非常敏感,情绪极易波动,护理中稍有不慎,就有可能酿成事故。也有一些病人,因感受到他人对自己的疏远、冷淡和歧视,产生强烈的自卑心理,苦闷忧郁,甚至出现绝望的自伤、自残、自杀。因此,对病人的护理应特别注意语言、行为和技巧。

(1)语言。语言是神经系统的特殊刺激物,是人们交流思想感情的工具,也是心理护理的重要手段。护士应努力发挥语言在护理中的积极作用,运用恰当的语言,引发病人正性的情绪反应,帮助病人认识自身的疾病和个性弱点,克服病人的负性情绪和异常性格反应。由于癫痫病人具有易激怒并且自卑的心理,他们对尊重的需要更加强烈。这就要求护士与病人的谈话应讲究语言艺术。态度要真诚、和善,语气要恰当、委婉,不应该流露出任何歧视和粗暴,使病人确切感受到护士对他的尊重,有利于病人自尊心的树立和巩固。

(2)行为举止。由于癫痫病人并发精神障碍,病人常会出现一些异常行为,在护理工作中,就产生了护患之间双向观察。病人的不同行为表现,为医护人员正确认识和掌握病人、进行治疗护理,提供了主要依据;另一方面,护士的行为举止又受到病人的关注。癫痫病人气量小,爱猜疑,他们常从这种观察中揣摩医护人员对他们的感情,获取病情的有关信息。为避免癫痫病人的猜疑,护理人员在护理工作中表情要庄重、可亲,举止要大方。如果医护人员表现为冷漠、傲慢,行为举止不得体,都有可能加重病人的猜疑,影响医疗护理效果。

(3)接触技巧。护理人员在对癫痫病人的护理过程中,应掌握运用恰当的方式方法和技巧。如对病人提出的问题要注意倾听,合理要求要尽可能的予以满足,暂时不能做到的要耐心解释,即使是无理要求也不要简单地拒绝或不予理睬甚至训斥,而应当婉言解说,讲明道理。针对病人自私自利、爱挑剔的特点,在分配食物或其他物品时,要特别注意公平,使病人满意。在处理病人之间矛盾时,要了解情况,辨明是非,公正处理,以免引起病人心中不满而寻机报复。在病人情绪稳定,心情愉快时,可鼓励他们适当地参加文娱、体育、工疗活动,这样,既可稳定病人的愉快情绪减轻压力,促进病人相互间的情感交流,又可增强体质。对积极配合治疗、遵守病房纪律的病人,应及时给予鼓励和表扬,即使在相反情况下,也应尽量减少批评,增加正性强化,减少负性强化,有助于巩固和加强病人的心理平衡。

(4)家庭支持。护理癫痫并发精神障碍的病人,促进他们的身心健康不仅是医院的职责,而且是整个社会应尽的义务,尤其是病人的家属,对病人的态度及关心的程度都会直接影响癫痫病人的病情发展。如病人入院后家属不来探视,病情好转不来接出院,生活上不予关心照顾,出院后不按时督促服药巩固,病情会反复发作。护士及时了解病人的家庭情况,对有嫌弃病人的家庭耐心做好说服教育工作,并进行有关知识宣传,嘱其家人定期探望,使病人享受家庭的温暖与亲情。对病情痊愈者应及时通知家属及时接出院,并做好出院指导,嘱其督促病人按时按量服药,关心病人病情变化,定期来院复查。同时应嘱家属回去后尽量为病人创造良好的修养环境,尽力减少激惹和刺激病人的因素,防止病情复发,还要教会其家庭护理的有关知识和方法。

随着医学模式的转变,对于癫痫并发精神障碍的病人,还需要社会对他们的理解,关心病人的身心健康,创造有利于他们康复的社会环境,使他们在心理上树立战胜疾病的信念,积极配合治疗,促进疾病康复。

七、心理护理常规

1.在进行心理护理时的基本要求

首先要仪表端庄,态度和蔼,言语温和,动作文静、沉稳,给病人以亲切感和安全感。建立良好的护患关系,使病人愿意与护士交往。逐步取得病人的信任,为下一步开展心理护理打好基础。

2.要了解病人的主要病史

对不同身份、职务的病人应一视同仁,平等相待。要尊重病人,为病人解除痛苦。对暴露出的各种心理矛盾,应给予足够重视,不得歧视。要综合分析,善始善终给予解决,护理人员的行为是无声的治疗。生硬或冷淡的护理态度,不仅使个别病人产生反感,对周围病人心理上也是一个恶性刺激。

3.要针对疾病的不同特点进行护理

某些重性精神病患者无自知力,常拒绝住院和治疗,此时要耐心劝解病人暂住下来做系统检查,不要与其辩解是否有病这个问题,使其能够静下心来接受治疗,安心住院。患有神经官能症的病人,常纠缠工作人员,述说内心忧伤和躯体不适,对自身疾病焦虑不安,护理人员要向病人宣传疾病知识,解除思想负担,可根据病人病情及文化程度,就主要心理矛盾进行个别交谈。语气要肯定,观点要明确,使病人有一定收获,争取再次谈话时达到预期目的,以使病人得到安慰,增进信心,缓解忧伤情绪。

4.针对不同时期的心理问题开展护理

(1)新入院病人多是被哄骗、强迫而来,心中愤愤不平。入院后又增加了对环境的陌生感、恐惧感,也有的惧怕治疗等,心理上有不安全感。病人离开亲人,需要关怀和温暖,需要得到爱护与尊重,希望能有好的医疗环境和护理。此时要热情诚恳地接待病人,可视病情介绍同房病友与其相识,帮助病人尽快熟悉医院环境,建立新的人际关系和友谊,逐步打消各种顾虑,满足病人心理需要。

(2)病人进入缓解期,开始对疾病过程进行回忆。病人常为发病时的病态行为(如丢失钱财、毁坏贵重物品、伤害亲人等后悔莫及,悲痛欲绝,心灰意冷)。此时要关心理解病人,诱导病人分析有利前景,珍惜治疗成果,正确对待过去,重新开创未来,创造美好的新生活。

(3)疾病恢复期的病人,常出现各种心理负担,如升学问题、工作分配问题、婚姻问题、预后、复发问题、遗传问题等等,常陷入痛苦思索之中不能解脱。此时如不加强心理护理,常可出现自杀意外。要及时发现病人的思想动态,引导病人面对现实,正确对待疾病,正确对待自己。帮助病人分析发病原因,总结发病规律,制定预防措施,教给病人防病知识,鼓励病人放下包袱,树立信心,依靠科学战胜疾病。

(4)对带有共性的心理问题,可以开展心理知识讲座,组织病人座谈讨论,达到自我教育、互相启发、鼓舞斗志、共同战胜疾病的目的。

八、老年性精神病护理常规

1.认真做好生活护理

老年精神病人大多数生活自理能力较差,特别是一些精神衰退和痴呆病人,更丧失了与人

交往和生活护理能力,大小便失禁,卧床不起、不会洗漱、进食,因此,生活护理是老年期精神病人和痴呆病人的护理重点。应做到:

(1)注意口腔和皮肤清洁。早晚要督促病人刷牙漱口,对卧床不起、生活完全不能自理者,每日饮食后要给予口腔护理。定期督促或协助病人洗澡更衣、理发、刮胡须及修剪指(趾)甲,卧床不起者施行床上浴。

(2)要细心照料病人的饮食营养保证水分的供给。老年期精神病人因精神症状的支配而发生拒食、少食或不知饥饱、随地捡食等,或因胃肠生理功能退化,药物反应饮食吞咽困难而致营养不良,严重时会引起衰竭恶病质,因此,观察病人饮食情况极为重要。应多给病人高蛋白、高热量、高维生素、低糖、低脂的饮食。食物要清淡、易消化及碎烂为主,如瘦肉汁、去刺鱼类、豆制品、蛋类和青菜、番茄等。按病情分别给予正常饮食或粥类的半流或肉汁、蛋汤、牛奶等全流饮食。一般可安排在饭厅里集体进餐,对不知饥饱者应限制食量,个别药物反应或动作迟钝的病人应协助喂食,拒食者则予以鼻饲,饭后应给病人足够的汤水或开水,尤其夏天更应供给水分。

(3)注意观察病人的排泄情况,保持大小便通畅。病人服用抗精神病药物容易出现便秘和尿潴留,尤其老年病人体质差,胃肠蠕动减慢或有前列腺肥大,因此,更易发生便秘和尿潴留情况。对生活不能自理或无主诉病人,尤应注意排便情况,如3d无大便,应给予缓泻剂或低压灌肠,平时多给病人饮开水,促其多活动,多食水果、蔬菜等粗纤维食物,预防便秘。发现尿潴留,在排除躯体疾患引起的原因后,应诱导排尿,如听流水声,温水洗会阴,下腹放热水袋,按摩膀胱或针刺关元、中极穴位,同时给予言语暗示鼓励,均无效时则导尿。对生活不能自理或痴呆病人,要定时督促和训练排泄习惯,如定时给便器、带往厕所等。发现腹泻和尿频、遗尿者应戴上尿袋或尿布,定时清洁更换,预防皮肤擦损,并积极查找原因报告医生处理。

2.确保病人睡眠

大多数病人,尤其是老年病人,睡眠障碍是一个常见症状。有些病人表现睡眠倒错,夜间不睡,到处乱走或做些无目的的事情,甚至骚扰别人或吵闹不安,但白天则嗜睡,精神萎靡不振。一些有抑郁情绪的病人,由于失眠,更加剧焦虑和抑郁情绪,失去生活的信心而产生自杀行为。因此,保证睡眠对稳定病人情绪、巩固治疗效果起着重要作用。护士应寻找病人睡眠障碍的原因,尽量加以消除,为病人创造一个安静的睡眠环境。如睡眠时室内光线要暗淡,空气流通,温度适宜,保持周围环境安静,床铺要整洁,被褥枕头要柔软,污湿及时更换,工作人员说话和动作要轻,对兴奋躁闹和有骚扰行为者要及时处理,以免影响他人。教育督促病人遵守作息时间,白天不要贪睡,午休1h即可,晚餐不宜过饱及多饮水分,睡前不宜与病人交谈不愉快之事及观看紧张的电视节目。如并发有心肺疾病者可给予半坐卧位,护士应密切观察病人的睡眠情况,如确因病态原因不能入睡者可根据医嘱给予药物辅助睡眠。

3.注意安全护理

老年期精神病人体质差,反应迟钝,行动缓慢,步态不稳,一些痴呆病人的自我保护能力较差及在情绪激惹、抑郁或意识模糊状态下,可以发生各种各样如跌伤、自杀、伤人、噎食等意外。因此,工作人员应密切巡视,仔细观察病人动态,尤其是夜间病人睡眠不好时,不仅是病人选择自杀的最好时机,而且夜间由于病人免疫功能相对下降,自主神经系统不稳定、血液流动减慢等原因,若病人并发有心功能不全时,易诱发急性心肌梗塞、脑血栓形成及各种并发症加重的情况。为防止这种意外发生应密切巡视,细心观察。病室内严禁放置危险物品,每天要检查并及时清除。有严重抑郁情绪者不应独处一室,应置于易于监护的房间。对兴奋躁动、伤人、骚扰和偷窃行为者应予以隔离,必要时稍加保护性约束。对意识模糊、谵妄者加床栏以防坠床。原则上应禁止病人抽烟,但个别烟瘾大者,则规定时间地点在监护下吸烟。一些步态不稳者,到室外活动或上厕所、洗澡时要有工作人员陪同或搀扶。对一些抢食或因药物反应而吞咽困难者,饮食要个别护理,防止发生噎食。在进行各项治疗时应仔细核对,对特殊和重点病人应在床边交接班。

4.加强心理护理

老年精神病人多因急性心理障碍、老年性痴呆在家中难以管理而住院。新入院病人由于环境和生活习惯改变,离开亲人,往往会感到陌生、恐惧、孤独,怀疑被家人抛弃,害怕死在医院等。长期住院者对外界环境失去兴趣,或情绪抑郁,终日沉默不语。因此,对新入院病人,护士应以和蔼的态度去热情接待,如果接触时病人合作或认识能力尚好者,应多介绍病区环境、作息制度、同室病友、管床医生、管床护士。安排合适的病房,指导病人识记所住病房、洗漱间、厕所的位置及标记,以免误入其他房间。尽量使病人感到有人关心和照料,使病人心情舒畅主动配合治疗和护理,减少病人恐惧陌生和不安全等心理因素。做好病人的心理护理,护士还必须熟悉每个病人的病情,注意观察他们的心理变化。尽量满足病人的合理要求。一般来说,老年期精神障碍的心理特点,是由于大脑皮层萎缩、功能衰退,引起认知障碍和性格改变。各种感官反应迟钝,表现为孤僻、多疑、固执、说话啰唆、生活懒散、行为幼稚、反应缓慢、智能和记忆力减退、情绪激动和抑郁等。护士应针对病人这些情况,运用恰当的护理技巧和措施去解除病人精神上的痛苦。在护理过程中应多与病人接触,并主动介绍自己,态度要和蔼诚恳,工作要耐心细致,特别要爱护和尊重他们,不要伤害其自尊心,尽力满足其合理要求,使病人感到有人负责和关心自己,以获得心理上的宽慰

5.预防并发感染

由于老年期精神病人体质减弱抗病能力下降,加之精神衰退或痴呆,生活自理差或不知自理。出现不知冷暖,遗大小便,终日卧床,饮食失调等现象,导致抵抗力差,容易发生各种感染,多见呼吸系统的感染如坠积性或吸入性肺炎,长期卧床皮肤受压血液循环不良形成压疮等。护理上应多关心病人的衣着,随着天气变化增减衣服,防止受凉或中暑引起感冒或肺炎。喂食时要缓慢耐心,防止呛咳吸入食物或水分,引起吸入性肺炎,对长期卧床者要定期翻身叩背、局部按摩,大小便要及时清理,更换污湿的被服,保持床铺平整,以防压疮形成。视病情适当扶持坐起变换体位或到室外坐或行走,接触阳光和呼吸新鲜空气,以增强抗病能力。

6.做好药物治疗的护理

老年期精神病人除有精神障碍的症状外,常常还并发有某种器官的慢性病,如高血压、心脏病或肝肾功能不全等,且随年龄的增加,并发这些疾病的机会也就越高,往往要使用多种药物治疗。对老年人用药应特别注意。首先要了解老年人内脏功能随年龄的增加而逐渐退化,如肾脏排泄功能减弱、肝脏解毒功能减退,使多数药物在体内消除、排泄变慢,药物作用延长,长期用药,可导致蓄积中毒。同时老年人血浆蛋白降低,体液减少,使某些药物血浆浓度相对升高,药物作用增强,易发生药物的不良反应,甚至中毒。因此,在用药时应选用针对性强作用较温和的药物,减少无关用药,且从小剂量开始,发现问题或怀疑应及时查清或询问医生,不要盲目执行或擅自更改。服药过程中要严格核对,对拒服药病人,要耐心解释或留待将其他病人药发完之后再处理;必要时施行鼻饲。要注意监督病人服药情况,亲自发放,看服到胃,防止吐药或藏药,以防病人积存药物后,一次吞服自杀。其次要细心观察病人用药后的效果和不良反应。对痴呆病人及伴有脑血管、心脏、肾脏疾病者,他们缺乏自觉主诉,尤应注意。要及早发现及时处理抗精神病药的不良反应。一般来说多发生在服药后的第一、二个月内,且多在剂量突然加大、更换药物、联合用药或长期服用的情况下发生。老年期精神病人常见的精神药物不良反应是体位性低血压,当病人在改变体位、沐浴或天气闷热潮湿使血管扩张时,病人突然面色苍白、跌倒、出冷汗、血压下降甚至测不到。护士应及时将病人就地平卧,头低脚高位,保暖,并报告医生进一步处理。

九、神经症护理常规

（1）尊重病人的人格，建立良好的护患关系，做好心理护理，增强患者与疾病做斗争的信心，积极配合心理治疗。

（2）做好健康教育工作，促进患者正确认识疾病，以积极的态度努力克服自己性格上的缺陷。

（3）组织病人参加集体心理治疗，并维持治疗秩序。

（4）鼓励病人积极参加工娱疗活动，促进患者早日康复。

（5）严密观察患者睡眠情况和病情变化，做好生活护理。

十、精神分裂症护理常规

（1）热情接待新入院病人，根据病情妥善安排床位，主动介绍周围环境和住院须知。

（2）密切观察病情变化，了解病人的认知能力、情感活动和意志行为等方面的反应，针对各种症状实施不同的护理措施，并认真记录病情变化。

（3）为患者安排好住院期间的修养生活，开展适宜的工娱疗活动。

（4）做好精神药物治疗中的护理，按医嘱用药，确保用药安全，观察药物疗效，及时发现处理药物不良反应。

（5）做好患者的生活护理，对生活懒散、不能自理者进行督促，必要时协助料理好个人生活。

（6）加强康复期的心理护理，针对不同的心理状态采用不同的方法，使之能较快地适应出院后的生活。

十一、躯体疾病并发精神障碍病人的护理常规

（1）做好基础护理：

1）保持病室环境安静、整洁、空气清新、床单为无杂物、无皱折。

2）做好个人卫生，注意头发、口腔、皮肤、指（趾）甲等处的清洁，长期卧床的病人每日需作预防压疮的护理。

3）保证营养水分的供给，注意治疗性饮食的到位，注意观察二便情况，如大便不通畅，报告医生，必要时灌肠。

（2）严密观察病情变化，给予对症处理：

1）根据医嘱，做好病人生命体征的测量和记录。

2）根据不同躯体疾病的症状特点，做好相应的护理，如高热病人注意降温，观察体温变化的规律；心脑血管病患者，注意呼吸、心率、脉搏的变化。

3）昏迷病人注意观察其意识障碍程度，做好特护记录。

（3）做好相应的心理护理，鼓励病人配合治疗，增强战胜疾病的信心。

十二、精神药物严重不良反应护理常规

1.体位性低血压的护理常规

（1）病人一旦发生体位性低血压，应立即将病人就地平卧或抬高下肢30°。

（2）马上解开病人领口，针刺或掐人中穴。测血压、脉搏，并报告医生，积极进行抢救。

（3）症状未缓解前不能离开病人。继续观察病人血压、脉搏等情况。及时向医生报告，按医嘱处理，并详细记录，做好交班。

（4）口服或注射安定剂后，嘱病人在改变体位如起床或起立时动作宜缓慢，或稍静坐片刻再直立。

2.剥脱性皮炎的护理常规

（1）按皮肤科一般护理常规进行护理。

（2）针对病因，停服抗精神病药物。

（3）绝对卧床，每 2 ～ 4h 翻身拍背一次，预防压疮及坠积性肺炎。昏迷病人按昏迷护理常规进行护理。

（4）保持皮肤清洁、床单干燥，勤换衣被，并注意保暖，衣被定时消毒或日光暴晒。

（5）严密观察病情变化，每 4h 测量体温、脉搏、呼吸、血压一次，如发现神志不清、呼吸困难、尿少时应立即报告医生。

（6）多饮水，给予高蛋白、高维生素饮食或按医嘱进食。如口腔黏膜溃烂者可用鼻饲，禁用刺激性和异性蛋白食物，并记 24h 出入量。

（7）根据病情剃去头发、腋毛、阴毛。

（8）注意口腔和五官的护理。眼有分泌物或充血时用生理盐水冲洗，每日 2 次，并 2 ～ 4h 滴眼药一次。口腔用复方硼砂溶液含漱。

（9）皮肤脱落时，勿撕裂或抓破，以防感染，新鲜皮肤可涂润滑剂加以保护。

（10）静脉滴注皮质类固醇时，滴数宜缓慢，以维持血内浓度，并注意补钾。

（11）病人出院时，详细交代病因，嘱其不再使用过敏性药物。

3.粒细胞缺乏的护理常规

（1）按内科一般护理常规进行护理。

（2）针对病因，停服抗精神病药物。

（3）病人需卧床休息。病情较重，有感染者应绝对卧床休息。不合作者，应予以劝说疏导，必要时约束以减少体力消耗。

（4）将病人安置于单人消毒隔离房间，加强消毒隔离管理，房间内保持适宜的温度和湿度，每日定时进行空气消毒；定时用消毒水擦抹室内的墙壁、地板，定时消毒生活用品，保证病人居住的无菌环境。

（5）保持皮肤和口腔清洁，注意会阴部和肛门清洁卫生。做到勤洗发、勤洗澡、勤换衣裤。每日晨起、睡前及餐前餐后可给予不同的杀菌药水漱口。

（6）注意无菌操作和消毒隔离。在隔离期间禁止家属探访。工作人员进出病室需戴口罩、帽子，穿隔离衣裤、鞋子。在进行各项诊疗操作时必须严格无菌操作。

（7）认真观察病情变化，随时注意病人有无发热和感染的症状和体征。如病人发热，大多提示存在感染应立刻报告医生处理。

（8）认真执行医嘱，及时准确用药。协助医生做好诊疗、检查的相关护理工作。

（9）随时根据病情备好急救药物和器械，配合医生做好急救护理工作。

4.麻痹性肠梗阻的护理常规

（1）按外科一般护理常规进行护理。

（2）针对病因，停用抗精神病药物。

（3）半卧，休克者取休克卧位。

（4）禁食、输液、胃肠减压，记出入量。

（5）观察腹痛、腹胀、肠型、压痛、反跳痛、肌紧张、呕吐性质、排气、排便情况。

（6）注意观察血压、体温、脉搏、呼吸等生命体征的变化。

（7）腹部拍片如提示不全梗阻可口服缓泻剂或用 1.2.3 灌肠液灌肠。对腹部胀气的病人可用肛管排气,同时腹部松节油热敷。尽量促进肠蠕动以减轻腹胀感。

（8）遵医嘱使用抗生素防止肠道感染。

（9）病人能自行排气排便,梗阻解除后,应按医嘱给予避免胀气的流质饮食。

5.抗精神病药物所致癫痫大发作的护理常规

（1）按神经科的一般护理常规进行护理。

（2）针对病因停用抗精神病药物。

（3）大发作时的护理:

1）病人就地平卧,头偏向一侧,将裹好纱布的压舌板或就地取物（衣角、被角、毛巾等软物）置于病人上、下臼齿之间,以免咬伤舌头。松解衣领、裤带,取下假牙,适当保护四肢。

2）开放气道,保持呼吸道通畅,用吸痰器清除口腔及气管内的分泌物,呼吸困难或紫绀时给予氧气吸入。呼吸心跳骤停时立即给予徒手心肺复苏。

3）恢复过程中,可能会出现躁动不安等精神症状,此时应注意观察,加强巡视,必要时可给予保护性约束。若抽搐发生在进食时,应立即清除口腔食物,防止呛食。被污染的衣物应及时更换。

4）仔细检查病人有无外伤、脱臼、骨折等问题,及时通知医生。详细记录发病经过,如:抽搐部位、次数、持续时间、意识及瞳孔的变化、面色、呼吸、大小便情况,并认真做好交接班工作。

（4）持续发作时的护理:

1）连续多次抽搐、间隔短、神志不清者应按昏迷病人护理常规由专人护理。

2）24h 不能进食者,遵医嘱可给予鼻饲,但应少量多次,以防胃内充盈,发作时食物逆流吸入气管。

3）测量体温时严禁使用口表。

十三、酒依赖病人的护理

1.严密观察病情,做好详细记录

（1）一般病情观察:注意观察病人的面色、体态、情绪变化。观其面色是否苍白或黑黄;是否有大汗淋漓、眼眶凹陷;有无步态不稳、四肢振颤及皮肤湿冷;情绪是否稳定,有无冲动激惹。

（2）注意观察病人体温、脉搏、呼吸、血压及瞳孔有无变化。

（3）及时完善相关化验检查,为诊断提供依据。

2.做好基础护理,防止并发症的发生

（1）饮食护理:根据病人的具体情况为其提供恰当的饮食。如普食、半流或流质饮食。要特别注意营养和水分的摄入,对不能进食者要及时报告医生,采用鼻饲或静脉补液保证每日入量不少于 2 500 ～ 3 000ml。

（2）督促必要时协助病人料理好个人的日常生活,养成良好的卫生习惯。不能进食的病人要进行口腔护理,以保持口腔清洁,卧床的病人要做到定时翻身、拍背并协助料理好二便,预防压疮及其他并发症。

（3）培养病人良好的睡眠习惯,白天应鼓励病人多活动,没事不要卧床;对于失眠者可报告医生必要时给予药物辅助睡眠。

3.精神症状的观察及安全护理

（1）严密观察患者的病情变化,注意有无戒断症状和中毒症状。优先处理中毒和戒断症状,密切监测生命体征，出入量及营养状况。了解病人平日饮酒类别及量。

（2）戒断反应及并发症的护理：

1）保持呼吸道通畅，去头偏向一侧位。

2）遵医嘱用药。大量补液，维持水、电解质及能量代谢平衡，根据病情，及时给予合理治疗。

3）注意安全。兴奋、躁动、意识改变者给予保护性约束，尽量与其他病人分开，以保证患者和他人安全。

4）长期卧床的患者注意防止褥疮。定时翻身拍背，并使肢体处于功能位置，经常进行被动运动，以防肌肉萎缩。

5）如有上消化道出血者按消化道出血护理常规进行护理。

（3）注意了解幻觉出现的时间、内容及程度，及时报告医生给予恰当的处理。如专人守护、保护性约束等防止自伤或他伤。

（4）有人格障碍、易激惹、行为冲动者在给予药物、心理治疗的同时，可采用行为治疗。注意既要讲原则，又要加强疏导，避免和患者发生直接冲突。

4.心理护理

（1）正确对待与处理患者的心理防御机制，帮助消除消极因素，发扬积极因素。当患者的防御性努力失败并开始正视目前情况时，应抓住时机积极开展心理治疗和护理。

（2）与患者共同讨论疾病的性质、病程以及疾病对个人、家庭、社会的影响，制定实现目标，不要急于求成，使之增强信心。

（3）鼓励病人与病情类似而控制较好的病人建立联系，交流有效的控制方法。

（4）提高自制力。指导患者进行有效的情绪控制，为患者提供情感支持。患者每前进一步，都要及时给予表扬鼓励其坚持治疗。

（5）认真听取患者的叙述，及时处理出现的问题。

（6）心理护理策略应根据患者年龄、文化程度、社会背景、性格特点来制定，并自始至终贯穿于治疗护理的全过程。

5.康复治疗和护理

（1）鼓励患者多参加有益的活动。适当安排工娱治疗、体育锻炼和康复训练。

（2）教会患者和家属有关心理社会康复的一般原则和方法。

（3）认真执行假出院制度，使患者重新适应家庭、社会生活，争取社会各方面的支持。

（4）必要时可转至过渡安置机构，使患者慢慢调整自己，逐渐适应社会生活。

十四、噎食病人抢救护理常规

（1）就地平卧，用开口器将病人嘴张开，用手抠出病人口中的食物，并尽力用食、中二指从口腔向食道部分抠，将口腔深部的食物一块一块抠，抠得越多越快，病人的呼吸缓解得也就越好。

（2）心脏停搏按心脏骤停进行抢救，心跳存在可肌肉注射呼吸兴奋剂和强心剂。

（3）在自主呼吸恢复后，缺氧症状未缓解，应继续给予氧气吸入，直至完全恢复正常。

十五、吞服异物病人抢救护理常规

（1）发现病人吞服异物后要立即劝慰，稳定其情绪，争取病人合作，同时报告医生，采取抢救措施。

（2）吞食金属异物者，首先要进行 X 线检查，以判断异物在体内的位置，并反复进行追踪检查。

（3）给病人服用多纤维食物，如韭菜、芹菜等，直至异物排出为止。

（4）给予缓泻剂，以利于异物排出，同时要认真检查病人每次的排泄物内是否有异物排出，并留取异物标本。

（5）密切观察病人情况，如生命体征、面色、表情、主诉，是否有痉挛、疼痛等。警惕异物可能损伤胃肠道黏膜，如发现内出血症状，要及时报告医生，并加强护理。必要时手术取出异物。

十六、抗精神病药物急性中毒抢救护理常规

（1）详细询问病人及其家属所服药品种类、名称、剂量以及服药的确切时间。按精神科、内科一般护理常规进行护理。

（2）有昏迷者按昏迷病人护理常规进行护理。

（3）反复洗胃催吐。意识清楚的病人，可让其口服 1∶5 000 高锰酸钾 500ml 后催吐，如此反复进行。不论意识是否清晰，均应用 1∶5 000 高锰酸钾溶液反复洗胃，直至引流液与灌注液颜色相同为止。

（4）导泻和吸附。洗胃完毕，从胃管注入硫酸钠 20～30g，活性炭 20～50g（溶于 200～500ml 水中）。

（5）准备该类药物中毒的急救药品和器械。

（6）建立静脉通道并保持其通畅。视病情调节输液速度，防止肺水肿。

（7）保持呼吸道通畅。及时清除口、鼻及上呼吸道的分泌物，防止舌后坠，取下活动的假牙及义齿。

（8）氧气吸入并保持通畅。去枕平卧，尽量少搬动头部，以避免体位性低血压。

（9）密切观察生命体征及病情变化。仔细观察神志、体温、脉搏、呼吸、血压、瞳孔、尿量及末梢循环的变化，发现异常及时报告医生并做好记录。

（10）记录 24h 出入量。

（11）注意保暖，做好口腔、皮肤及会阴部的清洁护理，定时翻身叩背，预防压疮、肺部感染等并发症。

（12）症状缓解后仍需密切观察 2～3d，以防"回跳"现象。

第三节　精神科应急处置流程

Section 3

一、火灾防范预案及应急处置流程

（一）火灾防范预案

（1）医疗用火种及易燃物按要求严格保管，避免患者随意取用。

（2）患者入院时仔细检查，严禁将火种带入病区。家属探视时严禁在病区内用火。

（3）病区内电源通过特殊处理后集中管理，要经常检查电源的安全性。

（4）安全通道严禁堆放杂物，确保安全通道畅通无阻。

（5）消防设备配备齐全，定期检查，处于完好备用状态。

（二）报警与初步处置

（1）一旦着火，发现人要立即采取相应措施灭火，并向当班负责人报告。

（2）当班负责人要分别采取以下措施：①命令病区当班者立即关断电源、可燃气源；②立即打开病区安全通道，命令当班者按"先近后远"的原则，立即将患者有序的向院子里安全转移，并防止病人逃离医院；③向医院总值班、医务科报告着火地点、部位、燃烧物及当前情况。

（3）在疏散转移患者过程中，对于年老、危重病人，当班医护人员要根据病情给予特别关照，需要治疗的要及时救治。

（4）对前来救火的消防人员指明方向，介绍需抢救的重点患者和设备、器材、物质。

二、停水应急预案及处置流程

（一）停水应急预案

（1）收到停水通知，病区当班者要立即通知卫生员根据停水时间长短做好患者饮用水及洗漱用水的储备。

（2）如遇突然停水，当班者要立即与后勤联系，查明原因，及时维修，并想方设法要保证患者用水。

（3）来水后，要检查病区所有水龙头是否关闭。

（二）停水处置流程

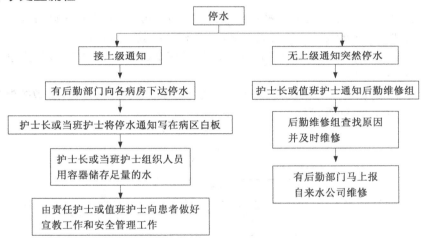

三、停电应急预案及处置流程

（一）停电应急预案

（1）收到供电局停电通知，后勤要及时通知临床各部门。

（2）电工班在停电前后及时做好配电房的电源切换工作。

（3）如因本院配电设备发生故障导致停电，电工班在及时投入抢修的同时，通知后勤科长及各临床科室，以便及时采取相应应急措施。

（4）病房及有关科室应配备蜡烛、应急灯。应急灯要定期检查保养，保持完好状态。

（5）晚上停电时，要加强值班、巡视，防止盗窃、火灾等事故发生。

(二)停电处置流程

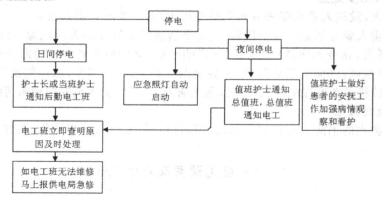

四、冲动伤人患者防范预案及应急处置流程

(一)冲动伤人患者防范预案

(1)提供安静舒适的修养环境,做好分级护理及危险物品的管理工作。

(2)了解患者的心理需求,及时满足患者的合理要求,避免与患者发生正面冲突,减少诱发因素。

(3)鼓励患者以适当的方式表达和宣泄情感,对有冲动趋势的患者明确告知行为造成的后果,根据患者的兴趣、爱好组织适当的娱乐活动,转移分散其冲动意图。

(4)加强病房的巡视工作。对有冲动倾向的患者应全面掌握其动态表现,力争在视线范围内将冲动行为控制在萌芽状态。

(5)对情绪不稳、激惹性增高的患者及时与医生联系,给予相应处理,有效控制精神症状。

(二)冲动伤人应急处置流程

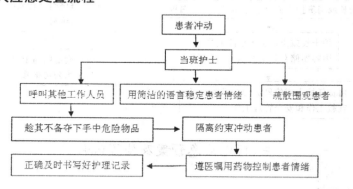

五、自伤患者防范预案及应急处置流程

(一)自伤患者防范预案

(1)护理人员应对病房内有自伤倾向的患者做到心中有数,密切观察患者动态变化,防意外发生。

(2)做好心理护理,鼓励患者合理调节负面情绪。

(3)加强危险物品管理,做好安全检查。尤其是每次外出返病房时都应仔细检查,同时应做好家属的安全宣教。

(4)加强巡视,密切观察患者幻觉、妄想等精神病性症状以及情绪变化,必要时通知医生及时处理。

(5)严重自伤的患者应24h在工作人员的视野内监护,必要时遵医嘱实行保护性约束或请家属协助陪护。

(6)一旦发生患者自伤:①妥善安置患者并做伤口紧急处理,同时通知医生。②遵医嘱进一步处理。③密切观察病情,做好心理护理。④正确及时写好护理记录。

(二)自伤患者应急处置流程

磕、碰、跌、刀割等有出血的伤情应急处理流程:

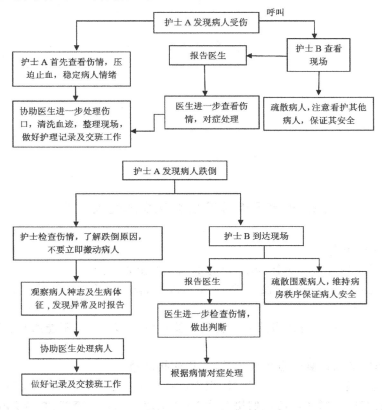

六、自缢患者防范预案及应急处置流程

(一)自缢患者防范预案

(1)护理人员应对病房内有消极观念的患者做到心中有数,密切观察患者的动态变化,防意外发生。

(2)做好心理护理,鼓励患者参加工娱疗活动,以转移、分散患者的消极自杀意念,改善情绪。

(3)加强危险物品管理,做好安全检查,尤其是每次外出返病房时都应仔细检查,同时应做好家属的安全宣教。

(4)严重消极观念的患者应24h在工作人员的视野内监护,必要时遵医嘱实行保护性约束或请家属协助陪护。

(5)一旦发现患者自缢:①即刻从其背部向上托起抱住自缢者,松解或割断绳套,然后将其平卧,快速判断有无呼吸、心跳。如果呼吸心跳已停止,则应果断地将自缢者下颌用力向上向后托起,打开气道,进行人工呼吸及胸外心脏按压。呼叫另一当班者立即报告医生以及护士长、科主任、总值班。②医生到达后,遵医嘱协同做好各项抢救及护理工作,同时做好其他病人的疏散及安全工作。③抢救同时应及时通知患者家属尽快来院。④当班护士应对发现患者自缢时间、情况、抢救时间、过程做好准确的记录。

(二)自缢应急处置流程

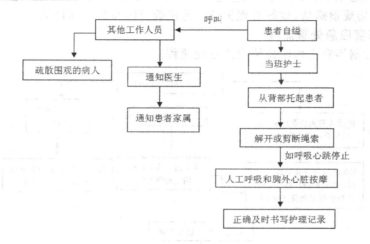

七、出走患者防范预案及应急处置流程

(一)出走防范预案

(1)平时要鼓励患者参加集体活动,以分散患者的出走意念。

(2)对有出走意图的患者,要及时掌握,重点观察其动态,及时发现出走先兆迹象,采取有效措施,防止患者出走。

(3)对有严重出走意念的患者应安置在重点监护室,专人看护,不能离开病区,必要时遵医嘱实行保护性约束。

(4)交接班时,必须认真清点患者人数,班班交接清楚。

(5)一旦发现患者出走:①当班者立即报告所在病区护士长、管床医生、科主任,同时与其家属及其亲戚朋友取得联系,请他们协助找人;②迅速组织人员查找;③若24h没有出走患者的信息,则报警协助查找;④若有出走患者的信息,及时派人派车接回。

(6)患者接回后要主动关心安抚患者,不能惩罚。

(二)出走患者应急处置流程

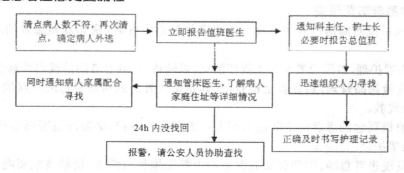

八、噎食患者的防范预案及应急处置流程

(一)噎食的防范

(1)管床医师和责任护士对住院病人首先进行噎食风险评估,发现有噎食风险的病人填写风险评估单,班班交接,做好病历记录,告知其家属噎食可能致死的风险并签字。

(2)根据病区具体情况合理排班,增加护士或护理员以加强患者进餐时的监护力量。对有噎食风险的病人集中定位进餐,可根据病人具体情况选择流质或半流质饮食,专人看护,必要时协助缓慢喂食,就餐完毕必须检查口腔,确定食物全部咽下才能带入病区,对于完全不能自行进食的病人应建议家属留陪。全体病人均在餐厅进食,餐后一律不许带馒头等食品进病区内。病区开饭时在班医生要在餐厅巡视,发现异常及时处理。

(3)平时为病人购买食品时,要根据病人的具体情况原则上不买凉菜及较干的食品,严禁购买带骨、刺、核的食品,可买一些碎软易消化卫生的食品。发放食品后要求一律在餐厅食用,对有噎食风险的病人要有专人看护其安全食用。家属探视时严禁将带骨、刺、核等危险食品给患者食用,现场看护人员要检查所带食物是否适合病人食用,如不适合,要及时告知其家属,杜绝食用,并做好解释工作,否则不良后果由家属承担。

(4)及时处理药物的不良反应,长期服用抗精神病药物多有锥体外系反应,严重时可引起咽喉肌群共济失调、吞咽反射迟钝、食管括约肌麻痹,致病人进食时发生噎食。一旦发现药物不良反应应给予拮抗药物,必要时药物减量或停用,换用反应较轻的药物。

病人一旦发生噎食窒息,必须分秒必争地进行就地抢救,立即清除口咽部食物,尽快解除窒息,恢复呼吸道通畅,这是提高抢救成功率的关键,可采取以下措施:

1)一旦发现患者噎食,应迅速撑开病人口腔,用手指掏出食物,或立即就地取材,利用筷子或牙刷等物按压其咽喉部,刺激恶心、咳嗽将食物呕出,或置病人俯卧,头低45°,拍击胸背部,促其吐出食物。

2)发生噎食时,病人往往已不能说话呼救,可迅速利用两三分钟左右神志尚清醒时取立位姿势,下巴抬起,使气管变直,然后使腹部上端剑突下(俗称心窝部)靠在一张椅子的背部顶端或桌子的边缘,突然对胸腔上方猛力施加压力,利用冲压胸部时肺内的气流将食物驱出。

3)意识尚清醒的病人还可采用立位或坐位,下巴抬起,使气管变直,抢救者站在病人背后,双臂环抱病人,一手握拳,使拇指掌关节突出点顶住病人腹部正中线脐上部位,另一只手的手掌压在拳头上,连续快速向内、向上推压冲击6～10次,如果无效,隔几秒钟后,可重复操作一次,造成人为的咳嗽,将堵塞的食物团块冲出气道,注意不要伤其肋骨。

4)昏迷倒地的病人采用仰卧位,头后仰,急救者迅速用双手置于患者剑突下的位置,从下向上并稍向后加压冲击,促使肺内气体冲至气管,致使堵塞的食物被冲出。

5)如果噎食部位较深或已窒息,可迅速用16号针头做环甲膜穿刺。操作方法:用左手示指摸清甲状软骨与环状软骨间的环甲膜,右手将16号粗针头在环甲膜上垂直下刺,通过皮肤、筋膜及环甲膜,有落空感时即挤压双侧胸部,发现有气体自针头逸出或用空针抽吸时很易抽出气体时即可。

6)必要时行气管插管或气管切开进行吸引,使呼吸道堵塞物得到彻底清除及人工辅助呼吸。

7)心脏骤停时,立即行胸外心脏按压。

8)密切观察生命体征,对症处理,进行下一步生命支持。

（二）噎食患者应急处置流程

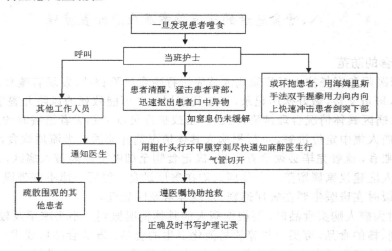

九、烫伤患者防范预案及应急处置流程

（一）烫伤防范预案

（1）精神症状严重者、老年痴呆者、不合作的患者等应集中洗澡，专人看护。

（2）洗澡日由工作人员先调节好水温，督促协助患者洗澡。

（3）病区洗漱时护理人员应督促患者先接冷水后再到卫生员处兑热水，生活不能自理的患者应由工作人员协助洗漱。原则上生活可以自理的患者先洗漱，生活不能自理的患者后洗漱。

（4）三餐进餐前，应查看饭菜的冷暖度，确保温度适中才可让患者进食。

（5）由病区卫生员备好温开水，茶桶水温1适宜，茶桶盖上锁。

（6）冬天来暖气时，要将靠暖气的病床移开30cm左右，同时靠暖气的病床要安排意识清楚病人，不能安排意识不清病人。

（7）每日做好安全检查，发现危险苗头及时制止。

（二）烫伤应急处置流程

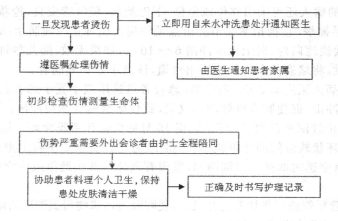

十、吞服异物防范预案及应急处置流程

(一)吞服异物防范预案

(1)病区环境宜清洁、简化,若有杂物及时清理。

(2)病区危险品严加保管,班班清点,做好交接班。

(3)患者入院或外出返院时防止患者拾取各种危险物品。

(4)加强病情观察,对有食异物史的患者要严加看护,必要时对有严重消极观念、有明显食异物行为的患者及时与医生联系,及时处理,同时,安置于一级病房重点看护,必要时遵医嘱行保护性约束或请家属协同看护。

(二)吞服异物应急处置流程

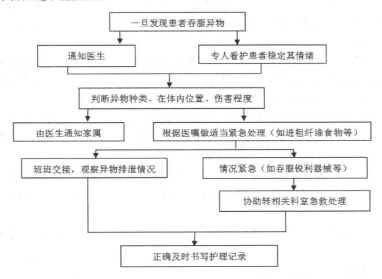

十一、癫痫大发作防范预案及应急处置流程

(一)癫痫大发作防范预案

1. 避免诱发的因素,预防癫痫发作

例如:过度饮水、饮食过饱过咸、饮酒、便秘、睡眠不佳、情绪激动、空气闷热、强光强声刺激、突然停服抗癫痫药物等都有可能诱发癫痫。因此,护士应注意了解病人诱发因素史,提醒患者,尽量避免。

2. 注意观察患者发作前的先兆表现

同一患者每次发作前的先兆表现大致相同,故当患者诉说胸闷、肢体麻木、闻到不愉快的气味、情绪改变、有错觉、有幻觉等先兆出现时,都应及时将其安置于房间病床上,密切观察,一般几秒钟后患者就会出现意识丧失和各种发作的表现。

3. 加强安全护理

病人入院时应安置于易观察,比较安全无危险物品的房间,床铺加上床栏,以免病人抽搐时落地跌伤。检查病人口腔内有无松动牙齿和义齿,如有松动的牙齿应拔除,义齿也应取下,以免抽搐发作时牙齿脱落入气管内。如戴眼镜,也应取下,以防跌倒致外伤。应密切巡视,观

察病情,防止发作时未被发现而发生意外。出院时应嘱咐病人避免登高及从事高空、水上驾驶等带有危险性的工作和近水、近火、转动的机器旁的操作。

4. 良好的生活护理

应使病人有良好的生活规律和饮食习惯。定时作息,排便,避免便秘;避免工作过度紧张劳累和熬夜,避免情绪冲动等;食物以清淡为宜,勿过咸,减少辛辣,避免失眠;适当限制水量的摄入(女病人在经期前数日内更要严格限制),可多食脂肪,少食碳水化合物。对感受强光刺激而易产生癫痫发作的病人,应禁止看电视。

5. 认真执行药物治疗和护理常规

观察药物治疗的效果和不良反应。

6. 一旦发生癫痫大发作

(1)应置病人于原处平卧。

(2)若病人张口大叫时,应迅速用压垫或压舌板放于口腔内上下臼齿之间(身边没有牙垫时可用毛巾、衣角或被角等物代替,但注意勿塞满口腔,以免影响呼吸),并用手托着下颌,防止咬破唇舌和下颌脱臼。

(3)在平肩胛约5~8胸椎及腰部3~4腰椎间各置一薄枕,以防引起椎骨压缩性骨折。

(4)迅速松解衣领和裤带,适当扶持抽动的肢体关节部位(勿强力压制),以防引起脱臼、骨折或碰伤皮肤。观察抽搐时间,一般几分钟左右就停止。

(5)抽搐停止后将病人的头偏向一侧,以防口涎被吸入气管。注意呼吸恢复情况,多数病人会自动恢复呼吸;如呼吸不畅,出现紫绀等现象时,应及时做人工呼吸。必要时给予氧气吸入或遵医嘱注射呼吸兴奋剂。

(6)抽搐停止,呼吸恢复之后,应仔细检查患者有无骨折、脱臼及其他外伤情况,并及时报告医生,给予妥善处理。如发现脱臼应及时复位,因这时病人的肌肉较松弛,意识未恢复较容易复位。

(7)让病人卧床休息,如有大小便失禁者,及时更换衣裤、床单,并观察有无持续性大发作的迹象或躁闹行为。

(二)癫痫大发作应急处理流程

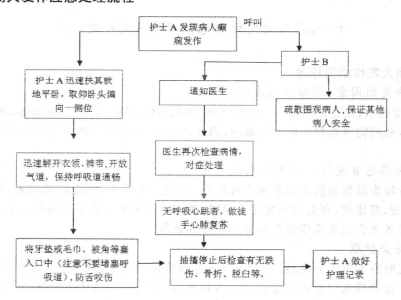

十二、精神科药物过量防范预案及应急处置流程

(一)精神科药物过量的防范预案

精神药物有可能被患者当作自杀的手段大量吞服而招致中毒,也有可能使用不当而中毒。大多数精神药物中毒,只要发现早,抢救及时,一般都能转危为安。但是,三环类抗抑郁剂超量中毒极为危险,致死可能性极大必须慎重对待。

1. 住院患者

(1)病区药品应妥善保管,养成随手关门习惯,防止患者擅自进入治疗室取药。

(2)发药到口,看服到胃,确保药物服下,同时,还要看护好药盘,防止患者擅自取药。

(3)护士每日整理床铺时,应认真检查床单位,杜绝药品藏于床褥内,对有消极企图的患者更应该仔细检查。

(4)假出院或日间治疗患者返回病区时应由当班护士认真做好安全检查,防止药品私自带入。

2. 门急诊患者

患者来院时往往处于意识模糊或昏迷状态,不能叙述病史,或不愿讲明情况,有时陪护人员也不了解,或知之甚少,无论如何应该向第一个发现患者异常的人尽可能地了解现场情况,尽可能搞清楚所服药物名称和剂量。也应该询问患者最近病情,或从病情了解最近所配药品及其总量。

一旦发生服药过量事件,立即将患者安置于抢救室进行抢救,一方面可以尽可能减少毒物的吸收,另一方面可以将患者的胃液送去化验,以利确诊和抢救。虽然各种药物过量(中毒)症状各有其特点,但是在抢救时处理流程大致相同。

(二)精神药物过量应急处理流程

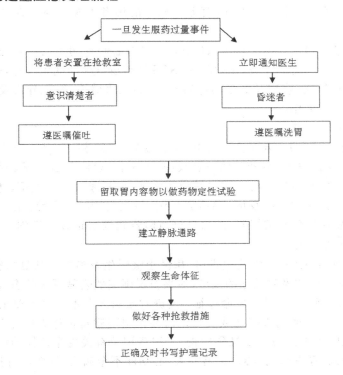

十三、住院精神病人猝死防范预案及应急处置流程

猝死(suddendeath)指自然发生,出乎预料的突然死亡,世界卫生组织规定:突发疾病 6h 内出乎意料死亡者为猝死,多数学者主张定为 1h。猝死多为心脏疾病引起,亦称心脏性猝死,心脏性猝死是指急性疾病发作后 1h 内发生的以意识突然丧失为特征的、由心脏原因引起的突然死亡,占全部心血管疾病的死亡人数的 50% 以上,是 20 ~ 60 岁男性的首位死亡原因,平均发病率男性为 10.5/100 000,女性为 3.6/100 000,住院精神病人猝死的平均发病率为 0.22‰ ~ 10.7‰,明显高于其他人群,因此,做好住院精神病患者的猝死防范与抢救工作十分重要。

(一)猝死的防范预案

1. 门诊接诊医师

应详细询问病史,全面体格检查,并发有严重躯体疾病的患者,先请相关科室会诊协助处理,是否收住精神科病区需上级医师共同做好风险评估后再做决定。

2. 患者住院后值班(管床)医师

应详细了解病史,全面体格检查,特别是患者的饮食情况、营养状况、是否并发躯体疾病等。

(1)患者拒食、进食困难、呕吐、腹泻,入院时要急查电解质,有电解质或酸碱平衡紊乱的要及时纠正。动态监测血压,血电解质,记录出入量,保持正氮平衡。

(2)发热及腹泻患者应及时查明原因,急查血常规、尿常规及粪常规,必要时做血培养、大便培养、分泌物培养、胸部拍片等,及时请相关科室会诊,做好抗感染、补液、纠正电解质酸碱平衡紊乱及对症处理工作。

(3)所有入院病人常规连测 3d 血压,发现血压异常要分析原因,明确是否有低血容量、心脏疾患、感染、内分泌代谢疾病等,及时给予相应处理或请相关科室协助处理,高血压病及时请内科会诊协助诊治。

(4)注意监测血糖,对于进食不好、有糖尿病史的患者入院时要急查血糖,及时做好相应处理。

(5)所有入院患者均常规做心电图,60 岁以上及有心脏疾病史的患者应急查心电图,要特别关注心脏早搏、心动过速或过缓、传导阻滞、ST-T 波改变、QT 间期延长等,必要时做心脏彩超了解心脏结构、射血分数、收缩及舒张功能的改变、心肌酶谱等,发现异常及时请内科会诊,协助诊治,做好动态监测工作。

3. 做好风险评估工作

入院时应详细询问病史,全面体格检查,结合患者年龄、精神症状、用药情况、躯体疾病情况、家庭环境、社会支持系统、用药后的不良反应、服药依从性、饮食状况、营养状况、危险行为等方面认真做好风险评估记录,与家属及时交流沟通,要求家属知情签字。住院过程中要细心观察患者的临床症状、对治疗的反应、病情的变化,检查出新的疾病等,做好动态评估工作,调整风险等级,及时妥善处理相关风险,随时做好风险告知及谈话签字工作。

4. 严格落实病房巡查制度

管床医生每日至少上午、下午两次查房,病区上级医生及科主任认真执行三级医师查房制度,查房时要关注病情变化及对治疗的反应,对兴奋躁闹突然安静下来的患者要引起高度重视,及时检查血压、心率、呼吸、体温等生命体征。值班时新病人及重点病人要床头交接,接班医生要亲自检查病人。护士夜间巡视病房或交接班时要亲自观察每位患者的面色、呼吸等情况。医生查房时对嗜睡或睡眠中的患者要推醒检查,了解意识及有关生命体征的情况。老年病人、高血压及血压偏低病人、哮喘病人、心律失常病人、心功能不全病人、饮食不好病人如厕要有专人

陪护，尽量用坐便辅助设施。对进食过快或量大的病人要进行劝阻。对长时间兴奋躁闹的病人要加强热量的补充。

5. 合理使用抗精神病药物

充分考虑患者的个体差异，用药尽量从小计量开始，单一用药，缓慢加量，尽量减少联合用药及静脉给药。熟练掌握精神病药品对心血管系统影响的风险等级，尽量选用对心血管影响小的药物，用药过程中要注意监测心电图、血压、血常规、肝肾功能及电解质的情况，根据药物对心电图、血常规及血压的影响程度，及时减量、停用或换药，确需应用中高风险的药物要与家属书面谈话告知风险，知情同意签字。对于并发较严重躯体疾病或体质较差的病人暂缓使用抗精神病药物。

6. 精神药品的心血管风险

主要是因为药物引起低血压、心律失常、传导阻滞、Q-T 间期延长和诱发心功能不全。根据药物的作用机制，存在不同的心血管风险，中高度危险药物慎用于有心血管疾病患者，尤其不能与一切可能延长 Q-T 间期的药物合用。

(1)抗精神病药物心血管风险等级：

A 高风险组：硫利达嗪、酚噻嗪类、舒必利、苯酰胺类、哌迷清、二苯基丁酰哌啶。

B 次高危险组：氯氮平、氯丙嗪、氟哌利多、舍吲哚。

C 中度危险组：氟哌啶醇、奋乃静、舒必利。

D 低度危险组：利培酮、齐拉西酮、奎硫平、阿立哌唑。

E 极低危险组：奥氮平。

(2)抗抑郁药心血管风险等级：

A 高度风险组：阿米替林、米帕明、氯米帕明、多塞平、曲米帕明、去甲替林、马普替林。

B 低度风险组：5-HT 再摄取抑制剂、去甲肾上腺素与 5-HT 再摄取抑制剂、特异性 5-HT 能抗抑郁剂。

7. 加强住院精神病人的饮食管理及进食护理

防止噎食窒息而致猝死。

(二)猝死的急救措施

1. 猝死的识别

一旦发现患者在病床上、餐厅、走廊或厕所突然倒地，意识丧失，第一发现的医护人员应立即正确进行判断，意识是否丧失、呼吸是否叹息样或者停止、心音是否消失、大动脉波动是否消失、面色苍白或青紫等，在最短的时间内做出猝死的判断。

2. 急救措施

确定患者猝死后应立即就地抢救，不应搬动，立即呼叫其他医务人员前来现场帮助。发现者立即进行心肺复苏，心脏按压、畅通呼吸道、人工呼吸按指南程序和标准进行。其他医务人员立即拨打医院急诊科、麻醉科及内科值班医生电话请求相关急救人员前来协助。同时护士立即将抢救设备及抢救车推到抢救病人现场，立即开通静脉通道，为药物复苏做好准备。其他医务人员应立即报告病区主任、科主任及医务科，尽快与家属取得联系，报告病情，通知家属立即赶来医院。尽量保持心脏按压的持续性，在生命迹象没有恢复前不要搬动病人。积极、妥当、持续的抢救时间应尽量延长，不要轻言放弃。在急救过程中有专人做好抢救记录，医护在补记或整理病历记录时要认真相互核对，保存好抢救所用物品及药品的证据。基础生命支持成功后，适时搬入抢救室继续做好高级生命支持工作，和心内科专家一起讨论最佳治疗方案。

3. 精神专科的特殊措施

立即停用所有抗精神病药物，由于抗精神病药物均有α受体阻滞作用和多巴胺受体阻滞作用,所以已应用抗精神病药物的患者在血管活性药物的选择上,不选用肾上腺素(肾上腺素有外周β受体兴奋作用,血管扩张,在α受体已阻断的情况下可至血压进一步下降),而选用去甲肾上腺素、血管加压素、阿拉明及多巴酚丁胺。由于大部分精神病人家属不在现场,因此,病人的发现情况、抢救过程及抢救各阶段的效果要记录详细,应用过的抢救药品及物品要留下证据,在病人家属到来之前,不要移开抢救设备。要及时反复与家属沟通病情进展及抢救效果,即使抢救无效,也最好将抢救持续到家属来到现场看到病人情况以后为止。如有条件尽量保存抢救过程的音视频资料。

(三)猝死患者应急处置流程

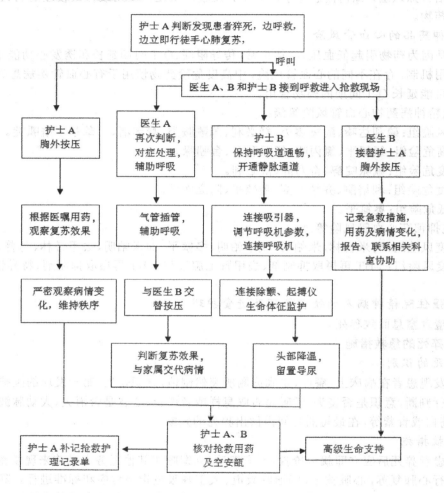

十四、输液不良反应防范预案及应急处置流程

(一)输液不良反应防范预案

(1)输液前应"三查八对",检查液体,有无混浊、结晶、絮状物、微粒等。

(2)输液时应严格按照配伍禁忌要求配置液体。

(3)输液液体应现配现用,开启后放置不得超过2h。

(4)输液时应使用一次性的无菌输液器,连续输液患者应每日更换输液器。

（二）输液不良反应应急处理流程

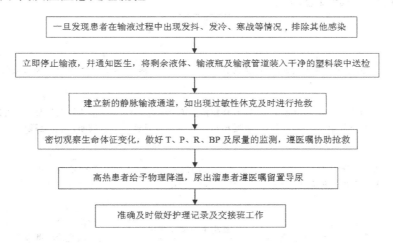

一旦发现患者在输液过程中出现发抖、发冷、寒战等情况，排除其他感染

↓

立即停止输液，并通知医生，将剩余液体、输液瓶及输液管道装入干净的塑料袋中送检

↓

建立新的静脉输液通道，如出现过敏性休克及时进行抢救

↓

密切观察生命体征变化，做好 T、P、R、BP 及尿量的监测，遵医嘱协助抢救

↓

高热患者给予物理降温，尿出溜患者遵医嘱留置导尿

↓

准确及时做好护理记录及交接班工作

十五、过敏性休克防范预案及处置流程

（一）过敏性休克防范预案

（1）护士在给患者用药前要询问患者有无该药物的过敏史，按要求做过敏试验，凡有过敏史者禁忌做该药物的过敏试验。

（2）正确实施药物过敏试验，过敏试验药液的配制、皮内注射剂量及试验结果的判断都应要求正确操作，过敏试验阳性者禁用。

（3）该药试验结果阳性或有该药物过敏史者，禁用此药，同时在该患者医嘱单、病历夹上注明过敏药物名称，并在护士办公室白板上写明患者床号、姓名过敏药物名称并告知患者及其家属。

（4）经过药物过敏试验凡接受该药治疗的患者，停药 3d，应重新做该药物过敏试验后方可再次使用此药。

（5）抗生素类药物应现配现用，特别是青霉素水溶液在室温下极易分解产生过敏物质，引起过敏反应，还可使药物效价降低，影响治疗效果。

（6）严格执行查对制度，做过敏试验时要警惕过敏反应的发生，皮试盘内要备肾上腺素一支及注射器（精神科皮试盘一定要备去甲肾上腺素）。

（7）药物过敏试验阴性，第一次注射完后要观察 20～30min，注意观察患者有无过敏反应，以防发生迟发性过敏反应。

（8）一旦发生过敏反应：①立即停止使用该药，就地抢救并迅速报告医生。②立即平卧，遵医嘱皮下注射肾上腺素 1mg，如不缓解，每隔 30min 再皮下或静脉注射肾上腺素 0.5mg，直至脱离危险期，注意保暖。③给予氧气吸入，呼吸抑制者遵医嘱给予人工呼吸或使用呼吸兴奋剂，喉头水肿影响呼吸者，立即行气管插管，必要时行气管切开。④迅速建立两条静脉通路，补充血容量，遵医嘱补液、升压药维持血压，应用氨茶碱解除支气管痉挛，给予呼吸兴奋剂，此外还可给予抗组胺药及皮质激素类药物等。⑤发生心脏骤停，立即行胸外按压、人工呼吸等心肺复苏的抢救措施。⑥密切观察患者的意识、体温、脉搏、呼吸、血压、瞳孔、尿量等生命体征的变化，患者未脱离危险前不宜搬动。⑦抢救结束后，准确补记各种记录。

（二）过敏性休克抢救处置流程

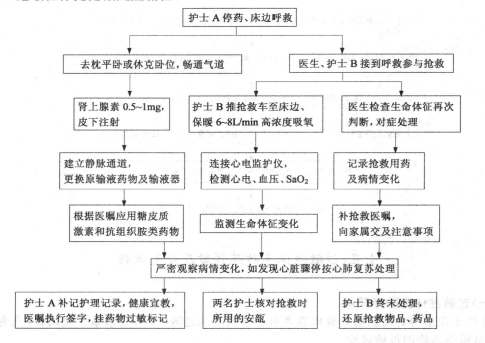

十六、生活不能自理患者防范预案及处置流程

（一）生活不能自理患者防范预案

(1)生活不能自理患者入一级护理病室后,护士应认真做好体检与评估工作。

(2)落实各项基础护理工作,保持口腔、皮肤等全身清洁,以防感染。

(3)做好饮食护理,进餐时由专人看护,防拒食、抢食、噎食,需喂食者应取坐位或半坐位,将其头偏向一侧,避免大口及快速喂食,以防呛咳窒息发生。

(4)做好排泄护理,每日观察患者的排泄情况,发现异常,及时处理。保持患者大小便通畅。

(5)需长期卧床者,做好压疮风险评估,落实防范措施,以防压疮发生。

(6)对能行走但步态欠稳的患者,护士要做到心中有数,平时多宣教,及时搀扶,防跌倒。

(7)加强对生活不能自理患者的生命体征及躯体情况的观察,防猝死。

(8)加强与患者的沟通,做好心理安慰。

（二）生活不能自理患者处置流程

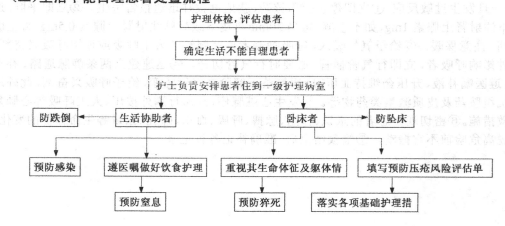

十七、药物不良反应防范预案及处置流程

（一）药物不良反应防范预案

（1）护理人员应掌握精神科常见药物不良反应的临床表现，以便及时识别。

（2）护士做入院宣教时应向患者及其家属了解患者的过敏史及药物不良反应史，以便及时向医生提供信息。

（3）使用新药的患者应加强观察，主动关心患者的不适主诉，如发现药物不良反应征兆，应及时告知医生，并协助处理。

（4）联合用药时，应注意配伍禁忌，静脉输液者滴速不宜过快，严格执行无菌操作。

（5）掌握各类药物给药的最佳时机和给药方法，以减少不良反应的发生。

（6）加强患者的宣教，告知患者所用药物可能发生的不良反应及表现，以便及时向医护反映。

（7）一旦发生药物不良反应即按相应流程处理。

（二）药物不良反应处理流程

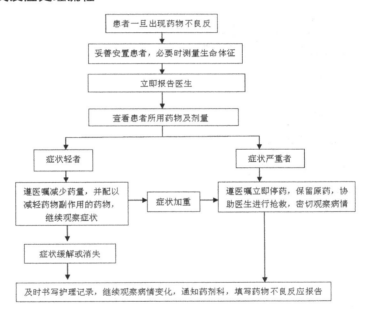

十八、危重患者管理预案及处置流程

（一）危重患者管理预案

（1）危重患者必须安置在一级病室或抢救室。

（2）病区一旦有病危病重患者，当班护士报告护士长，由护士长合理安排人员救治。病区24h内上报护理部，由护理部及或护士长实施随访，并督导护理措施落实情况。

（3）密切观察病情变化，及时实施治疗、护理措施。

（4）记录24h出入量的危重病人必须记录危重护理记录单，告病危患者至少每2h记录一次，时间精确到分钟，病重患者每班记录一次。

（5）认真落实安全保护措施，使用床栏、约束带、软枕等要有监护记录，加强监控。防止发生坠床等意外。

（6）对严重消极自伤患者应采取相应有效保护措施，必要时家属陪护。

（7）病区按危重病例护理查房、讨论及会诊制度开展危重病例护理查房、讨论及会诊。

（8）配备必要的危重患者抢救物品及药品，呈备用状态。

（二）危重患者处理流程

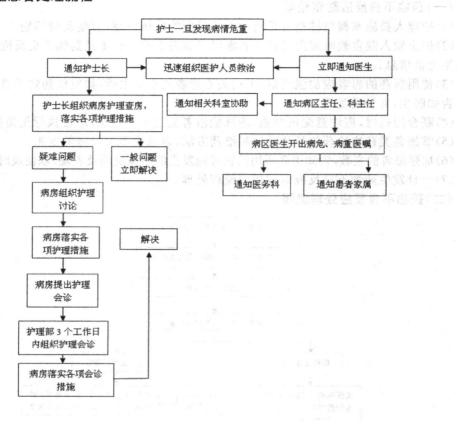

第六章

社区精神卫生

第一节　基本概念

Section 1

　　社区精神卫生指综合应用社会精神病学、精神卫生学和预防医学等学科的理论和方法,探讨如何保障和促进社区人群的心身健康,提高其承受应激和适应社会等能力,以防止各种心理障碍、行为问题和心身疾病的发生。社区精神卫生服务是在政府各级卫生机构领导和相关部门配合下,把社区作为基本单元,以基层精神卫生机构为主体,以社区精神卫生工作者和全科医师为骨干,合理利用社区资源,采纳融预防、医疗、保健、康复和健康教育等为一体的适宜精神卫生干预策略,来解决社区人群中的精神卫生问题,满足其基本心理卫生需要的一种连续性基层卫生服务。

第二节　国内外社区精神卫生服务现状

Section 2

一、国外社区精神卫生服务现状

　　随着科学技术进步和社会发展,早在 18 世纪后期,英国精神病学家提出了为精神病人解除约束,为他们施以更人道的处置。19 世纪英法两国的精神病学家改革者们,提出尽可能地为精神病患者创造条件,开发他们存有的能力,创造一个对他们来说尽可能舒适的环境,提出了"道义治疗"的概念。道义治疗着重于对精神障碍患者首先进行评估,研究其工作、娱乐及社会活动各方面的能力,同时在精神病院推行作业疗法等,认识到这种定式活动具有治疗价值,这一点与目前的康复精神医学实践相一致。

　　1941 年英国职业康复服务的重点也从对躯体残疾扩展到精神残疾患者。1943 年美国修订了职业康复法,在经济上和社会福利上对精神残疾人士提供合法的支持。第二次世界大战后,精神病人传统的管理模式受到冲击,许多精神病学和社会学学者提出了长期住院的弊端——住院综合征,患者因长期住院而隔绝正常社会生活,从而导致精神衰退和丧失劳动能力成为精神残疾,这一发现逐步推动了在社区中治疗康复精神障碍患者——精神康复医学体系的形成。20 世纪 50 年代末和 60 年代初,在世界上不少国家掀起了发展社区精神卫生运动,也引入了一种新的思想,即应该帮助精神病患者在社区中尽可能像正常方式那样维持他们自己。英国、美国和意大利等西方国家的"非住院化运动"更推动了社区精神卫生服务工作的进展。70 年代初期西方国家在精神病院普遍实施开放式管理,并逐步发展过渡性社区精神康复服务设施(中途宿舍、日间看护中心、庇护工厂等)。70年代后期开始风行各种家庭干预与心理教育措施的研究。80年代迄今较广泛地在社区推行各种技能训练、社区病案管理以及某些职业康复方案如辅助就业措施和各种求职俱乐部等。

二、我国社区精神卫生服务现状

我国的社区精神卫生服务起步较晚。在20世纪50年代后期,在北京和上海等主要大城市初步探讨了精神病社区康复工作,从70年代后期起至90年代初,国内大部分省、市的精神病社区康复工作有了明显的发展。自80年代后期开始,上海、沙市、北京、长沙等地陆续进行家庭干预(或家庭治疗)研究。90年代初,北京开展了职业康复和社会独立生活技能训练等康复技术,上海和杭州等地开展了家庭心理教育研究。

国内精神康复事业的另一重要方面为精神病院内的康复工作。自20世纪50年代起,国内各地精神病院都不同程度地开展具有康复性质的工疗和娱疗,较系统地开展以工作技能为中心的综合性训练,如培训治疗、教育治疗、劳动疗法和行为疗法等。70年代起部分精神病院已摸索试行开放式管理,但往往短期实施后终止试验或停滞不前。80年代后受到世界精神康复医学进展的激励影响,精神病院内逐渐发展了一些康复性质的技能训练,如音乐治疗、社交技能训练、绘画与书法训练、行为矫正训练和就业技能训练等,主要在北京、上海、沈阳等地积累了一定的实践经验。

自1991年起中国残疾人联合会大力推行"社会化、综合性、开放式"精神病防治康复工作模式,覆盖全国4亿多人口。具体是指建立以政府为主导、有关部门各尽其责、社会各界广泛参与的组织管理体系,形成以医疗机构为骨干、社区为基础、家庭为依托的精神病防治康复工作系统,宣传普及精神卫生知识,采取药物治疗、心理疏导、康复训练和社会服务等综合防治措施,推行有利于患者参与社会生活的开放式管理,促进精神障碍患者康复而回归社会。在这一精神的倡导下,社区精神科医生深入患者家庭进行康复指导,并建立起一批精神康复机构,推动了社区精神卫生服务的进一步发展。

2004年,我国"中央补助地方卫生经费重性精神疾病管理治疗项目"正式启动,国家财政投入686万元作为启动资金,故称为"686"项目。该项目由国家财政部、原卫生部设立,以重大公共卫生项目等为设立依据,以政府投入为主体,强调政府行为,且充分发挥现行公共卫生体系的作用,其目的是加强精神健康建设等方面的作用,使患者或公众受益。原则是确保医疗质量和安全,并以建立综合预防和控制精神疾病患者危险行为为有效机制,提高治疗率,降低危险行为的发生率,普及精神疾病防治知识,提高对重性精神疾病系统治疗的认识。内容包括设立各级项目办公室,项目实施、督导、评价与上报,建立社区个案管理员制度,明确家庭、社区和专科医院的职责。加强基层精神卫生知识的培训,设置科学有效的管理流程,对社区精神病患者进行规范化管理。

2013年5月1日,《中华人民共和国精神卫生法》正式颁布实施,为社区精神卫生服务提供了法律依据和保障。明确了社区康复机构应当为需要康复的精神障碍患者提供场所和条件,对患者进行生活自理能力和社会适应能力等方面的康复训练。医疗机构应当为在家居住的严重精神障碍患者提供精神科基本药物维持治疗,并为社区康复机构提供有关精神障碍康复的技术指导和支持。社区卫生服务机构、乡镇卫生院、村卫生室应当建立严重精神障碍患者的健康档案,对在家居住的患者进行定期随访,指导患者服药和开展康复训练,并对患者的监护人进行精神卫生知识和看护知识的培训。村民委员会、居民委员会应当为生活困难的精神障碍患者家庭提供帮助,并向上一级人民政府有关部门反映患者及家庭的情况及要求,帮助解决实际困难,为患者融入社会创造条件。从法律层面上为精神病人的社区医疗、康复、日常生活和管理提供了强有力的支撑。

第三节　社区精神卫生服务的基本原则、特征和内容
Section 3

一、社区精神卫生服务的基本原则

(一)促进心身健康为服务目标
社区精神卫生服务以促进人们心身健康为中心,不仅要防治康复社区中已经身患精神障碍的人群,更重要的是必须将工作重点从精神障碍的治疗康复,扩展到预防控制导致精神障碍的危险因素上来,以便更好地促进社区人群的心理健康,提高其承受应激和适应社会能力,防止各种心理、行为问题和心身疾病等发生。

(二)以社区人群为服务对象
社区精神卫生服务以促进社区内整个人群的心身健康为准则,包括提高社区人群的心理健康意识和水平,纠正不良行为和病态价值观念,创造良好的社区生活、生产、职业文化、住宅卫生环境等,皆是以整个社区人群的健康利益为出发点。家庭是组成社区的最基本单元,一个家庭内的每一个成员之间有密切的血缘和经济关系,具有相似的生活方式、成长经历、文化背景、居住环境和卫生习惯等。因此在社区精神卫生服务中,必须充分重视对社区家庭成员心身健康的促进作用。

(三)以社区需求为服务导向
社区精神卫生服务以社区需求为导向强调其服务的针对性和可及性。针对性指每个社区有其特定的文化背景和环境条件,社区精神卫生服务应从社区本身的实际情况和需求出发,确定社区人群所关心的心理健康问题是什么,哪些是他们迫切希望解决的问题,即做出正确的社区诊断。随后通过制定适合于社区自身特点的社区精神卫生项目来解决问题,并在项目执行过程中加强监测和评价,这样就符合社区本身的需求即有针对性。可及性是根据服务对象的特点,设立方便社区人群的服务方式和服务项目,如社区卫生服务站和家庭病床等,灵活运用出诊、门诊、会诊、转诊、访视和住院等手段,提供优质、便捷、高效和价廉的防治康复服务,才能与社区人群建立良好的供需关系而得到其认同。

(四)以多部门合作为服务模式
在经济和社会高速发展的今天,许多因素如环境污染、不良生活行为习惯和文化差异等皆不同程度地影响着人们的心身健康。解决这些问题仅靠卫生部门是无能为力的,涉及各个不同部门的合作。实践证明,打破部门界限,社区内民政、教育、卫生、环卫、体育、文化和公安等部门,通过增进了解、建立有效合作程序、明确各自职责和避免重复,才能高效率地解决社区中的任何一个健康问题,尤其是社区精神卫生问题。在社区多部门合作中,卫生部门承担组织和管理功能,对社区卫生服务中心和各站点的设置标准、技术规范和人员配备等进行业务指导和监督。

(五)以人人参与为运行机制
社区精神卫生服务的重要内涵是鼓励和支持社区中每一个人确定其自身的心理卫生需求,帮助其防治自身的心理健康问题。因此,动员社区中人人参与是社区精神卫生服务的关键环

节。人人参与不仅是动员社区中每一个人明确与其切身利益密切相关的心身健康问题,主动去营造促进其心身健康的环境,而且应鼓励其积极参与到确定社区精神卫生问题、制定和评估社区精神卫生规划等决策中来。人人参与既能扩大服务的覆盖面和提高服务水平,又能激发个体对促进和改善社区心身健康的责任感,提高社区居民的自我保健能力。

二、社区精神卫生服务的基本特征

社区精神卫生服务与其他类型的卫生服务相比,有其自身的特点。

1. 综合性服务

社区精神卫生服务的主要目标是提高社区人群的心身健康水平,而非单纯地治疗精神障碍患者,由此决定了社区精神卫生服务的首要特征为综合性服务。主要体现在下列几个方面:①服务对象既不分性别和年龄,也不分患者、亚健康和健康人群;②服务方式和内容包括从生物、心理和社会文化等方面,来促进心身健康、预防心身疾病、治疗和康复精神障碍患者;③服务范围包括个人、家庭和整个社区人群。

2. 连续性服务

社区精神卫生工作者和全科医生对所辖社区人群的心身健康,肩负着长期和相对固定的责任。从心身健康危险因素的监测到机体出现最初的功能失调,至疾病发生、发展、演变和康复的整个过程,包括新、旧、急性和慢性患者的住院、转院和出院等不同时期,为社区人群提供连续性的心理卫生服务。

3. 协调性服务

社区精神卫生工作者的职责是向社区所辖的人群提供广泛而综合性的心理卫生保健服务,其中有的服务是其单独无法完成的,需要其他医疗和非医疗部门的配合。因此,协调性服务是社区精神卫生工作者应该掌握的基本技能之一,不仅应当掌握各级各类卫生机构及其专家、家庭和社区内外的资源情况,而且应该与之建立相对固定的联系,以便协调各医疗专科的服务,为社区人群提供全面而深入的心理卫生保健服务。

4. 可及性服务

可及性服务是社区精神卫生服务的一个显著特点,既包括时间和地理位置上的方便性,也包括心理上和经济上的可接受性。社区精神卫生工作者是社区成员之一,既是心理卫生保健服务的提供者,更是其服务对象的朋友,以利于社区人群无论何时都能够在自己的社区内得到全面而经济实惠的心理卫生保健服务。

三、社区精神卫生服务的基本内容

(一)社区精神障碍流行病学调查

社区精神障碍流行病学调查是基础性研究,为社区精神卫生工作开展之第一步,它提供有关精神障碍及其影响因素分布等的最基本数据,并决定了社区进一步精神卫生决策的制定和工作的开展。定期和不定期地开展社区精神障碍的流行病学调查,可以为社区精神卫生服务提供以下基本信息:

(1)精神障碍在不同时间、地区和人群中的流行现状和分布特征,包括患病率和就诊、误诊、监护、治疗及伤残等构成比。

(2)精神障碍所致疾病负担,包括失能调整生命年和疾病经济负担等。

（3）精神障碍对个人、家庭和社会的影响，包括生存质量、自伤自杀和肇事肇祸等。

（4）精神障碍患者及其家庭需求，包括在疾病诊断、治疗、康复、生活、学习和工作等方面。

（5）探讨导致精神障碍的危险因素，为精神障碍的三级预防提供信息。

（6）评价一定时期已经开展的某项社区精神卫生服务项目的防治效果。

（7）建立社区精神障碍信息网络体系，动态监测精神障碍随时间、地点和人群变化的流行特征。我国分别于1982年和1993年，进行了12个地区和7个地区协作的精神障碍流行病学调查，北京和上海等地也开展了地区性精神障碍流行病学调查，这对指导全国和地区性社区精神卫生工作的开展具有重要的意义。

（二）精神卫生知识健康宣教

在社区人群中通过丰富多彩的形式如个别或集体交谈、科普书籍、版画、广播、电视和网络等载体，在社区人群中普及精神卫生相关知识，包括精神障碍的病因、危险因素、发病机制、临床表现、防治方法和康复经历等。通过普及精神卫生知识，社区人群才能正确对待精神障碍和精神障碍患者，做到对精神障碍患者的早期发现和早期治疗，防止复发及预防精神残疾的发生，以利于争取良好的预后；同时能促进社区人群的心理健康水平，提高其社会适应能力，积极预防精神障碍和心身疾病的发生。当前，精神卫生知识在我国干部和群众中的普及都很不够，陈旧的观念和对精神病人不正确的态度尚比较普遍，因此影响患者的早期发现与及时就医。社会上虚假广告、巫医神汉和迷信活动还很猖獗，使许多精神障碍患者及其家属深受其害。因此，把精神卫生的科学知识教给广大群众，有助于纠正旧传统观念和对精神障碍的不正确看法，是社区精神卫生服务的重要内容之一。

（三）精神障碍的二级和三级预防

由于精神障碍的病因未明，世界各国的精神病学家正在对其进行探索，目前在社区开展精神障碍的一级预防即病因预防条件尚未成熟。精神障碍的二级预防即早期发现、早期诊断和早期治疗精神障碍患者，以利于早日控制其病情进展和促进其尽快恢复健康。精神病学家正在社区中研究探讨各类精神障碍的二级预防，实践证明有的精神障碍如神经症和精神发育迟滞并发精神障碍等是可以进行二级预防的。精神障碍的三级预防包括诊治已经患病的精神障碍人群、进行精神障碍危机干预、预防精神障碍复发、防治精神残疾的发生和促进精神障碍患者早日回归社会，是当今社区精神卫生服务的主要内容。

（四）心理生理障碍与心身疾病的防治

人的心理与其躯体生理功能是相互联系、相互作用和相互影响的。1986年国际精神卫生工作会议指出要重视心理和社会因素的致病防病作用。一般来说，心理生理障碍与心身疾病是指以心理因素和社会因素为主要因素而导致的生理障碍和躯体疾病，可累及全身各个器官系统，如失眠症、进食障碍、消化性溃疡病、肿瘤和冠心病等。其防治康复需通过社区精神卫生服务，提高社区人群的心理健康水平和社会适应能力。

第四节　社区精神卫生服务的组织和实施

Section 4

一、社区精神卫生服务的人员组成

参与社区精神卫生服务的人员应包括精神科医生、精神科护士、心理工作者、工娱治疗员和社会工作者。这五类工作人员在开展社区精神卫生服务时以团队的形式工作，既有各自的工作职责又团结协作,共同完成社区精神卫生服务的目标。一般而言,精神科医生的主要职责为进行精神障碍的诊断,制定药物治疗方案和教导患者本人及其家属如何预防疾病复发等技能;精神科护士执行药物治疗方案和护理精神障碍患者,同时向患者家属宣传有关精神障碍的护理知识;心理工作者对患者和患者家属进行心理治疗和咨询,提高其应对心理社会应激和适应社会的能力;工娱治疗员的职责为对稳定期的精神障碍患者进行社交技能训练、行为矫正治疗、娱乐治疗和职业康复等;社会工作者帮助康复后的精神障碍患者即精神康复者,在社区中就业以利于其回归社会。

二、社区精神卫生服务的组织原则和方式

社区精神卫生工作涉及多学科和多部门协作,单纯依靠医疗部门并不能完全承担社区精神卫生服务的基本任务,必须取得政府相关部门支持和动员全社会力量共同参与。自 1985 年第一次全国精神卫生工作会议召开以来,通过学习国外发达国家开展社区精神卫生的先进经验,结合我国城乡自身的文化、经济、医疗和环境等特色,我国逐步探讨了社区精神卫生服务组织的建立和健全,概括起来其组织原则和方式如下。

1.组织原则

根据中国国情,我国精神卫生工作者和各部门相关人员在实践中不断地探索和总结,确定社区精神卫生服务的组织原则有以下几个方面:

(1)政府领导和全社会参与,社区精神卫生服务工作涉及社会各方面的支持和协助,因此需要在政府领导下协调各级相关部门,鼓励全社会各阶层人们共同参与,方能把本项服务落到实处;

(2)健全管理体制和办事机构,在各级政府领导下,建立和健全各级领导小组,下设办公室作为专门办事机构,担负社区精神卫生服务的领导工作和具体落实;

(3)部门责任和计划管理,各级领导小组下的卫生、民政、公安、残联和财政等部门,要分工协作、各司其职和齐抓共管社区精神卫生服务工作,各级部门要抓好社区精神卫生服务计划的编制、执行及检查三大重要环节,做好计划管理;

(4)组织实施和落实规划,可先试点后普及,以点带面,分阶段实施,包括开发领导层、健全组织、宣传发动、队伍培训、落实服务措施和总结评估等。

2.组织方式

根据社区精神卫生服务的组织原则,我国一些主要城市如北京和上海等,建立了社区精神卫生服务的三级网络)。网络中各级机构的职能分别为:

(1)省(市)、区(县)和街道(乡镇)级精神卫生工作领导小组,分别由相应层面的卫生、民政、公安、残联和财政等系统部门的领导组成并下设办公室,负责制定社区精神卫生计划和协调实施。

(2)省(市)和区(县)级精神卫生保健所、综合医院精神科和精神病院是相应地区社区精神卫生的医疗、教学、科研和防治工作的指导中心,负责规划、培训和指导该地区的社区精神卫生工作。其中民政和公安系统精神病院主要收治社会上"三无"患者和监护与治疗触犯刑律的精神病人。

(3)街道(乡镇、学校和公司)医院是基层开展社区精神卫生服务工作的第一线,指导主要由该级医护等人员组建的社区精神卫生服务中心,具体实施社区精神卫生服务的各项工作,服务到社区人群中的每一个人。

三、社区精神卫生服务实施中的生物—心理—社会综合干预

在新医学模式的指导下,为了高效率地促进社区人群的心身健康,尤其是进行精神障碍的二级和三级预防,必须实施生物—心理—社会综合干预,才能使精神障碍患者早日回归社会。目前国内外对社区中精神障碍患者常用的生物—心理—社会综合干预方法如下。

1. 抗精神病药物维持治疗

抗精神病药物能显著地缓解精神障碍患者的幻觉、妄想和行为紊乱等精神症状,从而有利于其出院后回到社区接受进一步康复治疗。实践证明,严重危害人们身心健康的精神分裂症和心境障碍等精神障碍,类似于躯体疾病中的高血压、甲状腺功能低下和糖尿病等,需要药物长期维持治疗才能使其基本保持良好的心理生理状态,否则将导致疾病复发。因此,抗精神病药物的维持治疗为精神障碍患者在社区接受进一步心理社会康复干预治疗奠定了基础。

2. 行为矫正疗法

慢性精神病人常被迫长期住在精神病院或家中,可产生对精神病院和家庭的依赖,而使患者生活能力下降,加重了患者的精神功能缺陷。其常见表现为自我服务始动性缺乏,主要表现为生活自理不好,如衣着不整、不自己整理床铺、不主动洗澡、不打扫房间和不主动参加娱乐活动等,这种精神功能缺陷用药物治疗难以奏效。经研究发现,在新发病的精神障碍患者中也常有自我服务始动性缺乏。采用行为矫正疗法如语言、物质和代币强化等进行行为矫正可以取得较好的效果,一般以6个月为一个疗程。

3. 社会交往技能训练

在急性和慢性精神障碍患者中除了上述常见的始动性缺乏外,他们的社会交往技能也常常下降,包括不愿与外人、同事和亲戚朋友等接触,不主动参加各种活动和与人交往时缺乏正确的交流技巧等,尤其在慢性精神障碍患者中问题较为突出。患者的社会交往技能缺陷也难以通过药物治疗得到康复。可以联合运用行为矫正疗法和社会交往技能训练来使其得到逐步纠正。行为矫正疗法已如前述,社会交往技能训练由训练师训练精神障碍康复者掌握社交的基本技能,主要包括以下六个社交技巧:①社交中提倡目光接触,加强眼神交流;②社交中保持良好姿势,有手势和身体动作;③社交中要有协调的面部表情;④社交中说话声音要响亮和语调抑扬顿挫;⑤社交中语言要流畅;⑥社交中保持良好精神状态,整体活力水平高。用行为矫正疗法鼓励康复者在购物、理发、游览、看电影和乘公共汽车等活动和工作中应用社交技能。

4. 职业康复

精神障碍康复者的始动性缺乏和社交技能缺陷经过康复治疗得到改善后,尚难以完全回归社会,因为其职业功能受疾病的影响也有不同程度的下降,如其基本职业功能中守时与遵守纪律、接受帮助与帮助他人、接受表扬与批评、人际关系和互助协作等能力皆受到影响。应根据不同性别、文化程度、病前职业情况及病情,经康复者同意,编入不同难易程度的治疗小组,如简易技能小组:保洁、简单机械装配、封装成品、缝纫等手工编织等;较高技能小组:组装焊接电器具、切割金属部件、电热封装及饲养鸟兽宠物等。视工种及工作成绩不同给予表扬或不同物质奖励,低难度康复小组经测试合格的康复者可转向高难度康复小组。

5. 家庭干预

精神障碍的家庭治疗又称家庭干预,它是将治疗、康复、家庭教育、危机干预等手段有机结合在一起的一种新兴的治疗手段。家庭干预是以患者整个的家庭为治疗对象,治疗的重点集中在家庭成员之间的人际关系之上。由于家庭干预的出发点在于它使出院患者(或门诊患者)在家庭和社区的环境中,通过家庭病床、门诊治疗等途径进行药物治疗。治疗者通过与患者及

其家庭间相互信任的治疗联盟,并在药物治疗的基础上,进行以推迟复发、降低残障、功能训练和重返社会为主要内容的全面综合治疗。在此过程中,治疗者对患者及家庭成员进行家庭教育、技能训练和危机干预,帮助他们克服精神疾病所造成的生理及心理影响,使家庭成员建立正常的情感表达及家庭关系,对一旦面临的疾病复发、各种应激事件和危机,能够正确应对。家庭始终保持对患者的关爱,帮助其实现全面康复,回归社会,提高患者和家庭的生活质量。

6. 社会独立生活技能训练

精神康复的最新发展使各种技能训练方法走进了精神康复领域,从而使精神康复日渐成型和完善。这些训练方法来源于社会学习理论、人类资源开发训练和职业康复等。如对付生活应激的有效办法需要提高解决问题的实际能力,从其他人那里获得有效的帮助,动员和应用自己的支持系统,以及积极从事工作的能力。采用既直接又积极主动的学习原则,通过技能训练来增强患者独立解决问题和在精神症状恶化期间如何保护自己免受精神症状影响的能力。研究发现,将技能训练运用到个别治疗、集体治疗、家庭治疗、环境治疗和职业培训中去,是行之有效的。目前得到世界公认且十分受欢迎的技能训练是社会独立生活技能,它包括药物自我处置技能训练程式、症状自我监控技能训练程式、回归社会技能训练程式、求职和保职程式及休闲程式等。

四、社区精神卫生服务的实施机构

1. 社区精神康复家庭治疗联盟

由社区街道(乡镇)精神卫生工作领导小组和街道(乡镇)级医院共同负责,在社区中建立精神康复家庭治疗联盟,实施家庭干预各项技术,主要包括以下两部分内容。

(1)精神康复家庭治疗联盟的人员组成。在社区精神康复服务网络中的卫生、民政、公安和残联等公务员的积极配合下,由社区精神卫生服务中心的医生、护士、心理工作者、工娱治疗员和社会工作者,负责所服务社区中精神康复家庭治疗联盟的建立,即由一个精神障碍患者家庭的家庭成员和(或)亲属作为监护人、精神残疾患者本人和社区精神卫生服务中心人员三者组成一个精神康复家庭治疗联盟。该社区中有多少个精神障碍患者家庭就建立多少精神康复家庭治疗联盟。

(2)在精神康复家庭治疗联盟中组成人员所承担的角色。社区精神卫生服务中心组成人员角色为与精神障碍患者家属和患者本人共同制定促进精神残疾患者康复的计划,包括精神药物维持治疗方案、心理行为康复治疗技术和社会康复干预治疗技术;精神障碍患者家属的角色为参与制定精神康复计划、看护精神障碍患者和与社区精神卫生中心人员积极配合,共同负责执行促进患者康复的精神康复计划;精神障碍患者的角色为参与制定促进其精神障碍康复的精神康复计划,主动积极地配合精神康复计划。

2. 社区精神障碍康复工(农)疗站

由社区街道(乡镇)精神卫生工作领导小组负责主办,在社区居(村)委会的企业、公司、商店和工厂等中,建立促进精神障碍患者康复的工作或农业劳动治疗站,在抗精神病药物维持治疗基础上,根据每个精神障碍康复者的具体情况,实施不同的综合心理社会康复干预,来促进社区中精神障碍康复者逐渐回归社会,包括以下心理社会康复治疗,如行为矫正疗法、社会交往技能训练、职业康复和社会独立生活技能训练等。

3. 社区精神卫生护卫联盟

以社区居(村)委会为主体,组织社区群众进行精神卫生知识健康宣教,提高其应对心理社会应激的能力,进行精神障碍的二级预防,早期发现、早期诊断和早期治疗精神障碍患者,同时看护、关心和帮助本社区的精神障碍患者及其家属。开展社区精神障碍危机干预,预防和制止精神障碍患者自伤自杀和肇事肇祸等行为的发生。

4. 日间住院

这是一种作为回归社会过渡形式的部分住院,让经过住院治疗好转的患者在不脱离家庭生活情况下,白天来医院接受治疗和康复训练,晚上回家。

5. 晚间住院

对于无家可归、家庭无条件或不愿照顾的稳定期的患者,让他白天去单位工作,晚上回医院住院。

6. 宿舍服务

在社区建立过渡期宿舍和独立宿舍服务,过渡期宿舍服务对象为新出院的精神障碍康复者,独立宿舍服务对象为经康复后具备社会独立生活技能的精神障碍康复者,他们因复杂原因无家可归或不愿意再回到从前的生活环境。在社区宿舍及其周围进行日常生活技能训练、社交技能训练、职业康复和公开就业等。

实践证明,大部分患者在急性期症状控制后,回到社区生活中,并得益于相应的康复服务,完全能够继续提高疗效,适应正常生活,参加适当的生产劳动。因此,发展社区精神卫生服务,能促进患者的全面康复,为患者早日回归社会创造条件。

第五节　社区精神卫生展望

Section 5

随着社会发展,与人们身心健康息息相关的疾病谱亦随之变迁。1990 年,WHO 在《全球疾病负担》中指出,传染性疾病等生物因素所造成的疾病负担(BD)已显著下降,非传染性疾病所致的 BD 正逐渐上升。在非传染性疾病中尤以精神障碍给人类社会带来的 BD 为重,在中低收入国家占其总 BD 的 10.0%,高收入国家则达 23.5%,已超过肿瘤和心脑血管病的 BD。美国哈佛大学默里(C. Murray)教授等在《全球疾病负担》中进一步预测,到 2020 年,仅精神障碍中的成人单相抑郁症将上升到全球疾病负担的第二位。2001 年中国卫生部在"世界卫生日"宣布,我国精神障碍所致 BD 已占总 BD 的 20%,排位第一。由此可见,精神障碍已成为严重危害全人类身心健康的重大公共卫生问题之一。

实践证明,现代医学对一些高血压和精神障碍等慢性疾病及退行性疾病治愈乏术,高新技术医疗服务导致医疗费用快速上涨,但对改善人类总体健康状况却收效甚微,85%以上的卫生资源耗在 15%的危重患者身上,而仅有 15%的资源用于服务于大多数人的基层医疗和公共卫生服务,解决这些问题已成为卫生改革的当务之急。世界各国卫生经济学家对住院、门诊和社区卫生服务的成本—效益进行对照研究表明,社区卫生服务包括社区精神卫生服务是低投入、高回报的良性医疗服务模式。目前国外发达国家广泛开展"全科(家庭)医学",即社区卫生服务,降低了 BD,高效率地预防控制了人群中各种疾病,取得了显著的成效,并正在进一步完善社区卫生服务包括社区精神卫生服务的体制机制。因此,开展社区精神卫生来预防控制精神障碍和心身疾病,不仅是我国精神卫生工作前进的方向,而且是世界潮流。随着世界各国加强对精神卫生的重视,《中华人民共和国精神卫生法》的颁布实施,我国社区精神卫生服务必将得到进一步的落实、推广和完善。

附录一 《美国精神障碍诊断与统计手册(第五版)》(DSM-5) 分类中英文对照

摘译自：*American Psychiatric Association： Diagnostic and Statistical Manual of Mental Disorders，Fifth Edition.* Arlington，VA，American Psychiatric Press，2013

Neurodevelopmental Disorders
神经发育障碍
Intellectual Disabilities
智力残疾
Intellectual Disabilities（Intellectual Developmental Disorder）
智力残疾（智力发育障碍）
Global Developmental Delay
整体发育迟缓
Unspecified Intellectual Disability（Intellectual Developmental Disorder）
未特定的智力残疾（智力发育障碍）
Communication Disorders
交流障碍
Language Disorder
语言障碍
Speech Sound Disorder
语音障碍
Childhood-Onset Fluency Disorder（Stuttering）
童年起病的言语流畅障碍（口吃）
Social（Pragmatic）Communication Disorders
社交（实际的）交流障碍
Unspecified Communication Disorders
未特定的交流障碍
Autism Spectrum Disorder
孤独症系列（谱）障碍
Attention-Deficit/Hyperactivity Disorder
注意缺陷/多动障碍
Attention-Deficit/Hyperactivity Disorder
注意缺陷/多动障碍
Other specified Attention-Deficit/Hyperactivity Disorder
其他特定性注意缺陷/多动障碍
Unspecified Attention-Deficit/Hyperactivity Disorder
未特定的注意缺陷/多动障碍
Specific Learning Disorder

特殊学习障碍

Specific Learning Disorder

特殊学习障碍

Motor Disorder

运动障碍

Developmental Coordination Disorder

发育性共济障碍

Stereotypic Movement Disorder

刻板运动障碍

Tourette's Disorder

Tourette 障碍

Persistent（Chronic）Motor or Vocal Tic Disorder

持久性（慢性）运动或发声抽动障碍

Provisional Tic Disorder

暂时性抽动障碍

Other Specified Tic Disorder

其他特定性抽动障碍

Unspecified Tic Disorder

未特定的抽动障碍

Other Neurodevelopmental Disorders

其他神经发育障碍

Other Specified Neurodevelopmental Disorder

其他特定性神经发育障碍

Unspecified Neurodevelopmental Disorder

未特定的神经发育障碍

Schizophrenia Spectrum and Other Psychotic Disorders

精神分裂症系列（谱）和其他精神病性障碍

Schizotypal（Personality）Disorder

分裂型（人格）障碍

Delusional Disorder

妄想障碍

Brief Psychotic Disorder

短暂的精神病性障碍

Schizophreniform Disorder

精神分裂样障碍

Schizophrenia

精神分裂症

Schizoaffective Disorder

分裂情感性障碍

Substance/Medication-Induced Psychotic Disorder

物质/药物诱发的精神病性障碍

Psychotic Disorder Due to Another Medical Condition

其他躯体情况所致精神病性障碍

Catatonia Associated With Another Mental Disorder(Catatonia Specifier)

其他精神障碍并发的紧张症(紧张症特定词)

Catatonic Disorder Due to Another Medical Condition

其他躯体情况所致紧张性障碍

Other Specified Schizophrenia Spectrum and Other Psychotic Disorder

其他特定性精神分裂症系列(谱)和其他精神病性障碍

Unspecified Schizophrenia Spectrum and Other Psychotic Disorder

未特定的精神分裂症系列(谱)和其他精神病性障碍

Bipolar and Related Disorders

双相和相关障碍

Bipolar I Disorder

双相 I 型障碍

Bipolar II Disorder

双相 II 型障碍

Cyclothymic Disorder

环性情感障碍

Substance/Medication-Induced Bipolar and Related Disorder

物质/药物诱发的双相和相关障碍

Bipolar and Related Disorder Due to Another Medical Condition

其他躯体情况所致双相和相关障碍

Other Specified Bipolar and Related Disorder

其他特定性双相和相关障碍

Unspecified Bipolar and Related Disorder

未特定的双相和相关障碍

Depressive Disorders

抑郁障碍

Disruptive Mood Dysregulation Disorder

破坏性心境失调障碍

Major Depressive Disorder

重型抑郁障碍

Persistent Depressive Disorder (Dysthymia)

持久性抑郁障碍(恶劣心境)

Premenstrual Dysphoric Disorder

经前期心境不良障碍

Substance/Medication-Induced Depressive Disorder

物质/药物诱发的抑郁障碍

Depressive Disorder Due to Another Medical Condition

其他躯体情况所致抑郁障碍

Other Specified Depressive Disorder

其他特定性抑郁障碍

Unspecified Depressive Disorder

未特定的抑郁障碍

Anxiety Disorders

焦虑障碍

Separation Anxiety Disorder

分离焦虑障碍

Selective Mutism

选择性缄默症

Specific Phobia

特殊恐惧症

Social Anxiety Disorder(Social Phobia)

社交焦虑障碍(社交恐惧症)

Panic Disorder

惊恐障碍

Panic Attack Specifier

惊恐发作特定词

Agoraphobia

广场恐惧症

Generalized Anxiety Disorder

广泛性焦虑障碍

Substance/Medication-Induced Anxiety Disorder

物质/药物诱发的焦虑障碍

Anxiety Disorder Due to Another Medical Condition

其他躯体情况所致焦虑障碍

Other Specified Anxiety Disorder

其他特定性焦虑障碍

Unspecified Anxiety Disorder

未特定的焦虑障碍

Obsessive-Compulsive and Related Disorders

强迫和相关障碍

Obsessive-Compulsive Disorder

强迫障碍

Body Dysmorphic Disorder

身体变形障碍

Hoarding Disorder

收藏障碍

Trichotillomania(Hair-Pulling Disorder)

拔毛症(拔毛障碍)

Excoriation（Skin-Picking Disorder）

抓痕症（皮肤搔抓障碍）

Substance/Medication-Induced Obsessive-Compulsive and Related Disorder

物质/药物诱发的强迫和相关障碍

Obsessive-Compulsive and Related Disorder Due to Another Medical Condition

其他躯体情况所致强迫和相关障碍

Other Specified Obsessive-Compulsive and Related Disorder

其他特定性强迫和相关障碍

Unspecified Obsessive-Compulsive and Related Disorder

未特定的强迫和相关障碍

Trauma- and Stressor-Related Disorders

创伤和应激相关障碍

Reactive Attachment Disorder

反应性依附障碍

Disinhibited Social Engagement Disorder

失约束的社会交往障碍

Posttraumatic Stress Disorder（included Posttraumatic Stress Disorder for Children Years and Younger）

创伤后应激障碍（包括童年和少年期创伤后应激障碍）

Acute Stress Disorder

急性应激障碍

Adjustment Disorder

适应障碍

Other Specified Trauma- and Stressor-Related Disorder

其他特定性创伤和应激相关障碍

Unspecified Trauma- and Stressor-Related Disorder

未特定的创伤和应激相关障碍

Dissociative Disorders

解离障碍

Dissociative Identity Disorder

解离性身份认同障碍

Dissociative Amnesia

解离性遗忘症

Depersonalization/Derealization Disorder

人格解体/现实解体障碍

Other Specified Dissociative Disorder

其他特定性解离障碍

Unspecified Dissociative Disorder

未特定的解离障碍

Somatic Symptom and Related Disorders

躯体症状和相关障碍

Somatic Symptom Disorder

躯体症状障碍

Illness Anxiety Disorder

疾病焦虑障碍

Conversion Disorder（Functional Neurological Symptom Disorder）

转换障碍（功能性神经症状障碍）

Psychological Factors Affecting Other Medical Condition

受心理因素影响的其他躯体情况

Factitious Disorder（included Factitious Disorder Imposed on Self，Factitious Disorder Imposed on Another）

造作性障碍（包括对自身的造作性障碍，对他人的造作性障碍）

Other Specified Somatic Symptom and Related Disorder

其他特定性躯体症状和相关障碍

Unspecified Somatic Symptom and Related Disorder

未特定的躯体症状和相关障碍

Feeding and Eating Disorders

喂食和进食障碍

Pica

异食症

Rumination Disorder

反刍障碍

Avoidant/Restrictive Food Intake Disorder

回避性/限制性摄食障碍

Anorexia Nervosa

神经性厌食

Bulimia Nervosa

神经性贪食

Binge-Eating Disorder

暴食障碍

Other Specified Feeding or Eating Disorder

其他特定性喂食或进食障碍

Unspecified Feeding or Eating Disorder

未特定的喂食或进食障碍

Elimination Disorders

排便障碍

Enuresis

遗尿症

Encopresis

遗粪症

Other Specified Elimination Disorder

其他特定性排便障碍

Unspecified Elimination Disorder

未特定的排便障碍

Sleep-Wake Disorders

睡眠-觉醒障碍

Insomnia Disorder

失眠障碍

Hypersomnolence Disorder

过度嗜睡障碍

Narcolepsy

发作性睡病

Breath-Related Sleep Disorders

呼吸相关睡眠障碍

Obstructive Sleep Apnea Hypopnea

阻塞性睡眠呼吸暂停低通气

Central Sleep Apnea

中枢性睡眠呼吸暂停

Sleep-Related Hypoventilation

睡眠相关通气不足

Circadian Rhythm Sleep-Wake Disorders

昼夜节律睡眠-觉醒障碍

Delayed sleep phase type

睡眠时相延迟型

Advanced sleep phase type

睡眠时相提前型

Irregular sleep-wake type

睡眠-觉醒不规则型

Non-24-hour sleep-wake type

睡眠-觉醒非 24h 型

Shift work type

倒班工作型

Parasomnias

异态睡眠

Non-Rapid Eye Movement Sleep Arousal Disorders

非快眼动睡眠觉醒障碍

Nightmare Disorder

梦魇

Non-Rapid Eye Movement Sleep Behavior Disorders

非快眼动睡眠行为障碍

Restless Legs Syndrome

不宁腿综合征

Substance/Medication-Induced Sleep Disorder

物质/药物诱发的睡眠障碍

Other Specified Insomnia Disorder

其他特定性失眠障碍

Unspecified Insomnia Disorder

未特定的失眠障碍

Other Specified Hypersomnolence Disorder

其他特定性过度嗜睡障碍

Unspecified Hypersomnolence Disorder

未特定的过度嗜睡障碍

Other Specified Sleep-Wake Disorder

其他特定性睡眠-觉醒障碍

Unspecified Sleep-Wake Disorder

未特定的睡眠-觉醒障碍

Sexual Dysfunctions

性功能障碍

Delayed Ejaculation

延迟射精

Erectile Disorder

勃起障碍

Female Orgasmic Disorder

女性性高潮障碍

Female Sexual Interest/Arousal Disorder

女性性兴趣/激发障碍

Genito-Pelvic Pain/Penetration Disorder

生殖器-盆腔痛/插入障碍

Male Hypoactive Sexual Desire Disorder

男性性欲低下障碍

Premature（Early）Ejaculation

早泄

Substance/Medication-Induced Sexual Dysfunction

物质/药物诱发的性功能障碍

Other Specified Sexual Dysfunction

其他特定的性功能障碍

Unspecified Sexual Dysfunction

未特定的性功能障碍

Gender Dysphoria

性别烦恼

Gender Dysphoria

性别烦恼

Other Specified Gender Dysphoria

其他特定的性别烦恼

Unspecified Gender Dysphoria

未特定的性别烦恼

Disruptive，Impulse-Control，and Conduct Disorders

破坏、冲动控制和品行障碍

Oppositional Defiant Disorder

对立违抗障碍

Intermittent Explosive Disorder

间歇性暴怒障碍

Conduct Disorder

品行障碍

Antisocial Personality Disorder

反社会型人格障碍（详见人格障碍大类相应条目）

Pyromania

纵火狂

Kleptomania

偷窃狂

Other specified Disruptive，Impulse-Control，and Conduct Disorder

其他特定性破坏、冲动控制和品行障碍

Unspecified Disruptive，Impulse-Control，and Conduct Disorder

未特定的破坏、冲动控制和品行障碍

Substance-Related and Addictive Disorders

物质相关和成瘾障碍

Substance-Related Disorders

物质相关障碍

Alcohol-Related Disorders

乙醇相关障碍

Alcohol Use Disorder

乙醇使用障碍

Alcohol Intoxication

乙醇中毒

Alcohol Withdrawal

乙醇戒断

Other Alcohol-Induced Disorders

乙醇诱发的其他障碍

Unspecified Alcohol-Related Disorder

未特定的乙醇相关障碍

Caffeine-Related Disorders

咖啡因相关障碍

Caffeine Intoxication

咖啡因中毒

Caffeine Withdrawal

咖啡因戒断

Other Caffeine-Induced Disorders

咖啡因诱发的其他障碍

Unspecified Caffeine-Related Disorder

未特定的咖啡因相关障碍

Cannabis-Related Disorders

大麻相关障碍

Cannabis Use Disorder

大麻使用障碍

Cannabis Intoxication

大麻中毒

Cannabis Withdrawal

大麻戒断

Other Cannabis-Induced Disorders

大麻诱发的其他障碍

Unspecified Cannabis-Related Disorder

未特定的大麻相关障碍

Hallucinogen-Related Disorders

致幻剂相关障碍

Phencyclidine Use Disorder

苯环利定使用障碍

Other Hallucinogen Use Disorder

其他致幻剂使用障碍

Phencyclidine Intoxication

苯环利定中毒

Other Hallucinogen Intoxication

其他致幻剂中毒

Hallucinogen Persisting Perception Disorder

致幻剂所致持久知觉障碍

Other Phencyclidine-Induced Disorders

苯环利定诱发的其他障碍

Other Hallucinogen-Induced Disorders

致幻剂诱发的其他障碍

Unspecified Phencyclidine-Related Disorder

未特定的苯环利定相关障碍

Unspecified Hallucinogen-Related Disorder

未特定的致幻剂相关障碍

Inhalant-Related Disorders

吸入剂相关障碍

Unspecified Stimulant-Related Disorder

未特定的兴奋剂相关障碍

Tobacco-Related Disorders

烟草相关障碍

Tobacco Use Disorder

烟草使用障碍

Tobacco Withdrawal

烟草戒断

Other Tobacco-Induced Disorders

烟草诱发的其他障碍

Unspecified Tobacco-Related Disorder

未特定的烟草相关障碍

Other（or Unknown）Substance-Related Disorders

其他(或未知)物质相关障碍

Other（or Unknown）Substance Use Disorder

其他(或未知)物质使用障碍

Other（or Unknown）Substance Intoxication

其他(或未知)物质中毒

Other（or Unknown）Substance Withdrawal

其他(或未知)物质戒断

Other（or Unknown）Substance-Induced Disorders

其他(或未知)物质诱发的其他障碍

Unspecified Other（or Unknown）Substance-Related Disorder

未特定的其他(或未知)物质相关障碍

Non-Substance-Related Disorders

非物质相关障碍

Gambling Disorder

赌博障碍

Neurocognitive Disorders

神经认知障碍

Delirium

谵妄

Substance Intoxication Delirium

物质中毒性谵妄

Substance Withdrawal Delirium

物质戒断性谵妄

Medication-induced Delirium

药物诱发的谵妄

Delirium due to another Medical Condition

其他躯体情况所致谵妄

Delirium due to multiple etiologies

多种原因所致谵妄

Other Specified Delirium

其他特定性谵妄

Unspecified Delirium

未特定的谵妄

Major and Mild Neurocognitive Disorders

重型和轻型神经认知障碍

Major or Mild Neurocognitive Disorders Due to Alzheimer's Disease

阿尔茨海默病所致重型或轻型神经认知障碍

Major or Mild Frontotemporal Neurocognitive Disorders

重型或轻型额颞叶神经认知障碍

Major or Mild Neurocognitive Disorders With Lewy Bodies

有路易体的重型或轻型神经认知障碍

Major or Mild Vascular Neurocognitive Disorders

重型或轻型血管性神经认知障碍

Major or Mild Neurocognitive Disorders Due to Traumatic Brain Injury

脑创伤所致重型或轻型神经认知障碍

Substance/Medication-Induced Major or Mild Neurocognitive Disorder

物质/药物所致重型或轻型神经认知障碍

Major or Mild Neurocognitive Disorders Due to HIV Infection

HIV 感染所致重型或轻型神经认知障碍

Major or Mild Neurocognitive Disorders Due to Prion Disease

朊病毒病所致重型或轻型神经认知障碍

Major or Mild Neurocognitive Disorders Due to Parkinson's Disease

帕金森病所致重型或轻型神经认知障碍

Major or Mild Neurocognitive Disorders Due to Huntington's Disease

亨廷顿病所致重型或轻型神经认知障碍

Major or Mild Neurocognitive Disorders Due to Another Medical Condition

其他躯体疾病所致重型或轻型神经认知障碍

Major or Mild Neurocognitive Disorders Due to Multiple Etiologies

多种原因所致重型或轻型神经认知障碍

Unspecified Neurocognitive Disorders

未特定的神经认知障碍

Personality Disorders

人格障碍

General Personality Disorder

一般人格障碍

Cluster A Personality Disorders

A 类人格障碍

Paranoid Personality Disorder

偏执型人格障碍

Schizoid Personality Disorder

分裂样人格障碍

Schizotypal Personality Disorder

分类型人格障碍

Cluster B Personality Disorders

B 类人格障碍

Antisocial Personality Disorder

反社会型人格障碍

Borderline Personality Disorder

边缘型人格障碍

Histrionic Personality Disorder

表演型人格障碍

Narcissistic Personality Disorder

自恋型人格障碍

Cluster C Personality Disorders

C 类人格障碍

Avoidant Personality Disorder

回避型人格障碍

Dependent Personality Disorder

依赖型人格障碍

Obsessive-Compulsive Personality Disorder

强迫型人格障碍

Other Personality Disorders

其他人格障碍

Personality Change Due to Another Medical Condition

其他躯体情况所致人格改变

Other Specified Personality Disorder

其他特定性人格障碍

Unspecified Personality Disorder

未特定的人格障碍

Paraphilic Disorders

性心理障碍

Voyeuristic Disorder

窥阴性障碍

Exhibitionistic Disorder

露阴性障碍

Frotteuristic Disorder

挨擦性障碍

Sexual Masochism Disorder

性受虐障碍

Sexual Sadism Disorder

性施虐障碍

Pedophilic Disorder

恋童性障碍

Fetishistic Disorder

恋物性障碍

Transvestic Disorder

异装性障碍

Other Specified Paraphilic Disorder

其他特定的性心理障碍

Unspecified Paraphilic Disorder

未特定的性心理障碍

Other Mental Disorders

其他精神障碍

Other Specified Mental Disorder Due to Another Medical Condition

其他躯体情况所致其他特定性精神障碍

Unspecified Mental Disorder Due to Another Medical Condition

其他躯体情况所致未特定的精神障碍

Other Specified Mental Disorder

其他特定性精神障碍

Unspecified Mental Disorder

未特定的精神障碍

Medication-Induced Movement Disorders and Other Adverse Effects of Medication

药物所致运动障碍和药物其他不良反应

Neuroleptic-Induced Parkinsonism

神经阻滞剂诱发的帕金森综合征

Other Medication-Induced Parkinsonism

其他药物诱发的帕金森综合征

Neuroleptic Malignant Syndrome

神经阻滞剂恶性综合征

Medication-Induced Acute Dystonia

药物诱发的急性肌张力障碍

Medication-Induced Acute Akathisia

药物诱发的急性静坐不能

Tardive Dystonia

迟发性肌张力障碍

Tardive Akathisia

迟发性静坐不能

Medication-Induced Postural Tremor

药物诱发的体位性震颤

Other Medication-Induced Movement Disorder

药物诱发的其他运动障碍

Antidepressant Discontinuation Syndrome

抗抑郁药停药综合征

Other Adverse Effect of Medication

药物的其他不良反应

Other Conditions That May Be a Focus of Clinical Attention

可引起临床关注的其他情况

Relational Problems

亲属问题

Problems Related to Family Upbringing

家庭教养相关问题

Other Problems Related to Primary Support Group

与主要支持成员相关的其他问题

Abuse and Neglect

虐待和忽视

Child Physical Abuse

儿童躯体虐待

Child Sexual Abuse

儿童性虐待

Child Neglect

儿童忽视

Child Psychological Abuse

儿童心理虐待

Adult Maltreatment and Neglect Problems

成人不良对待和忽视问题

Spouse or Partner Violence，Physical

配偶或伴侣躯体暴力行为

Spouse or Partner Violence，Sexual

配偶或伴侣性暴力行为

Spouse or Partner Neglect

配偶或伴侣忽视

Spouse or Partner Abuse，Psychological

配偶或伴侣心理虐待

Adult Abuse by Nonspouse or Nonpartner

成人的非配偶或非伴侣虐待

Educational and Occupational Problems

教育和职业问题

Housing and Economic Problems

住房和经济问题

Other Problems Related to Social Environment

与社会环境相关的其他问题

Problems Related to Crime or Interaction With the Legal System
与犯罪相关或涉及法律的问题

Other Health Service Encounters for Counseling and Medical Advice
咨询和医学忠告遇到的其他健康服务问题

Problems Related to Other Psychosocial, Personal, and Environmental Circumstances
与其他心理社会、个人和环境情况相关的问题

Other Circumstances of Personal History
个人史的其他情况

Problems Related to Access to Medical and Other Health Care
与获得医学和其他卫生保健相关的问题

Nonadherence to Medical Treatment
对治疗不依从

Nonadherence to Medical Treatment
对治疗不依从

Overweight or Obesity
超重或肥胖

Malingering
诈病

Wandering Associated With Mental Disorder
精神障碍并发的流浪

Borderline Intellectual Functioning
边缘性智力

附录二 《中华人民共和国精神卫生法》

第一章 总 则

第一条 为了发展精神卫生事业,规范精神卫生服务,维护精神障碍患者的合法权益,制定本法。

第二条 在中华人民共和国境内开展维护和增进公民心理健康、预防和治疗精神障碍、促进精神障碍患者康复的活动,适用本法。

第三条 精神卫生工作实行预防为主的方针,坚持预防、治疗和康复相结合的原则。

第四条 精神障碍患者的人格尊严、人身和财产安全不受侵犯。

精神障碍患者的教育、劳动、医疗以及从国家和社会获得物质帮助等方面的合法权益受法律保护。

有关单位和个人应当对精神障碍患者的姓名、肖像、住址、工作单位、病历资料以及其他可能推断出其身份的信息予以保密;但是,依法履行职责需要公开的除外。

第五条 全社会应当尊重、理解、关爱精神障碍患者。

任何组织或者个人不得歧视、侮辱、虐待精神障碍患者,不得非法限制精神障碍患者的人身自由。

新闻报道和文学艺术作品等不得含有歧视、侮辱精神障碍患者的内容。

第六条 精神卫生工作实行政府组织领导、部门各负其责、家庭和单位尽力尽责、全社会共同参与的综合管理机制。

第七条 县级以上人民政府领导精神卫生工作,将其纳入国民经济和社会发展规划,建设和完善精神障碍的预防、治疗和康复服务体系,建立健全精神卫生工作协调机制和工作责任制,对有关部门承担的精神卫生工作进行考核、监督。

乡镇人民政府和街道办事处根据本地区的实际情况,组织开展预防精神障碍发生、促进精神障碍患者康复等工作。

第八条 国务院卫生行政部门主管全国的精神卫生工作。县级以上地方人民政府卫生行政部门主管本行政区域的精神卫生工作。

县级以上人民政府司法行政、民政、公安、教育、人力资源社会保障等部门在各自职责范围内负责有关的精神卫生工作。

第九条 精神障碍患者的监护人应当履行监护职责,维护精神障碍患者的合法权益。

禁止对精神障碍患者实施家庭暴力,禁止遗弃精神障碍患者。

第十条 中国残疾人联合会及其地方组织依照法律、法规或者接受政府委托,动员社会力量,开展精神卫生工作。

村民委员会、居民委员会依照本法的规定开展精神卫生工作,并对所在地人民政府开展的精神卫生工作予以协助。

国家鼓励和支持工会、共产主义青年团、妇女联合会、红十字会、科学技术协会等团体依法开展精神卫生工作。

第十一条 国家鼓励和支持开展精神卫生专门人才的培养,维护精神卫生工作人员的合法权益,加强精神卫生专业队伍建设。

国家鼓励和支持开展精神卫生科学技术研究,发展现代医学、我国传统医学、心理学,提高精神障碍预防、诊断、治疗、康复的科学技术水平。

国家鼓励和支持开展精神卫生领域的国际交流与合作。

第十二条 各级人民政府和县级以上人民政府有关部门应当采取措施,鼓励和支持组织、个人提供精神卫生志愿服务,捐助精神卫生事业,兴建精神卫生公益设施。

对在精神卫生工作中做出突出贡献的组织、个人,按照国家有关规定给予表彰、奖励。

第二章 心理健康促进和精神障碍预防

第十三条 各级人民政府和县级以上人民政府有关部门应当采取措施,加强心理健康促进和精神障碍预防工作,提高公众心理健康水平。

第十四条 各级人民政府和县级以上人民政府有关部门制定的突发事件应急预案,应当包括心理援助的内容。发生突发事件,履行统一领导职责或者组织处置突发事件的人民政府应当根据突发事件的具体情况,按照应急预案的规定,组织开展心理援助工作。

第十五条 用人单位应当创造有益于职工身心健康的工作环境,关注职工的心理健康;对处于职业发展特定时期或者在特殊岗位工作的职工,应当有针对性地开展心理健康教育。

第十六条 各级各类学校应当对学生进行精神卫生知识教育;配备或者聘请心理健康教育教师、辅导人员,并可以设立心理健康辅导室,对学生进行心理健康教育。学前教育机构应当对幼儿开展符合其特点的心理健康教育。

发生自然灾害、意外伤害、公共安全事件等可能影响学生心理健康的事件,学校应当及时组织专业人员对学生进行心理援助。

教师应当学习和了解相关的精神卫生知识,关注学生心理健康状况,正确引导、激励学生。地方各级人民政府教育行政部门和学校应当重视教师心理健康。

学校和教师应当与学生父母或者其他监护人、近亲属沟通学生心理健康情况。

第十七条 医务人员开展疾病诊疗服务,应当按照诊断标准和治疗规范的要求,对就诊者进行心理健康指导;发现就诊者可能患有精神障碍的,应当建议其到符合本法规定的医疗机构就诊。

第十八条 监狱、看守所、拘留所、强制隔离戒毒所等场所,应当对服刑人员,被依法拘留、逮捕、强制隔离戒毒的人员等,开展精神卫生知识宣传,关注其心理健康状况,必要时提供心理咨询和心理辅导。

第十九条 县级以上地方人民政府人力资源社会保障、教育、卫生、司法行政、公安等部门应当在各自职责范围内分别对本法第十五条至第十八条规定的单位履行精神障碍预防义务的情况进行督促和指导。

第二十条 村民委员会、居民委员会应当协助所在地人民政府及其有关部门开展社区心理健康指导、精神卫生知识宣传教育活动,创建有益于居民身心健康的社区环境。

乡镇卫生院或者社区卫生服务机构应当为村民委员会、居民委员会开展社区心理健康指导、精神卫生知识宣传教育活动提供技术指导。

第二十一条 家庭成员之间应当相互关爱,创造良好、和睦的家庭环境,提高精神障碍预防意识;发现家庭成员可能患有精神障碍的,应当帮助其及时就诊,照顾其生活,做好看护管理。

第二十二条 国家鼓励和支持新闻媒体、社会组织开展精神卫生的公益性宣传,普及精神卫生知识,引导公众关注心理健康,预防精神障碍的发生。

第二十三条 心理咨询人员应当提高业务素质,遵守执业规范,为社会公众提供专业化的心理咨询服务。

心理咨询人员不得从事心理治疗或者精神障碍的诊断、治疗。

心理咨询人员发现接受咨询的人员可能患有精神障碍的,应当建议其到符合本法规定的医疗机构就诊。

心理咨询人员应当尊重接受咨询人员的隐私,并为其保守秘密。

第二十四条 国务院卫生行政部门建立精神卫生监测网络,实行严重精神障碍发病报告制度,组织开展精神障碍发生状况、发展趋势等的监测和专题调查工作。精神卫生监测和严重精神障碍发病报告管理办法,由国务院卫生行政部门制定。

国务院卫生行政部门应当会同有关部门、组织,建立精神卫生工作信息共享机制,实现信息互联互通、交流共享。

第三章 精神障碍的诊断和治疗

第二十五条 开展精神障碍诊断、治疗活动,应当具备下列条件,并依照医疗机构的管理规定办理有关手续:

(一)有与从事的精神障碍诊断、治疗相适应的精神科执业医师、护士;

(二)有满足开展精神障碍诊断、治疗需要的设施和设备;

(三)有完善的精神障碍诊断、治疗管理制度和质量监控制度。

从事精神障碍诊断、治疗的专科医疗机构还应当配备从事心理治疗的人员。

第二十六条 精神障碍的诊断、治疗,应当遵循维护患者合法权益、尊重患者人格尊严的原则,保障患者在现有条件下获得良好的精神卫生服务。

精神障碍分类、诊断标准和治疗规范,由国务院卫生行政部门组织制定。

第二十七条 精神障碍的诊断应当以精神健康状况为依据。

除法律另有规定外,不得违背本人意志进行确定其是否患有精神障碍的医学检查。

第二十八条 除个人自行到医疗机构进行精神障碍诊断外,疑似精神障碍患者的近亲属可以将其送往医疗机构进行精神障碍诊断。对查找不到近亲属的流浪乞讨疑似精神障碍患者,由当地民政等有关部门按照职责分工,帮助送往医疗机构进行精神障碍诊断。

疑似精神障碍患者发生伤害自身、危害他人安全的行为,或者有伤害自身、危害他人安全的危险的,其近亲属、所在单位、当地公安机关应当立即采取措施予以制止,并将其送往医疗机构进行精神障碍诊断。

医疗机构接到送诊的疑似精神障碍患者,不得拒绝为其做出诊断。

第二十九条 精神障碍的诊断应当由精神科执业医师做出。

医疗机构接到依照本法第二十八条第二款规定送诊的疑似精神障碍患者,应当将其留院,立即指派精神科执业医师进行诊断,并及时出具诊断结论。

第三十条 精神障碍的住院治疗实行自愿原则。

诊断结论、病情评估表明,就诊者为严重精神障碍患者并有下列情形之一的,应当对其实施住院治疗:

(一)已经发生伤害自身的行为,或者有伤害自身的危险的;

(二)已经发生危害他人安全的行为,或者有危害他人安全的危险的。

第三十一条 精神障碍患者有本法第三十条第二款第一项情形的,经其监护人同意,医疗机构应当对患者实施住院治疗;监护人不同意的,医疗机构不得对患者实施住院治疗。监护人应当对在家居住的患者做好看护管理。

第三十二条 精神障碍患者有本法第三十条第二款第二项情形,患者或者其监护人对需要住院治疗的诊断结论有异议,不同意对患者实施住院治疗的,可以要求再次诊断和鉴定。

依照前款规定要求再次诊断的,应当自收到诊断结论之日起三日内向原医疗机构或者其他具有合法资质的医疗机构提出。承担再次诊断的医疗机构应当在接到再次诊断要求后指派二名初次诊断医师以外的精神科执业医师进行再次诊断，并及时出具再次诊断结论。承担再次诊断的执业医师应当到收治患者的医疗机构面见、询问患者，该医疗机构应当予以配合。

对再次诊断结论有异议的，可以自主委托依法取得执业资质的鉴定机构进行精神障碍医学鉴定；医疗机构应当公示经公告的鉴定机构名单和联系方式。接受委托的鉴定机构应当指定本机构具有该鉴定事项执业资格的二名以上鉴定人共同进行鉴定，并及时出具鉴定报告。

第三十三条 鉴定人应当到收治精神障碍患者的医疗机构面见、询问患者，该医疗机构应当予以配合。

鉴定人本人或者其近亲属与鉴定事项有利害关系，可能影响其独立、客观、公正进行鉴定的，应当回避。

第三十四条 鉴定机构、鉴定人应当遵守有关法律、法规、规章的规定，尊重科学，恪守职业道德，按照精神障碍鉴定的实施程序、技术方法和操作规范，依法独立进行鉴定，出具客观、公正的鉴定报告。

鉴定人应当对鉴定过程进行实时记录并签名。记录的内容应当真实、客观、准确、完整，记录的文本或者声像载体应当妥善保存。

第三十五条 再次诊断结论或者鉴定报告表明，不能确定就诊者为严重精神障碍患者，或者患者不需要住院治疗的，医疗机构不得对其实施住院治疗。

再次诊断结论或者鉴定报告表明，精神障碍患者有本法第三十条第二款第二项情形的，其监护人应当同意对患者实施住院治疗。监护人阻碍实施住院治疗或者患者擅自脱离住院治疗的，可以由公安机关协助医疗机构采取措施对患者实施住院治疗。

在相关机构出具再次诊断结论、鉴定报告前，收治精神障碍患者的医疗机构应当按照诊疗规范的要求对患者实施住院治疗。

第三十六条 诊断结论表明需要住院治疗的精神障碍患者，本人没有能力办理住院手续的，由其监护人办理住院手续；患者属于查找不到监护人的流浪乞讨人员的，由送诊的有关部门办理住院手续。

精神障碍患者有本法第三十条第二款第二项情形，其监护人不办理住院手续的，由患者所在单位、村民委员会或者居民委员会办理住院手续，并由医疗机构在患者病历中予以记录。

第三十七条 医疗机构及其医务人员应当将精神障碍患者在诊断、治疗过程中享有的权利，告知患者或者其监护人。

第三十八条 医疗机构应当配备适宜的设施、设备，保护就诊和住院治疗的精神障碍患者的人身安全，防止其受到伤害，并为住院患者创造尽可能接近正常生活的环境和条件。

第三十九条 医疗机构及其医务人员应当遵循精神障碍诊断标准和治疗规范，制定治疗方案，并向精神障碍患者或者其监护人告知治疗方案和治疗方法、目的以及可能产生的后果。

第四十条 精神障碍患者在医疗机构内发生或者将要发生伤害自身、危害他人安全、扰乱医疗秩序的行为，医疗机构及其医务人员在没有其他可替代措施的情况下，可以实施约束、隔离等保护性医疗措施。实施保护性医疗措施应当遵循诊断标准和治疗规范，并在实施后告知患者的监护人。

禁止利用约束、隔离等保护性医疗措施惩罚精神障碍患者。

第四十一条 对精神障碍患者使用药物，应当以诊断和治疗为目的，使用安全、有效的药物，不得为诊断或者治疗以外的目的使用药物。

医疗机构不得强迫精神障碍患者从事生产劳动。

第四十二条 禁止对依照本法第三十条第二款规定实施住院治疗的精神障碍患者实施以治疗精神障碍为目的的外科手术。

第四十三条 医疗机构对精神障碍患者实施下列治疗措施,应当向患者或者其监护人告知医疗风险、替代医疗方案等情况,并取得患者的书面同意;无法取得患者意见的,应当取得其监护人的书面同意,并经本医疗机构伦理委员会批准:

(一)导致人体器官丧失功能的外科手术;

(二)与精神障碍治疗有关的实验性临床医疗。

实施前款第一项治疗措施,因情况紧急查找不到监护人的,应当取得本医疗机构负责人和伦理委员会批准。

禁止对精神障碍患者实施与治疗其精神障碍无关的实验性临床医疗。

第四十四条 自愿住院治疗的精神障碍患者可以随时要求出院,医疗机构应当同意。

对有本法第三十条第二款第一项情形的精神障碍患者实施住院治疗的,监护人可以随时要求患者出院,医疗机构应当同意。

医疗机构认为前两款规定的精神障碍患者不宜出院的,应当告知不宜出院的理由;患者或者其监护人仍要求出院的,执业医师应当在病历资料中详细记录告知的过程,同时提出出院后的医学建议,患者或者其监护人应当签字确认。

对有本法第三十条第二款第二项情形的精神障碍患者实施住院治疗,医疗机构认为患者可以出院的,应当立即告知患者及其监护人。

医疗机构应当根据精神障碍患者病情,及时组织精神科执业医师对依照本法第三十条第二款规定实施住院治疗的患者进行检查评估。评估结果表明患者不需要继续住院治疗的,医疗机构应当立即通知患者及其监护人。

第四十五条 精神障碍患者出院,本人没有能力办理出院手续的,监护人应当为其办理出院手续。

第四十六条 医疗机构及其医务人员应当尊重住院精神障碍患者的通讯和会见探访者等权利。除在急性发病期或者为了避免妨碍治疗可以暂时性限制外,不得限制患者的通讯和会见探访者等权利。

第四十七条 医疗机构及其医务人员应当在病历资料中如实记录精神障碍患者的病情、治疗措施、用药情况、实施约束、隔离措施等内容,并如实告知患者或者其监护人。患者及其监护人可以查阅、复制病历资料;但是,患者查阅、复制病历资料可能对其治疗产生不利影响的除外。病历资料保存期限不得少于三十年。

第四十八条 医疗机构不得因就诊者是精神障碍患者,推诿或者拒绝为其治疗属于本医疗机构诊疗范围的其他疾病。

第四十九条 精神障碍患者的监护人应当妥善看护未住院治疗的患者,按照医嘱督促其按时服药、接受随访或者治疗。村民委员会、居民委员会、患者所在单位等应当依患者或者其监护人的请求,对监护人看护患者提供必要的帮助。

第五十条 县级以上地方人民政府卫生行政部门应当定期就下列事项对本行政区域内从事精神障碍诊断、治疗的医疗机构进行检查:

(一)相关人员、设施、设备是否符合本法要求;

(二)诊疗行为是否符合本法以及诊断标准、治疗规范的规定;

(三)对精神障碍患者实施住院治疗的程序是否符合本法规定;

(四)是否依法维护精神障碍患者的合法权益。

县级以上地方人民政府卫生行政部门进行前款规定的检查,应当听取精神障碍患者及其监护人的意见;发现存在违反本法行为的,应当立即制止或者责令改正,并依法做出处理。

第五十一条 心理治疗活动应当在医疗机构内开展。专门从事心理治疗的人员不得从事精神障碍的诊断,不得为精神障碍患者开具处方或者提供外科治疗。心理治疗的技术规范由国务院卫生行政部门制定。

第五十二条 监狱、强制隔离戒毒所等场所应当采取措施,保证患有精神障碍的服刑人员、强制隔离戒毒人员等获得治疗。

第五十三条 精神障碍患者违反治安管理处罚法或者触犯刑法的,依照有关法律的规定处理。

第四章　精神障碍的康复

第五十四条 社区康复机构应当为需要康复的精神障碍患者提供场所和条件,对患者进行生活自理能力和社会适应能力等方面的康复训练。

第五十五条 医疗机构应当为在家居住的严重精神障碍患者提供精神科基本药物维持治疗,并为社区康复机构提供有关精神障碍康复的技术指导和支持。

社区卫生服务机构、乡镇卫生院、村卫生室应当建立严重精神障碍患者的健康档案,对在家居住的严重精神障碍患者进行定期随访,指导患者服药和开展康复训练,并对患者的监护人进行精神卫生知识和看护知识的培训。县级人民政府卫生行政部门应当为社区卫生服务机构、乡镇卫生院、村卫生室开展上述工作给予指导和培训。

第五十六条 村民委员会、居民委员会应当为生活困难的精神障碍患者家庭提供帮助,并向所在地乡镇人民政府或者街道办事处以及县级人民政府有关部门反映患者及其家庭的情况和要求,帮助其解决实际困难,为患者融入社会创造条件。

第五十七条 残疾人组织或者残疾人康复机构应当根据精神障碍患者康复的需要,组织患者参加康复活动。

第五十八条 用人单位应当根据精神障碍患者的实际情况,安排患者从事力所能及的工作,保障患者享有同等待遇,安排患者参加必要的职业技能培训,提高患者的就业能力,为患者创造适宜的工作环境,对患者在工作中取得的成绩予以鼓励。

第五十九条 精神障碍患者的监护人应当协助患者进行生活自理能力和社会适应能力等方面的康复训练。

精神障碍患者的监护人在看护患者过程中需要技术指导的,社区卫生服务机构或者乡镇卫生院、村卫生室、社区康复机构应当提供。

第五章　保障措施

第六十条 县级以上人民政府卫生行政部门会同有关部门依据国民经济和社会发展规划的要求,制定精神卫生工作规划并组织实施。

精神卫生监测和专题调查结果应当作为制定精神卫生工作规划的依据。

第六十一条 省、自治区、直辖市人民政府根据本行政区域的实际情况,统筹规划,整合资源,建设和完善精神卫生服务体系,加强精神障碍预防、治疗和康复服务能力建设。

县级人民政府根据本行政区域的实际情况,统筹规划,建立精神障碍患者社区康复机构。

县级以上地方人民政府应当采取措施,鼓励和支持社会力量举办从事精神障碍诊断、治疗的医疗机构和精神障碍患者康复机构。

第六十二条 各级人民政府应当根据精神卫生工作需要,加大财政投入力度,保障精神卫生工作所需经费,将精神卫生工作经费列入本级财政预算。

第六十三条 国家加强基层精神卫生服务体系建设,扶持贫困地区、边远地区的精神卫生工作,保障城市社区、农村基层精神卫生工作所需经费。

第六十四条 医学院校应当加强精神医学的教学和研究,按照精神卫生工作的实际需要培养精神医学专门人才,为精神卫生工作提供人才保障。

第六十五条 综合性医疗机构应当按照国务院卫生行政部门的规定开设精神科门诊或者心理治疗门诊,提高精神障碍预防、诊断、治疗能力。

第六十六条 医疗机构应当组织医务人员学习精神卫生知识和相关法律、法规、政策。

从事精神障碍诊断、治疗、康复的机构应当定期组织医务人员、工作人员进行在岗培训,更新精神卫生知识。

县级以上人民政府卫生行政部门应当组织医务人员进行精神卫生知识培训,提高其识别精神障碍的能力。

第六十七条 师范院校应当为学生开设精神卫生课程;医学院校应当为非精神医学专业的学生开设精神卫生课程。

县级以上人民政府教育行政部门对教师进行上岗前和在岗培训,应当有精神卫生的内容,并定期组织心理健康教育教师、辅导人员进行专业培训。

第六十八条 县级以上人民政府卫生行政部门应当组织医疗机构为严重精神障碍患者免费提供基本公共卫生服务。

精神障碍患者的医疗费用按照国家有关社会保险的规定由基本医疗保险基金支付。医疗保险经办机构应当按照国家有关规定将精神障碍患者纳入城镇职工基本医疗保险、城镇居民基本医疗保险或者新型农村合作医疗的保障范围。县级人民政府应当按照国家有关规定对家庭经济困难的严重精神障碍患者参加基本医疗保险给予资助。人力资源社会保障、卫生、民政、财政等部门应当加强协调,简化程序,实现属于基本医疗保险基金支付的医疗费用由医疗机构与医疗保险经办机构直接结算。

精神障碍患者通过基本医疗保险支付医疗费用后仍有困难,或者不能通过基本医疗保险支付医疗费用的,民政部门应当优先给予医疗救助。

第六十九条 对符合城乡最低生活保障条件的严重精神障碍患者,民政部门应当会同有关部门及时将其纳入最低生活保障。

对属于农村五保供养对象的严重精神障碍患者,以及城市中无劳动能力、无生活来源且无法定赡养、抚养、扶养义务人,或者其法定赡养、抚养、扶养义务人无赡养、抚养、扶养能力的严重精神障碍患者,民政部门应当按照国家有关规定予以供养、救助。

前两款规定以外的严重精神障碍患者确有困难的,民政部门可以采取临时救助等措施,帮助其解决生活困难。

第七十条 县级以上地方人民政府及其有关部门应当采取有效措施,保证患有精神障碍的适龄儿童、少年接受义务教育,扶持有劳动能力的精神障碍患者从事力所能及的劳动,并为已经康复的人员提供就业服务。

国家对安排精神障碍患者就业的用人单位依法给予税收优惠,并在生产、经营、技术、资金、物资、场地等方面给予扶持。

第七十一条 精神卫生工作人员的人格尊严、人身安全不受侵犯,精神卫生工作人员依法履行职责受法律保护。全社会应当尊重精神卫生工作人员。

县级以上人民政府及其有关部门、医疗机构、康复机构应当采取措施,加强对精神卫生工作人员的职业保护,提高精神卫生工作人员的待遇水平,并按照规定给予适当的津贴。精神卫生工作人员因工致伤、致残、死亡的,其工伤待遇以及抚恤按照国家有关规定执行。

第六章　法律责任

第七十二条　县级以上人民政府卫生行政部门和其他有关部门未依照本法规定履行精神卫生工作职责，或者滥用职权、玩忽职守、徇私舞弊的，由本级人民政府或者上一级人民政府有关部门责令改正，通报批评，对直接负责的主管人员和其他直接责任人员依法给予警告、记过或者记大过的处分；造成严重后果的，给予降级、撤职或者开除的处分。

第七十三条　不符合本法规定条件的医疗机构擅自从事精神障碍诊断、治疗的，由县级以上人民政府卫生行政部门责令停止相关诊疗活动，给予警告，并处五千元以上一万元以下罚款，有违法所得的，没收违法所得；对直接负责的主管人员和其他直接责任人员依法给予或者责令给予降低岗位等级或者撤职、开除的处分；对有关医务人员，吊销其执业证书。

第七十四条　医疗机构及其工作人员有下列行为之一的，由县级以上人民政府卫生行政部门责令改正，给予警告；情节严重的，对直接负责的主管人员和其他直接责任人员依法给予或者责令给予降低岗位等级或者撤职、开除的处分，并可以责令有关医务人员暂停一个月以上六个月以下执业活动：

（一）拒绝对送诊的疑似精神障碍患者做出诊断的；

（二）对依照本法第三十条第二款规定实施住院治疗的患者未及时进行检查评估或者未根据评估结果做出处理的。

第七十五条　医疗机构及其工作人员有下列行为之一的，由县级以上人民政府卫生行政部门责令改正，对直接负责的主管人员和其他直接责任人员依法给予或者责令给予降低岗位等级或者撤职的处分；对有关医务人员，暂停六个月以上一年以下执业活动；情节严重的，给予或者责令给予开除的处分，并吊销有关医务人员的执业证书：

（一）违反本法规定实施约束、隔离等保护性医疗措施的；

（二）违反本法规定，强迫精神障碍患者劳动的；

（三）违反本法规定对精神障碍患者实施外科手术或者实验性临床医疗的；

（四）违反本法规定，侵害精神障碍患者的通讯和会见探访者等权利的；

（五）违反精神障碍诊断标准，将非精神障碍患者诊断为精神障碍患者的。

第七十六条　有下列情形之一的，由县级以上人民政府卫生行政部门、工商行政管理部门依据各自职责责令改正，给予警告，并处五千元以上一万元以下罚款，有违法所得的，没收违法所得；造成严重后果的，责令暂停六个月以上一年以下执业活动，直至吊销执业证书或者营业执照：

（一）心理咨询人员从事心理治疗或者精神障碍的诊断、治疗的；

（二）从事心理治疗的人员在医疗机构以外开展心理治疗活动的；

（三）专门从事心理治疗的人员从事精神障碍的诊断的；

（四）专门从事心理治疗的人员为精神障碍患者开具处方或者提供外科治疗的。

心理咨询人员、专门从事心理治疗的人员在心理咨询、心理治疗活动中造成他人人身、财产或者其他损害的，依法承担民事责任。

第七十七条　有关单位和个人违反本法第四条第三款规定，给精神障碍患者造成损害的，依法承担赔偿责任；对单位直接负责的主管人员和其他直接责任人员，还应当依法给予处分。

第七十八条　违反本法规定，有下列情形之一，给精神障碍患者或者其他公民造成人身、财产或者其他损害的，依法承担赔偿责任：

（一）将非精神障碍患者故意作为精神障碍患者送入医疗机构治疗的；

（二）精神障碍患者的监护人遗弃患者，或者有不履行监护职责的其他情形的；

（三）歧视、侮辱、虐待精神障碍患者，侵害患者的人格尊严、人身安全的；

（四）非法限制精神障碍患者人身自由的；

（五）其他侵害精神障碍患者合法权益的情形。

第七十九条 医疗机构出具的诊断结论表明精神障碍患者应当住院治疗而其监护人拒绝，致使患者造成他人人身、财产损害的，或者患者有其他造成他人人身、财产损害情形的，其监护人依法承担民事责任。

第八十条 在精神障碍的诊断、治疗、鉴定过程中，寻衅滋事，阻挠有关工作人员依照本法的规定履行职责，扰乱医疗机构、鉴定机构工作秩序的，依法给予治安管理处罚。

违反本法规定，有其他构成违反治安管理行为的，依法给予治安管理处罚。

第八十一条 违反本法规定，构成犯罪的，依法追究刑事责任。

第八十二条 精神障碍患者或者其监护人、近亲属认为行政机关、医疗机构或者其他有关单位和个人违反本法规定侵害患者合法权益的，可以依法提起诉讼。

附　　则

第八十三条 本法所称精神障碍，是指由各种原因引起的感知、情感和思维等精神活动的紊乱或者异常，导致患者明显的心理痛苦或者社会适应等功能损害。

本法所称严重精神障碍，是指疾病症状严重，导致患者社会适应等功能严重损害、对自身健康状况或者客观现实不能完整认识，或者不能处理自身事务的精神障碍。

本法所称精神障碍患者的监护人，是指依照民法通则的有关规定可以担任监护人的人。

第八十四条 军队的精神卫生工作，由国务院和中央军事委员会依据本法制定管理办法。

第八十五条 本法自 2013 年 5 月 1 日起施行。

附录三 《联合国大会决议(46/119)》

适用

本套原则的适用不得因残疾、种族、肤色、性别、语言、宗教、政治或其他见解、国籍、民族或社会出身、法律或社会地位、年龄、财产或出身而有任何歧视。

定义

在本套原则中:

(a)"律师"系指法律或其他合格的代表;

(b)"独立的主管机构"系指国内法规定的胜任和独立的主管机构;

(c)"精神保健",包括分析和诊断某人的精神状况,以及精神病或被怀疑为精神病的治疗、护理和康复;

(d)"精神病院"系指以提供精神保健为主要职能的任何机构或一机构之任何职位;

(e)"精神保健工作者"系指具有有关精神保健的特定技能的医生、临诊心理学家、护士、社会工作者或其他受过适宜培训的合格人员;

(f)"患者"系指接受精神保健的人,并包括因精神病住院的所有人;

(g)"私人代表"系指依法负有职责在任何特定方面代表患者利益或代表患者行使一定权利的人,并且包括未成年人的父亲或母亲或法定监护人,除非国内法另有规定;

(h)"复查机构",系指根据原则17设立、审查患者非自愿住入或拘留在精神病院情况的机构。

一般性限制条款

本套原则所载权利的行使仅受法律所规定的限制,以及保护有关人士或他人健康或安全,或保护公共安全、秩序、健康或道德或他人的基本权利和自由所必要的限制。

原则1　基本自由和基本权利

1. 人人皆有权得到可获得的最佳精神保健护理,这种护理应作为保健和社会护理制度的一个组成部分。

2. 所有精神病患者或作为精神病患者治疗的人均应受到人道的待遇,其人身固有的尊严应受到尊重。

3. 所有精神病患者或作为精神病患者治疗的人均应有权受到保护,不受经济、性行为或其他形式的剥削、肉体虐待其他方式的虐待和有辱人格的待遇。

4. 不得有任何基于精神病的歧视,"歧视"系指会取消或损害权利的平等享受的任何区分、排除或选择。只是为保护精神病患者的权利或使其在身心上得到发展而采取的特别措施,不应被视为有歧视性。歧视不包括依照本套原则的规定,为保护精神病患者或其他个人的人权而作的必要的区分、排除或选择。

5. 每个精神病患者均有权行使《世界人权宣言》、《经济、社会、文化权利国际公约》、《公民权利和政治权利国际公约》以及《残疾人权利宣言》和《保护所有遭受任何形式拘留或监禁的人的原则》等其他有关文书承认的所有公民、政治、经济、社会和文化权利。

6. 仅经国内法设立的独立公正的法庭公平听证之后,方可因某人患有精神病而做出他或她没有法律行为能力,并因没有此种能力应任命一名私人代表的任何决定,如果能力有问题者本人无法取得此种代表,则应在他或她没有足够能力支付的范围内为其免费提供此种代表。律师不得在同一诉讼中代表精神病院或其工作人员,并不得代表能力有问题者之家庭成员,除非法庭认为其中并无利害冲突。应依照国内法规定,合理定期复审关于能力和私人代表必要性的决定,能力有问题者、他或她的任何私人代表及任何其他有关的人有权就任何此类决定向上一级法庭提起上诉。

7. 如法院或其他主管法庭查明精神病患者无法管理自己的事务,则应视患者的情况酌情采取必要的措施,以确保其利益受到保护。

原则 2 保护未成年人

应在本套原则的宗旨和有关保护未成年人的国内法范围之内给予特殊照顾以保护未成年人的权利,包括在必要时任命一家庭成员之外的私人代表。

原则 3 在社区中的生活

每一精神病患者有权在可能的条件下于社区内生活和工作。

原则 4 精神病的确定

1. 确定一人是否患有精神病,应以国际接受的医疗标准为依据。

2. 确定是否患有精神病,绝不应以政治、经济或社会地位,或是否属某个文化、种族或宗教团体,或与精神健康状况无直接关系的其他任何理由为依据。

3. 家庭不和或同事间不和,或不遵奉一个人所在社区的道德、社会、文化或政治价值观或宗教信仰之行为,不得作为诊断精神病的一项决定因素。

4. 过去作为患者的治疗或住院背景本身不得作为目前或今后对精神病的任何确定的理由。

5. 除与精神病直接有关的目的或精神病后果外,任何人或权力机构都不得将一个人归入精神病患者一类,也不得用其他方法表明其为精神病患者。

原则 5 体格检查

除依照国内法批准的程序进行的以外,不得强迫任何人进行用以确定其是否患有精神病的体格检查。

原则 6 保密

与本套原则适用的所有人有关的情况应予保密的权利应当得到尊重。

原则 7 社区和文化的作用

1. 每个患者均应有权尽可能在其生活的社区内接受治疗和护理。

2. 如治疗在精神病院进行,患者应有权尽可能在靠近其住所或其亲属或朋友之住所的精神病院中接受治疗,并有权尽快返回社区。

3. 每个患者均有权以适合其文化背景的方式接受治疗。

原则 8 护理标准

1. 每个患者均应有权得到与其健康需要相适应的健康和社会护理,并有权根据与其他患者相同的标准获得护理和治疗。

2. 每个患者均应受到保护,免受不当施药、其他患者、工作人员或其他人的凌辱、或造成精神苦恼、身体不适的其他行为的伤害。

原则 9 治疗

1. 每个患者应有权在最少限制的环境中接受治疗,并且得到最少限制性或侵扰性而符合其健康需要和保护他人人身安全需要的治疗。

2. 对每个患者的治疗和护理均应按合格医疗人员所定个人处方计划为进行,处方计划应与患者商议、定期审查,必要时加以修改。

3. 应始终按照精神保健工作者适用的道德标准提供精神保健,包括诸如联合国大会通过的有关医务人员、特别是医生在保护被监禁和拘留的人不受酷刑和其他残忍、不人道或有辱人格的待遇或处罚方面的任务的《医疗道德原则》等国际公认的标准。精神病学的知识和技能决不可滥用。

4.对每个患者的治疗应以保护和提高个人和自主能力为宗旨。

原则 10　药物

1.药物应符合患者的最佳健康需要,为治疗和诊断目的给予患者,不得作为惩罚施用,或为他人便利而使用。在不违反下文原则 11 第 15 款规定的前提下,精神病医生仅应施用药效已知或已证实的药物。

2.所有施药均应由经法律授权的精神保健工作者开写处方,并应记入患者病历。

原则 11　同意治疗

1.除本条原则第 6、第 7、第 8、第 13 和 15 款规定者外,未经患者知情同意,不得对其施行任何治疗。

2.知情同意系指以患者理解的形式和语言适当地向患者提供充足的、可以理解的以下方面情况后,在无威胁或不当引诱情况下自由取得的同意:

(a)所诊断评价;

(b)建议治疗的目的、方法、可能的期限和预期好处;

(c)可采用的其他治疗方式,包括侵扰性较小的治疗方式;

(d)所建议治疗可能产生的疼痛或不适、可能产生的风险和不良反应。

3.患者在给予同意的过程中可要求有其本人选择的一个或多人在场。

4.除本条原则第 6、第 7、第 8、第 13 和第 15 款规定者外,患者有权拒绝或停止接受治疗。须向患者说明拒绝或停止接受治疗的后果。

5.决不应请患者或引诱患者放弃做出知情同意的权利。如果患者请求这样做,则应向其说明:未取得知情同意,不能给予治疗。

6.除本条原则第 7、第 8、第 12、第 13、第 14 和第 15 款规定者外,如符合下列条件可不经患者知情同意即可对患者实行所建议的治疗方案:

(a)患者其时是作为非自愿患者被强制留医;

(b)掌握所有有关情况、包括本条原则第 2 款所列情况的独立主管机构确信,其时患者缺乏对所建议治疗方案给予或不给予知情同意的能力,或国内法律规定,根据患者本人的安全或他人的安全,患者不予同意是不合理的;

(c)独立主管当局确信,所建议的治疗方案最适合病人的病情需要。

7.患者如有私人代表,依法授权可对其治疗予以同意者,上文第 6 款则不予适用;但除本条原则第 12、第 13、第 14 和第 15 款规定者外,如该私人代表在被告知本条原则第 2 款所述情况后代表患者表示同意,可不经患者知情同意即对其施行治疗。

8.除本条原则第 12、第 13、第 14 和第 15 款规定者外,如果经法律

批准合格的精神保健工作者确定,为防止即时或即将对患者或他人造成伤害,迫切需要治疗,则也可不经患者知情同意即对其施行治疗。但此种治疗期限不得超过为此目的所绝对必要的时间。

9.在未经患者知情同意而批准治疗的情况下,应尽力将治疗的性质和任何可采用的其他方法告知患者,并在切实可行的范围内尽可能使患者参与拟订治疗方案。

10.所有治疗均应立即记入患者病历,并表明是非自愿还是自愿治疗。

11.不得对患者进行人体束缚或非自愿隔离,除非根据精神病院正式批准的程序而且是防止即时或即将对患者或他人造成伤害的唯一可用手段。使用这种手段的时间不得超过为此目的所绝对必要的限度。所有人体束缚或非自愿隔离的次数、原因、性质和程度均应记入患者的病历。受束缚或隔离的患者应享有人道的条件,并受到合格的工作人员的护理和密切、经常的

监督。在有私人代表或涉及私人代表时,应立即向其通知对患者的人体束缚或非自愿隔离。

12.绝育决不得作为治疗精神病的手段。

13.仅在国内法许可,据认为最有利于精神病患者健康需要并在患者知情同意的情况下方可对患者实施重大的内科或外科手术,除非患者没有能力表示知情同意,在这种情况下只有在独立的审查之后方可批准手术。

14.决不得对精神病院的非自愿患者进行精神外科及其他侵扰性和不可逆转的治疗,对于其他患者,在国内法准许进行此类治疗的情况下,只有患者给予知情同意且独立的外部机构确信知情同意属实,而这种治疗最符合患者病情需要时,才可施行此类手术。

15.临床试验或试验性治疗不得施用于未经知情同意的患者,只有在经为此目的而专门组成的独立主管审查机构批准的情况下,才可允许无能力给予知情同意的患者接受临床试验或试验性治疗。

16.在本条原则第6、第7、第8、第13、第14和第15款所说明的情况下,患者、其私人代表、或任何有关人士均有权就其所接受的任何治疗向司法或其他独立主管机构提出上诉。

原则 12　权利的通知

1.由于精神病院的患者,应在住院后尽快以患者能理解的形式和语言使其知道根据本套原则和国内法他或她应享有的一切权利,同时应对这些权利和如何行使这些权利做出解释。

2.如患者无法理解此种通知,在这种情况下,如有私人代表,则应酌情将患者的权利告知,或转告一个或几个最能代表患者利益且愿这样做的人。

3.具备必要行为能力的患者有权指定一人代表他或她接受有关通知,并指定一人代表其利益与精神病院的主管部门交涉。

原则 13　精神病院内的权利和条件

1.精神病院的每个患者的下列权利尤应得到充分尊重:

(a)在任何场合均被承认为法律面前的人;

(b)隐私;

(c)交往自由,包括与院内其他人交往的自由;收发不受查阅的私人信函的自由;单独会见律师或其他机构代表和在一切合理时间单独会见其他来访者的自由;私下接待律师或私人代表及在一切合理的时间接待其他来访者的自由;享受邮政和电话服务及看报、收听电台和收看电视的自由;

(d)宗教或信仰自由。

2.精神病院的环境和生活条件应尽可能接近同龄人正常生活的环境和条件,而且尤其应包括:

(a)娱乐和闲暇活动设施;

(b)教育设施;

(c)购买或接受日常生活、娱乐和通信的各种用品的设施;

(d)提供有关设施,并鼓励使用此类设施,使者从事与其社会和文化背景相适应的有收益职业,并接受旨在促进重新加入社区生活的适宜的职业康复措施。此类措施应包括职业指导、职业培训和安置服务,使者在社区中找到或保持就业。

3.患者应绝对免于强迫劳动。在合乎患者需要和病院管理方要求的范围内,患者应能选择希望从事的工作。

4.不应剥削精神病院患者的劳动。每个患者均有权为所做的任何工作得到报酬,其数额应与正常人所做的同类工作依照国内法或惯例而得到的报酬相同。无论如何,每个患者和有权从为其工作支付给精神病院的任何报酬中得到其应得的一份报酬。

原则 14　精神病院的资源

1.精神病院应能得到与其他保健机构同样的资源,特别是:

(a)有足够数量的合格医务人员和其他有关专业人员以及有足够的房舍,以向每一个患者提供个人安宁和适当而积极的治疗方案;

(b)对患者进行诊断和治疗的设备;

(c)适当的专业护理;

(d)充足、定期和综合治疗,包括药物供应。

2.主管当局应经常观察每个精神病院,以确保其条件、对患者的治疗和护理情况符合本套原则。

原则 15　住院原则

1.如患者需要在精神病院接受治疗,应尽一切努力避免非自愿住院。

2.精神病院入院条件应与为其他任何疾病住入其他任何医院的条件相同。

3.不是非自愿住院的每一个患者应有权随时离开精神病院,除非下文第 16 条所规定的将其作为非自愿患者留医的标准适用;患者应被告知这一权利。

原则 16　非自愿住院

1.唯有在下述情况下,一个人才可作为患者非自愿地住入精神病院;作为患者自愿住入精神病院后,作为非自愿患者在医院中留医,即:

法律为此目的授权的合格精神保健工作者根据上文原则4,确定该人患有精神病,并认为:

(a)因患有精神病,很有可能即时或即将对他本人或他人造成伤害;

(b)一个人精神病严重,判断力受到损害,不接受入院或留医可能导致其病情的严重恶化,或无法给予根据限制性最少的治疗方法原则,只有住入精神病院才可给予的治疗。

在(b)项所述情况下,如有可能应找独立于第一位的另一位此类精神保健工作者诊治;如果接受这种诊治,除非第二位诊治医生同意,否则不得安排非自愿住院或留医。

2.非自愿住院或留医应先在国内法规定的短期限内进行观察和初步治疗,然后由复查机构对住院或留医进行复查。住院或留医理由应不事迟缓地通知患者,同时,住院或留医之情事及理由应立即详细通知复查机构、患者私人代表(如有代表),如患者不反对,还应通知患者亲属。

3.精神病院仅在经国内法规定的主管部门加以指定之后方可接纳非自愿住院的患者。

原则 17　复查机构

1.复查机构是国内法设立的司法或其他独立和公正的机构,依照国内法规定的程序行使职能。复查机构在做出决定时应得到一名或多名合格和独立的精神保健工作者的协助,并应考虑其建议。

2.复查机构按上文原则16第2款的要求对患者作为非自愿患者住院或留医的决定进行的初步审查应在该决定做出之后尽快进行,并应按照国内法规定的简要和迅速的程序进行。

3.复查机构应按照国内法规定的合理间隔定期审查非自愿住院患者的病情。

4.非自愿住院的患者可按照国内法规定的合理间隔向复查机构申请出院或自愿住院的地位。

5.复查机构在每次审查时应考虑上文原则16第1款所规定的非自愿住院标准是否仍然对患者适用,如不适用,患者应不再作为非自愿住院患者继续住院。

6.如负责病情的精神保健工作者在任一时候确信某一患者不再符合非自愿住院患者的留院条件,应给予指示,令患者不再作为非自愿住院患者继续住院。

7.患者或其私人代表或任何有关人员均有权向上一级法庭提出上诉,反对令患者住入或拘留在精神病院中的决定。

原则 18 诉讼保障

1. 患者有权选择和指定一名律师代表患者的利益,包括代表其申诉或上诉。若患者本人无法取得此种服务,应向其提供一名律师,并在其无力支付的范围内予以免费。

2. 必要时患者有权得到一名译者的服务协助。在此种服务属于必要而患者无法取得的情况下,应向其提供,并应在其无力支付的范围内予以免费提供。

3. 患者及其律师可在任何听证会上要求得到和出示一份独立编拟的精神保健报告和任何其他报告以及有关的和可接受的口头证据、书面证书和其他证据。

4. 提交的病历及任何报告和文件的副本应送交患者及其律师,除非在特殊情况下认定,向患者透露详情会严重损害患者的健康,或危及他人的安全。任何不送交患者的文件应按国内法可能规定的办法在可靠的条件下送交患者的私人代表和律师。如果一份文件的任何部分不送交患者,患者或患者的律师(如有律师)应得到关于不送交的通知及其理由,此事应受到司法审查。

5. 患者、患者的私人代表及律师有权出席、参加任何听证会,并亲自陈述意见。

6. 若患者或其代表请某人出席听证会,应准许该人出席,除非认定此人之出席会严重损害患者健康或危及他人的安全。

7. 就听证会或其一部分应公开或非公开举行和是否可予以公开报道做出任何决定时,应充分考虑到患者本人的愿望,有必要尊重患者及他人的隐私,有必要防止严重损害患者的健康或避免危及他人的安全。

8. 听证会上做出的决定和提出的理由应以书面形式表达。副本应送交患者及他或她的私人代表和律师。在决定是否应全部或部分公开该决定时,应充分考虑到患者本人的愿望,有必要尊重他或她的隐私和他人的隐私,考虑到公开司法裁判中的公共利益,以及有必要防止严重损害患者的健康或避免危及他人的安全。

原则 19 知情权利

1. 患者(在本条原则中包括原患者)有权查阅精神病院保存的关于他或她的病历和个人记录。对此项权利可加以限制,以便防止严重损害患者的健康和避免危及他人的安全,任何不让患者了解的此类记录应按国内法可能规定的办法在可靠的条件下送交患者的私人代表和律师。如有任何资料不送交患者,患者或患者的律师应得到关于不送交的通知及理由,此事应受到司法审查。

2. 患者或患者的私人代表或律师的任何书面意见应按其要求列入患者档案。

原则 20 刑事罪犯

1. 本条原则适用因刑事犯罪服刑或在对其进行刑事诉讼或调查期间被拘留的、并被确认患有精神病或被认为可能患有此种疾病的人。

2. 所有此类人士应得到上文原则 1 中规定的最佳可得护理。本套原则应尽可能完全适用此类人士,仅在必要的情况下可有有限的修改和例外,此种修改和例外不得妨碍此类人士根据上文原则 1 第 5 款指明的各项文书享有的权利。

3. 国内法可批准法庭或其他主管机构根据合格和独立的医疗意见下令将此类人士送入精神病院。

4. 对确定患有精神病者的治疗应在任何情况下符合上文原则 11 的规定。

原则 21 控告

每一患者和原患者有权通过国内法规定的程序提出控告。

原则 22 监督和补救

各国应确保实行适当的机制,促进对本套原则的遵守,视察精神病设施,提出、调查和解决控告事宜并为渎职或侵犯患者权利提起适宜的纪律或司法诉讼。

原则 23　执行

1.各国应通过适当的立法、司法、行政、教育和其他措施执行本套原则，并应定期审查此类措施。

2.各国应以适当和积极的手段广为宣传本套原则。

原则 24　与精神病院有关的原则范围

本套原则适用所有住入精神病院的人。

原则 25　现有权利的保留

不得以本套原则未承认患者的某些现有权利或承认范围小于现行范围为借口限制或减损患者的任何现有权利。

附录四 《精神卫生保健法十项基本原则》

（世界卫生组织 1996 年）

原则 1　促进精神卫生和预防精神障碍

描述：每一个人都会从最好的可能措施中收益，提高其精神卫生水平和预防精神障碍。

组成：此项原则包括下列组成部分：

(1)提高精神卫生所付出的努力

(2)预防精神障碍所付出的努力

实施：选择以下建议的举措，促进该原则实施：

(1)促进有助于加强和保持精神健康的行为，如被 WHO 认可的行为。

(2)确定和采取适当行动来消除精神障碍的病因，例如那些被 WHO 认同的病因。

原则 2　获的基本的精神卫生保健

描述：每个人在需要时都应该得到基本的精神卫生保健。

组成：此原则包括下列组成部分：

(1)精神卫生保健应该有一定的质量，例如：

(a)维护患者的尊严；

(b)考虑并给予技术帮助，使患者能自我处理精神上的损害、残疾、缺陷；

(c)提供可接受的相关的临床和非临床保健，旨在减少精神障碍的影响和提高患者的生活质量；

(d)保持有一定质量的精神卫生保健系统（包括初级卫生保健、门诊、住院和社区设施）。

(2)得到精神卫生保健应当是普及和公平的。

(3)精神卫生保健地理位置上应当是易于找到的。

(4)精神卫生保健应当是在自愿的基础上，就像普通人的健康保健

(5)得到健康保健，包括精神卫生保健，是依可利用的人力、物力资源而定的。

实施：选择以下建议的举措，促进该原则实施：

(1)法律中应有特殊条款来保证卫生保健质量，特别是将卫生保健的一般条款扩展应用到精神卫生方面。

(2)医学实践应遵照 WHO 指定的那样的质量保证准则。

(3)质量保证准则和文件的发展要适应一个国家的所有有资格的专业人员和政府团体的水平。

(4)提供与文化背景相适应的精神卫生保健。

(5)号召并考虑到病人对保健质量的评价。

(6)对于需提供精神卫生保健的人，要将治疗、判断、措施记录到个人的医疗记录中。

(7)将精神卫生组成部分介绍到初级卫生保健。

(8)促进健康保健（公共或个人的），覆盖到尽可能多的居民，不仅不除外而且特别要包括精神卫生保健。

(9)精神卫生法案中应纳入一个可行的自愿入院程序。

(10)精神卫生保健应遵照 WHO 的指示在地域上易寻找，例如：

(a)到达基层精神卫生保健的距离应该在步行一小时以内；

(b)有 WHO 确认的通用的基本药物。

原则3 与国际通用原则一致的精神卫生评估

描述:精神卫生评估应该与国际通用的医疗原则一致。

组成:此原则包括下列组成部分:

(1)精神卫生评估包括:

(a)诊断;

(b)选择一个治疗;

(c)能力的判定;

(d)判断一个人因精神障碍自伤和伤人的危险。

(2)精神卫生评估的目的应该只能为直接与精神疾病相关问题或其后果来实施。

实施:选择以下建议的举措,促进该原则实施:

(1)促进采用国际认可原则的临床训练。

(2)避免用非临床的标准(如:政治、经济、社会、人种和宗教背景)来评估自伤或伤人的潜在危险

(3)每一个新的评估方法实施时,要全部重新评估。

(4)避免通过精神障碍患者过去的医疗记录进行评估

原则4 精神卫生保健的最少限制类型条款

描述:精神障碍患者应当得到最少限制的精神卫生保健。

组成:此原则包括下列组成部分:

选择最少限制时应考虑的条目包括:

(a)所涉及的障碍

(b)有效的治疗

(c)患者的自理水平

(d)患者的可接受性和合作性

(e)潜在自伤或伤人的危险

(2)应当为有限制的病人提供有效的以社区为基础的治疗

(3)在最少限制的环境中应该有以研究所为基础的治疗,治疗包括使用物理的(如:隔离房间、约束衣)和化学方法的限制,如需要,可依情况而定:

(a)与患者经常讨论选择性;

(b)检查和处方要得到卫生保健实施者的同意;

(c)防止突然自伤或伤人的必需品;

(d)常规观察;

(e)对约束者定时复查(如:物理约束需半小时检查一次);

(f)严格限制持续时间(如:物理约束在四小时以内);

(g)记录患者的病历

实施:选择以下建议的举措,促进该原则实施:

(1)保留合法手段和基础设施(如:人力、地点等),支持社区精神卫生保健,包括为不同自理水平患者提供的设备。

(2)逐步去除隔离房间,并禁止制造新的隔离房间。

(3)修正相应的合法手段,去除与社区精神卫生保健不协调的设备。

(4)训练精神卫生保健实施者使用传统的约束来处理紧急情况。

原则5 自我决定

描述:在对某人进行任何一种干预之前必须得到同意。

组成：此项原则包括下列组成部分：

（1）干预包括：

（a）躯体和精神的完整性（如：诊断程序，医学治疗，诸如使用药物、电惊厥治疗和不可逆的手术）；

（b）自由（如：强制住院）。

（2）同意必须是：

（a）经所涉及的人同意，这可与所处的文化相一致，必须从任何传统的决策单位（如：家庭、亲戚、工作单位）得到建议之后；

（b）免受不当影响；

（c）知情（告知的资料准确、可理解、充分，以使个人能够做出决定，如优势、缺点、危险、备选方案、预期结果、不良反应）；

（d）在患者的医学病案中以文件形式保存，极小的干预除外。

（3）假使发现精神障碍患者不能同意，偶尔这是典型的情况，但不是一成不变的，应该授权代理决策者（亲戚、朋友或领导）从患者的最大利益出发代表患者做出决定。父母或监护人（如果有的话）替未成年人做出同意。

实施：选择以下建议的举措，促进该原则实施：

（1）推定患者能做出决定，除非其他情况证实他不能。

（2）确信精神卫生保健工作者不是常规认为精神障碍患者不能自己做决定。

（3）不因发现患者对某一方面（如：对非自愿住院的许可并不自动包括对非自愿治疗，尤其是有创伤性治疗的许可）不能做出自我决定而常规认为患者不能做出有关全部内容（如：完整性、自由）的自我决定。

（4）告诉患者有关治疗的口头和书面资料（以通用语言），应向不能阅读的患者提供详细的口头解释。

（5）在采取影响患者完整性或自由的举措之前，请患者发表自己的意见并加以仔细考虑，不要考虑其同意的能力；请认为不能决定患者自身利益的人解释发表意见的动机，这可能表示对所考虑的事情的合法关注，而且这可促进其做出自我决定。

（6）尊重患者在不能同意之前所表达的任何意愿。

原则 6　在实施自我决定时有获得帮助的权利

描述：假使患者仅在权衡某项决定的意义时有困难，尽管其不能做出决定，也可从了解其选择的第三者所提供的帮助中获益。

组成：困难可由多种原因所致，包括如下：

（1）一般知识。

（2）语言能力。

（3）健康障碍所致残疾。

实施：选择以下建议的举措，促进该原则实施

（1）在患者面临需要帮助时告知他/她具有该项权利。

（2）建议可能的帮助者（如律师、社会工作者）

（3）为帮助者的介入提供便利条件，包括提高免费帮助（如果可能）。

（4）推动建立为精神障碍患者提供帮助的机构（如负责听取批评、搜集意见的人，患者或使用者委员会）。

原则 7　有复查程序

描述：应该有一项复查程序，对于任何由官方（法官）或代理（代表，如监护人）决策者和卫

生保健工作者所做出的决定都有效。

组成：此项原则包括下列组成部分：

(1)在有关的当事人提出要求时应能得到该程序，包括所涉及的个人。

(2)该程序应及时得到(如：在做出决定的 3d 之内)。

(3)在患者健康状况的基础上并不能阻止其复审。

(4)应给予患者亲自听证的机会

实施：选择以下建议的举措，促进该原则实施：

(1)拥有一项审查程序和/或立法机构创立的永久审查会，且具有可操作性。

(2)建立由政府管理的精神障碍患者代表办公室，提供合法的类似于提取批评、搜集意见的服务。

原则8　自动的定期复查机制

描述：至于具有长期效应的影响完整性的决定(治疗)和/或影响自由的决定(住院)，应该有一种自动的定期复查机制。

组成：该项原则包括如下组成部分：

(1)复查必须自动进行。

(2)复查必须按合理的间隔进行(如：每次复查必须与前一次间隔 6 个月)。

(3)复查必须由在官方机构就职的有资格的决策者实施。

实施：选择以下建议的举措，促进该原则实施：

(1)约定一个复查机构来开展此项复查。

(2)要求复查机构的成员在指定的间隔看望患者及复查病案。

(3)给予患者拜访复查机构的权利(该权利应由保健机构提供便利)。

(4)要求复查程序在每种情况下均圆满完成(如：对某一病例不止进行自动复查，理想的情况是，复查机构不要由相同的人员组成，而且也不能受其以前的决定的不当影响)。

(5)制裁缺席的机构成员(如未能执行约定任务的成员)

原则9　合格的决策者

描述：在官方机构就职的决策者(如：法官)或代理(给予同意的)机构(如：亲戚、朋友、监护人)应有资格这样做。

组成：为获取资格，决策者应该：

(1)有能力.

(2)知识渊博。

(3)独立(如果在官方机构就职)

(4)公正(如果在官方机构就职)

理想的情况，在官方机构就职的决策部门应出来自不同的相关学科的多人组成(如：3 人)。

实施：选择以下建议的举措，促进该原则实施：

(1)为在官方机构就职的决策者和/或其相关的学科的助手(包括必需的精神病学、心理学、法律、社会服务及其他学科)提供初始培训和继续训练。在官方机构就职的决策者和/或其相关学科的助手

(2)在危险时刻做决定时带有直接个人利益的决策者，取消其资格。

(3)为在官方机构就职的决策者提供充分的报酬，以保证其独立执行职责。

原则10　尊重法律法规

描述：所作决定应该与判决有关的有效法律正文一致，而不是以其他为基础，也不是以武断为基础。

组成:改原则包括如下组成部分:

(1)依赖国家的立法系统,法律正文可以不同类型的法制工具(如:法规、国际协约、法令、政令、规章制度、规定)和/或既往法令规则(判例)存在。

(2)可应用的法律是讨论当时有效的法律,与有追溯效力的或草案法制工具不同。

(3)法律应该是面向大众的,易接近的,可以理解的。

实施:选择以下建议的措施,促进该原则实施:

(1)告知患者其所拥有的权力。

(2)确信相关法制工具通常已散发到群众成员,尤其是决策者(如:印刷发行,如有必要,在指导中用通用语言加以解释)。

(3)为决策者提供法律准则的含义及意义方面的培训。

(4)引用相关的国际公认的人权文件(如:联合国原则、当前十项基本原则),以解说判决有关的有效法律正文。

(5)使精神卫生法规划的实际使用受独立与健康机构和卫生保健工作者的管理部门的监控。

附录五 国内相关法律节录

一、《中华人民共和国民法通则》(节录)

第十三条 不能辨认自己行为的精神病人是无民事行为能力人,由他的法定代理人代理民事活动。

不能完全辨认自己行为的精神病人是限制民事行为能力人,可以进行与他的精神健康状况相适应的民事活动;其他民事活动由他的法定代理人代理,或者征得他的法定代理人的同意。

第十四条 无民事行为能力人、限制民事行为能力人的监护人是他的法定代理人。

第十七条 无民事行为能力或者限制民事行为能力的精神病人,由下列人员担任监护人:

(一)配偶;

(二)父母;

(三)成年子女;

(四)其他近亲属;

(五)关系密切的其他亲属、朋友愿意承担监护责任,经精神病人的所在单位或者住所地的居民委员会、村民委员会同意的。

对担任监护人有争议的,由精神病人的所在单位或者住所地的居民委员会、村民委员会在近亲属中指定。对指定不服提起诉讼的,由人民法院裁决。

没有第一款规定的监护人的,由精神病人的所在单位或者住所地的居民委员会、村民委员会或者民政部门担任监护人。

第十八条 监护人应当履行监护职责,保护被监护人的人身、财产及其他合法权益,除为被监护人的利益外,不得处理被监护人的财产。

监护人依法履行监护的权利,受法律保护。

监护人不履行监护职责或者侵害被监护人的合法权益的,应当承担责任;给被监护人造成财产损失的,应当赔偿损失。人民法院可以根据有关人员或者有关单位的申请,撤销监护人的资格。

第十九条 精神病人的利害关系人,可以向人民法院申请宣告精神病人为无民事行为能力人或者限制民事行为能力人。

被人民法院宣告为无民事行为能力人或者限制民事行为能力人的,根据他健康恢复的状况,经本人或者利害关系人申请,人民法院可以宣告他为限制民事行为能力人或者完全民事行为能力人。

二、《中华人民共和国侵权责任法》(节录)

第五十四条 患者在诊疗活动中受到损害,医疗机构及其医务人员有过错的,由医疗机构承担赔偿责任。

第五十五条 医务人员在诊疗活动中应当向患者说明病情和医疗措施。需要实施手术、特殊检查、特殊治疗的,医务人员应当及时向患者说明医疗风险、替代医疗方案等情况,并取得其书面同意;不宜向患者说明的,应当向患者的近亲属说明,并取得其书面同意。

医务人员未尽到前款义务,造成患者损害的,医疗机构应当承担赔偿责任。

第五十六条 因抢救生命垂危的患者等紧急情况,不能取得患者或者其近亲属意见的,经医疗机构负责人或者授权的负责人批准,可以立即实施相应的医疗措施。

第五十七条 医务人员在诊疗活动中未尽到与当时的医疗水平相应的诊疗义务,造成患者损害的,医疗机构应当承担赔偿责任。

第五十八条　患者有损害,因下列情形之一的,推定医疗机构有过错:

(一)违反法律、行政法规、规章以及其他有关诊疗规范的规定;

(二)隐匿或者拒绝提供与纠纷有关的病历资料;

(三)伪造、篡改或者销毁病历资料。

第五十九条　因药品、消毒药剂、医疗器械的缺陷,或者输入不合格的血液造成患者损害的,患者可以向生产者或者血液提供机构请求赔偿,也可以向医疗机构请求赔偿。患者向医疗机构请求赔偿的,医疗机构赔偿后,有权向负有责任的生产者或者血液提供机构追偿。

第六十条　患者有损害,因下列情形之一的,医疗机构不承担赔偿责任:

(一)患者或者其近亲属不配合医疗机构进行符合诊疗规范的诊疗;

(二)医务人员在抢救生命垂危的患者等紧急情况下已经尽到合理诊疗义务;

(三)限于当时的医疗水平难以诊疗。

前款第一项情形中,医疗机构及其医务人员也有过错的,应当承担相应的赔偿责任。

第六十一条　医疗机构及其医务人员应当按照规定填写并妥善保管住院志、医嘱单、检验报告、手术及麻醉记录、病理资料、护理记录、医疗费用等病历资料。

患者要求查阅、复制前款规定的病历资料的,医疗机构应当提供。

第六十二条　医疗机构及其医务人员应当对患者的隐私保密。泄露患者隐私或者未经患者同意公开其病历资料,造成患者损害的,应当承担侵权责任。

第六十三条　医疗机构及其医务人员不得违反诊疗规范实施不必要的检查。

第六十四条　医疗机构及其医务人员的合法权益受法律保护。干扰医疗秩序,妨害医务人员工作、生活的,应当依法承担法律责任。

三、《中华人民共和国刑法》(节录)

第十八条　精神病人在不能辨认或者不能控制自己行为的时候造成危害结果,经法定程序鉴定确认的,不负刑事责任,但是应当责令他的家属或者监护人严加看管和医疗;在必要的时候,由政府强制医疗。

间歇性的精神病人在精神正常的时候犯罪,应当负刑事责任。

尚未完全丧失辨认或者控制自己行为能力的精神病人犯罪的,应当负刑事责任,但是可以从轻或者减轻处罚。

醉酒的人犯罪,应当负刑事责任。

四、《中华人民共和国人民警察法》(节录)

第十四条　公安机关的人民警察对严重危害公共安全或者他人人身安全的精神病人,可以采取保护性约束措施。需要送往指定的单位、场所加以监护的,应当报请县级以上人民政府公安机关批准,并及时通知其监护人。

五、《中华人民共和国治安管理处罚法》(节录)

第十三条　精神病人在不能辨认或者不能控制自己行为的时候违反治安管理的,不予处罚,但是应当责令其监护人严加看管和治疗。间歇性的精神病人在精神正常的时候违反治安管理的,应当给予处罚。

六、《中华人民共和国民事诉讼法》(节录)

第一百八十七条　申请认定公民无民事行为能力或者限制民事行为能力,由其近亲属或者其他利害关系人向该公民住所地基层人民法院提出。

申请书应当写明该公民无民事行为能力或者限制民事行为能力的事实和根据。

第一百八十八条　人民法院受理申请后,必要时应当对被请求认定为无民事行为能力或者限制民事行为能力的公民进行鉴定。申请人已提供鉴定意见的,应当对鉴定意见进行审查。

第一百八十九条 人民法院审理认定公民无民事行为能力或者限制民事行为能力的案件,应当由该公民的近亲属为代理人,但申请人除外。近亲属互相推诿的,由人民法院指定其中一人为代理人。该公民健康情况许可的,还应当询问本人的意见。

人民法院经审理认定申请有事实根据的,判决该公民为无民事行为能力或者限制民事行为能力人;认定申请没有事实根据的,应当判决予以驳回。

第一百九十条 人民法院根据被认定为无民事行为能力人、限制民事行为能力人或者他的监护人的申请,证实该公民无民事行为能力或者限制民事行为能力的原因已经消除的,应当做出新判决,撤销原判决。

七、《中华人民共和国刑事诉讼法》(节录)

第二百八十四条 实施暴力行为,危害公共安全或者严重危害公民人身安全,经法定程序鉴定依法不负刑事责任的精神病人,有继续危害社会可能的,可以予以强制医疗。

第二百八十五条 根据本章规定对精神病人强制医疗的,由人民法院决定。

公安机关发现精神病人符合强制医疗条件的,应当写出强制医疗意见书,移送人民检察院。对于公安机关移送的或者在审查起诉过程中发现的精神病人符合强制医疗条件的,人民检察院应当向人民法院提出强制医疗的申请。人民法院在审理案件过程中发现被告人符合强制医疗条件的,可以做出强制医疗的决定。

对实施暴力行为的精神病人,在人民法院决定强制医疗前,公安机关可以采取临时的保护性约束措施。

第二百八十六条 人民法院受理强制医疗的申请后,应当组成合议庭进行审理。

人民法院审理强制医疗案件,应当通知被申请人或者被告人的法定代理人到场。被申请人或者被告人没有委托诉讼代理人的,人民法院应当通知法律援助机构指派律师为其提供法律帮助。

第二百八十七条 人民法院经审理,对于被申请人或者被告人符合强制医疗条件的,应当在一个月以内做出强制医疗的决定。

被决定强制医疗的人、被害人及其法定代理人、近亲属对强制医疗决定不服的,可以向上一级人民法院申请复议。

第二百八十八条 强制医疗机构应当定期对被强制医疗的人进行诊断评估。对于已不具有人身危险性,不需要继续强制医疗的,应当及时提出解除意见,报决定强制医疗的人民法院批准。

被强制医疗的人及其近亲属有权申请解除强制医疗。

第二百八十九条 人民检察院对强制医疗的决定和执行实行监督。

八、《最高人民法院关于使用〈中华人民共和国刑事诉讼法〉的解释》(节录)

第五百二十四条 实施暴力行为,危害公共安全或者严重危害公民人身安全,社会危害性已经达到犯罪程度,但经法定程序鉴定依法不负刑事责任的精神病人,有继续危害社会可能的,可以予以强制医疗。

第五百二十五条 人民检察院申请对依法不负刑事责任的精神病人强制医疗的案件,由被申请人实施暴力行为所在地的基层人民法院管辖;由被申请人居住地的人民法院审判更为适宜的,可以由被申请人居住地的基层人民法院管辖。

第五百二十六条 对人民检察院提出的强制医疗申请,人民法院应当审查以下内容:

(一)是否属于本院管辖;

(二)是否写明被申请人的身份,实施暴力行为的时间、地点、手段、所造成的损害等情况,

并附相关证据材料;

(三)是否附有法医精神病鉴定意见和其他证明被申请人属于依法不负刑事责任的精神病人的证据材料;

(四)是否列明被申请人的法定代理人的姓名、住址、联系方式;

(五)需要审查的其他事项。

第五百二十七条 对人民检察院提出的强制医疗申请,人民法院应当在七日内审查完毕,并按照下列情形分别处理:

(一)不属于本院管辖的,应当退回人民检察院;

(二)材料不全的,应当通知人民检察院在三日内补送;

(三)属于强制医疗程序受案范围和本院管辖,且材料齐全的,应当受理。

第五百二十八条 审理强制医疗案件,应当通知被申请人或者被告人的法定代理人到场。被申请人或者被告人没有委托诉讼代理人的,应当通知法律援助机构指派律师担任其诉讼代理人,为其提供法律帮助。

第五百二十九条 审理强制医疗案件,应当组成合议庭,开庭审理。但是,被申请人、被告人的法定代理人请求不开庭审理,并经人民法院审查同意的除外。

审理人民检察院申请强制医疗的案件,应当会见被申请人。

第五百三十条 开庭审理申请强制医疗的案件,按照下列程序进行:

(一)审判长宣布法庭调查开始后,先由检察员宣读申请书,后由被申请人的法定代理人、诉讼代理人发表意见;

(二)法庭依次就被申请人是否实施了危害公共安全或者严重危害公民人身安全的暴力行为、是否属于依法不负刑事责任的精神病人、是否有继续危害社会的可能进行调查;调查时,先由检察员出示有关证据,后由被申请人的法定代理人、诉讼代理人发表意见、出示有关证据,并进行质证;

(三)法庭辩论阶段,先由检察员发言,后由被申请人的法定代理人、诉讼代理人发言,并进行辩论。

被申请人要求出庭,人民法院经审查其身体和精神状态,认为可以出庭的,应当准许。出庭的被申请人,在法庭调查、辩论阶段,可以发表意见。

检察员宣读申请书后,被申请人的法定代理人、诉讼代理人无异议的,法庭调查可以简化。

第五百三十一条 对申请强制医疗的案件,人民法院审理后,应当按照下列情形分别处理:

(一)符合刑事诉讼法第二百八十四条规定的强制医疗条件的,应当做出对被申请人强制医疗的决定;

(二)被申请人属于依法不负刑事责任的精神病人,但不符合强制医疗条件的,应当做出驳回强制医疗申请的决定;被申请人已经造成危害结果的,应当同时责令其家属或者监护人严加看管和医疗;

(三)被申请人具有完全或者部分刑事责任能力,依法应当追究刑事责任的,应当做出驳回强制医疗申请的决定,并退回人民检察院依法处理。

第五百三十二条 第一审人民法院在审理案件过程中发现被告人可能符合强制医疗条件的,应当依照法定程序对被告人进行法医精神病鉴定。经鉴定,被告人属于依法不负刑事责任的精神病人的,应当适用强制医疗程序,对案件进行审理。

开庭审理前款规定的案件,应当先由合议庭组成人员宣读对被告人的法医精神病鉴定意见,说明被告人可能符合强制医疗的条件,后依次由公诉人和被告人的法定代理人、诉讼代理人发表意见。经审判长许可,公诉人和被告人的法定代理人、诉讼代理人可以进行辩论。

第五百三十三条 对前条规定的案件,人民法院审理后,应当按照下列情形分别处理:

(一)被告人符合强制医疗条件的,应当判决宣告被告人不负刑事责任,同时做出对被告人强制医疗的决定;

(二)被告人属于依法不负刑事责任的精神病人,但不符合强制医疗条件的,应当判决宣告被告人无罪或者不负刑事责任;被告人已经造成危害结果的,应当同时责令其家属或者监护人严加看管和医疗;

(三)被告人具有完全或者部分刑事责任能力,依法应当追究刑事责任的,应当依照普通程序继续审理。

第五百三十四条 人民法院在审理第二审刑事案件过程中,发现被告人可能符合强制医疗条件的,可以依照强制医疗程序对案件做出处理,也可以裁定发回原审人民法院重新审判。

第五百三十五条 人民法院决定强制医疗的,应当在做出决定后五日内,向公安机关送达强制医疗决定书和强制医疗执行通知书,由公安机关将被决定强制医疗的人送交强制医疗。

第五百三十六条 被决定强制医疗的人、被害人及其法定代理人、近亲属对强制医疗决定不服的,可以自收到决定书之日起五日内向上一级人民法院申请复议。复议期间不停止执行强制医疗的决定。

第五百三十七条 对不服强制医疗决定的复议申请,上一级人民法院应当组成合议庭审理,并在一个月内,按照下列情形分别做出复议决定:

(一)被决定强制医疗的人符合强制医疗条件的,应当驳回复议申请,维持原决定;

(二)被决定强制医疗的人不符合强制医疗条件的,应当撤销原决定;

(三)原审违反法定诉讼程序,可能影响公正审判的,应当撤销原决定,发回原审人民法院重新审判。

第五百三十八条 对本解释第五百三十三条第一项规定的判决、决定,人民检察院提出抗诉,同时被决定强制医疗的人、被害人及其法定代理人、近亲属申请复议的,上一级人民法院应当依照第二审程序一并处理。

第五百三十九条 审理强制医疗案件,本章没有规定的,参照适用公诉案件第一审普通程序和第二审程序的有关规定。

第五百四十条 被强制医疗的人及其近亲属申请解除强制医疗的,应当向决定强制医疗的人民法院提出。

被强制医疗的人及其近亲属提出的解除强制医疗申请被人民法院驳回,六个月后再次提出申请的,人民法院应当受理。

第五百四十一条 强制医疗机构提出解除强制医疗意见,或者被强制医疗的人及其近亲属申请解除强制医疗的,人民法院应当审查是否附有对被强制医疗的人的诊断评估报告。

强制医疗机构提出解除强制医疗意见,未附诊断评估报告的,人民法院应当要求其提供。

被强制医疗的人及其近亲属向人民法院申请解除强制医疗,强制医疗机构未提供诊断评估报告的,申请人可以申请人民法院调取。必要时,人民法院可以委托鉴定机构对被强制医疗的人进行鉴定。

第五百四十二条 强制医疗机构提出解除强制医疗意见,或者被强制医疗的人及其近亲属申请解除强制医疗的,人民法院应当组成合议庭进行审查,并在一个月内,按照下列情形分别处理:

(一)被强制医疗的人已不具有人身危险性,不需要继续强制医疗的,应当做出解除强制医疗的决定,并可责令被强制医疗的人的家属严加看管和医疗;

(二)被强制医疗的人仍具有人身危险性,需要继续强制医疗的,应当做出继续强制医疗的决定。

人民法院应当在做出决定后五日内,将决定书送达强制医疗机构、申请解除强制医疗的人、被决定强制医疗的人和人民检察院。决定解除强制医疗的,应当通知强制医疗机构在收到决定书的当日解除强制医疗。

第五百四十三条　人民检察院认为强制医疗决定或者解除强制医疗决定不当,在收到决定书后二十日内提出书面纠正意见的,人民法院应当另行组成合议庭审理,并在一个月内做出决定。

第五百四十四条　人民法院讯问被告人,宣告判决,审理减刑、假释案件,根据案件情况,可以采取视频方式进行。

第五百四十五条　向人民法院提出自诉、上诉、申诉、申请等的,应当以书面形式提出。书写有困难的,除另有规定的以外,可以口头提出,由人民法院工作人员制作笔录或者记录在案,并向口述人宣读或者交其阅读。

第五百四十六条　诉讼期间制作、形成的工作记录、告知笔录等材料,应当由制作人员和其他有关人员签名、盖章。宣告或者送达判决书、裁定书、决定书、通知书等诉讼文书的,应当由接受宣告或者送达的人在诉讼文书、送达回证上签名、盖章。

诉讼参与人未签名、盖章的,应当捺指印;刑事被告人除签名、盖章外,还应当捺指印。

当事人拒绝签名、盖章、捺指印的,办案人员应当在诉讼文书或者笔录材料中注明情况,有相关见证人见证,或者有录音录像证明的,不影响相关诉讼文书或者笔录材料的效力。

第五百四十七条　本解释的有关规定适用于军事法院、铁路运输法院等专门人民法院。

第五百四十八条　本解释自 2013 年 1 月 1 日起施行,最高人民法院 1998 年 9 月 2 日公布的《关于执行〈中华人民共和国刑事诉讼法〉若干问题的解释》同时废止;最高人民法院以前发布的司法解释和规范性文件,与本解释不一致的,以本解释为准。

附录六 《重性精神疾病管理治疗工作规范》

重性精神疾病主要包括精神分裂症、双向障碍、偏执性精神病、分裂情感障碍等。发病时，患者丧失对疾病的自知力或者对行为的控制力，并可能导致危害公共安全和他人人身安全的行为，长期患病者可以造成社会功能严重损害。根据《中国精神卫生工作规划（2002-2010 年）》和《全国精神卫生工作体系发展指导纲要（2008 年-2015 年）》的相关要求，制定本工作规范。

1.机构、职责及保障条件

1.1 机构与职责
1.1.1 精神卫生工作领导与协调制度
精神卫生工作部际联席会议制度为国家级精神卫生领导与协调机制，联席会议办公室设在卫生部疾病预防控制局。

主要职责有：在国务院领导下，研究拟订精神卫生工作的重大政策措施，向国务院提出建议；协调解决推进精神卫生工作发展的重大问题；讨论确定年度工作重点并协调落实；指导、督促、检查精神卫生各项工作。

县级以上人民政府建立的精神卫生工作领导协调组织，负责组织协调本地区各部门精神卫生工作任务的落实与督导。

1.1.2 卫生行政部门
1.1.2.1 卫生部
负责全国重性精神疾病管理治疗工作的组织领导与协调。主要职责：

（1）制订全国重性精神疾病管理治疗工作计划并推动实施，建设全国重性精神疾病管理治疗网络。

（2）加强与财政部等相关部门的沟通与协调，逐步扩展中央补助地方重性精神疾病管理治疗项目实施范围，开展专项经费使用的监督管理。

（3）组织全国重性精神疾病管理治疗师资培训。

（4）组织开展全国重性精神疾病管理治疗督导、绩效考核、评价。

（5）建立全国重性精神疾病管理治疗信息系统。

1.1.2.2 省（自治区、直辖市）卫生行政部门
负责全省（自治区、直辖市）重性精神疾病管理治疗工作的组织领导与协调。主要职责：

（1）制订全省（自治区、直辖市）重性精神疾病管理治疗的工作计划，保障必要的工作经费。

（2）设立省级精神卫生防治技术管理和指导机构，承担全省（自治区、直辖市）重性精神疾病管理治疗的管理工作。

（3）组织开展地市级、县级重性精神疾病管理治疗人员的专业培训和管理培训。

（4）负责全省（自治区、直辖市）重性精神疾病管理治疗的质量控制，开展工作督导、绩效考核、评价。

（5）根据国家统一要求，建立本省（自治区、直辖市）重性精神疾病管理治疗信息系统，维持区域内重性精神疾病管理治疗信息系统的正常运转。

1.1.2.3 地市级卫生行政部门

负责区域内重性精神疾病管理治疗工作的组织领导与协调。主要职责：

(1)制订本区域重性精神疾病管理治疗的实施计划,保障必要的工作经费。

(2)根据区域卫生规划和《医疗机构设置规划》,统筹安排、组建由区域内的地市级及以上精神卫生医疗机构(指精神专科医院和综合医院精神科,下同)与县级精神卫生医疗机构、街道和乡镇基层医疗机构组成的重性精神疾病管理治疗网络,开展重性精神疾病诊疗、双向转诊、社区/乡镇管理和康复工作。

(3)设立地市级精神卫生防治技术管理和指导机构(以下简称地市级精防机构),承担区域内重性精神疾病管理治疗的管理工作。

(4)组织开展社区卫生和乡村卫生等基层医疗机构相关人员专业和管理的师资培训。

(5)负责区域内重性精神疾病管理治疗的质量控制,开展工作督导、绩效考核、评价。

(6)维持区域内重性精神疾病管理治疗信息系统的正常运转。

1.1.2.4 县级卫生行政部门

负责区域内重性精神疾病管理治疗工作的组织领导与协调。主要职责：

(1)制订本区域重性精神疾病管理治疗的实施计划,保障必要的工作经费。

(2)负责与有关部门协调,促进建立区域内精神疾病社区康复机构和网络。

(3)设立县级精神卫生防治技术管理和指导机构(以下简称县级精防机构),承担区域内重性精神疾病管理治疗的管理工作。

(4)组织社区卫生和乡村卫生等基层医疗机构、街道和乡镇相关部门工作人员,开展重性精神疾病管理治疗的专业培训和管理培训。

(5)负责区域内重性精神疾病管理治疗的质量控制,开展工作督导、绩效考核、评价。

(6)维持区域内重性精神疾病管理治疗信息系统的正常运转。

1.1.3 医疗机构

1.1.3.1 精神卫生医疗机构

精神卫生医疗机构在重性精神疾病管理治疗工作中的主要职责为：

(1)地市级及以上政府部门举办的精神卫生医疗机构主要承担：

A.门诊诊疗和急诊住院治疗服务。

B.对初诊严重患者、民政部门、公安机关、城建城管监察等部门转送的急诊患者、司法部门送诊患者、基层医疗机构转诊的急诊患者等提供诊疗服务。

C.根据知情同意(有地方立法规定的除外)原则,向辖区内县级精防机构提供出院的重性精神疾病患者情况。

D.按所在地市重性精神疾病管理治疗网络工作要求,建立至少由1名副主任医师以上职称人员参加的社区管理治疗组,对精神疾病防治责任区域内的社区卫生服务中心和乡镇卫生院上报的疑似患者进行诊断或复核诊断;定期派员到社区(乡镇)检查社区/乡镇管理患者状况和处理社区管理的疑难患者,调整药物治疗方案,指导基层医疗机构人员开展患者个案管理。

E.组建应急医疗处置组,承担所在地市的患者应急医疗处置任务;设立应急医疗处置专用电话。

F.派出专业人员协助精防机构工作。

根据情况,疑难病症患者的诊疗可以由省级及以上精神卫生医疗机构承担。

(2)县级政府部门举办的精神卫生医疗机构主要承担：

A.门诊诊疗、患者应急状况处置和患者慢性住院治疗服务。

B.对初诊普通患者、由上级精神卫生医疗机构转诊的患者、基层医疗机构转诊的慢性患者等提供诊疗服务。

C.根据知情同意(有地方立法规定的除外)原则,向辖区内县级精防机构提供出院的重性精神疾病患者情况。

D. 按所在地市的重性精神疾病管理治疗网络工作要求,建立至少由1名主治医师以上职称人员参加的社区管理治疗组,对精神疾病防治责任区域内的社区卫生服务中心和乡镇卫生院上报的疑似患者进行诊断或诊断复核;定期派员到社区(乡镇)检查社区/乡镇管理患者状况和处理社区管理的疑难患者,调整药物治疗方案,指导基层医疗机构人员开展患者个案管理。

E.派出专业人员协助精防机构工作。

在交通不便的偏远县,县级精神卫生医疗机构应以患者急诊住院治疗服务为主。

1.1.3.2 基层医疗机构

(1)社区卫生服务中心主要职责:

A.承担重性精神疾病患者信息收集与报告工作,开展重性精神疾病患者线索调查并登记、上报县级精防机构;登记已确诊的重性精神疾病患者并建立健康档案。

B.在精神卫生医疗机构指导下,定期随访患者,指导患者服药,向患者家庭成员提供护理指导。有条件的地方,可开展社区患者危险行为评估,实施个案管理计划。

C.协助精神卫生医疗机构开展重性精神疾病患者应急医疗处置。

D.向精神卫生医疗机构转诊疾病复发患者。

E.参与重性精神疾病防治知识健康教育工作。

(2)社区卫生服务站主要职责:

协助社区卫生服务中心开展相关工作,指导监护人落实对患者的护理、康复措施。

(3)乡镇卫生院主要职责:

A. 协助上级卫生行政部门及精神卫生医疗机构开展村医重性精神疾病防治知识培训,并对其工作进行绩效考核。

B.承担重性精神疾病患者信息收集与报告工作,开展重性精神疾病患者线索调查并登记、上报县级精防机构;登记已确诊的重性精神疾病患者并建立健康档案。

C.在精神卫生医疗机构指导下,定期随访患者,指导患者服药。有条件的地方,可开展社区患者危险行为评估,实施个案管理计划。

D.向精神卫生医疗机构转诊疾病复发患者。

(4)村卫生室主要职责:

A.协助乡镇卫生院开展重性精神疾病患者的线索调查、登记、报告和患者家庭成员护理指导工作。

B.协助精神卫生医疗机构开展重性精神疾病患者应急医疗处置。

C.定期随访患者,指导监护人督促患者按时按量服药,督促患者按时复诊。

D.参与重性精神疾病防治知识健康教育工作。

1.1.3.3 其他医疗机构

对就诊者中疑似重性精神疾病、但未经精神科执业医师确诊者,转诊到就近精神卫生医疗机构确诊,或联络会诊。

向就近精神卫生医疗机构转诊确诊的、病情严重的患者。

1.1.4 专业公共卫生机构 1.1.4.1 精神卫生防治技术管理和指导机构

根据《国务院办公厅转发卫生部等部门关于进一步加强精神卫生工作指导意见的通知》(国办发〔2004〕71号)提出的"各市(地)应根据实际情况建立专门机构或指定综合医院承担本地区精神疾病和心理行为问题的预防、治疗与康复以及技术指导与培训工作"的要求,地市级及以上卫生行政部门设立精神卫生防治技术管理和指导机构(简称"精防机构")。

地市级及以上精防机构应设在政府部门举办的精神专科医院中；无精神专科医院的，卫生行政部门可以委托同级疾病预防控制中心承担管理责任，并应同时委托一所政府举办的设精神科的综合医院承担技术责任。

县级卫生行政部门可根据情况，在政府举办的精神专科医院，或者同级疾病预防控制机构中设立县级精防机构。

（1）国家级精防机构主要职责：

A.协助卫生部起草有关重性精神疾病管理治疗的全国性工作计划、实施方案等文件，起草相关规范和技术要求等，开展重性精神疾病管理治疗工作的专项经费监督检查。

B.指导下级精防机构工作；开展技术督导和质量评估；定期调查、统计、分析和报告相关数据和工作信息，提出改进意见和建议；完成年度工作报表。

C.承担有关重性精神疾病管理治疗的省级师资培训，开展培训效果评估。

D.开展重性精神疾病防治的健康教育和宣传。

E.承担卫生部交办的任务。

（2）省级精防机构主要职责：

A.协助省级卫生行政部门起草有关重性精神疾病管理治疗的工作计划、实施方案等文件，开展重性精神疾病管理治疗工作的专项经费监督检查。

B.指导地市级、县级精防机构工作；定期调查、统计、分析、评估和报告相关数据和工作信息，提出改进意见和建议；完成年度工作报表。

C.承担地市级、县级相关人员的专业培训和管理培训，开展培训效果评估。

D.开展重性精神疾病防治的健康教育和宣传。

E.承担省级卫生行政部门交办的任务。

（3）地市级精防机构主要职责：

A.协助地市级卫生行政部门规划并建立重性精神疾病管理治疗网络，起草相关工作要求、实施方案等文件；开展精神疾病防治健康教育和宣传。

B.对辖区内精神卫生医疗机构开展患者应急医疗处置提供支持。

C.指导县级精防机构工作；定期统计、分析、评估和报告相关数据和工作信息，提出改进意见和建议；完成年度工作报表。

D.承担社区卫生和乡村卫生等基层医疗机构的相关专业和管理的师资培训，开展培训效果评估。

E.承担地市级卫生行政部门交办的任务。

（4）县级精防机构主要职责：

A.协助县级卫生行政部门起草有关重性精神疾病管理治疗的实施方案等文件；协助相关部门建立区域内精神疾病社区康复网络；开展精神疾病防治健康教育和宣传。

B.组织诊断或者复核诊断基层医疗机构筛查上报的疑似患者。

C.登记录入精神卫生医疗机构提供的重性精神疾病患者出院信息将患者纳入本地区重性精神疾病管理治疗的对象，通知患者居住地社区卫生服务中心或乡镇卫生院开展管理。

D.指导社区卫生服务中心和乡镇卫生院制定社区/乡镇管理工作方案，开展工作效果评估；定期统计、分析、评估和报告社区卫生服务中心和乡镇卫生院患者管理的相关数据和工作信息，提出改进意见和建议；完成年度工作报表。

E.承担社区卫生和乡村卫生等基层医疗机构、街道和乡镇相关部门工作人员的专业培训和管理培训，开展培训效果评估。

F.承担县级卫生行政部门交办的任务。

1.1.4.2 疾病预防控制机构

主要职责是：

A.承担同级卫生行政部门委托的工作。

B.参与本地区重性精神疾病防治健康教育活动。

C.参与本级重性精神疾病管理治疗信息系统平台的建立与维护。

1.2 人员及保障条件

1.2.1 人员

1.2.1.1 精神卫生医疗机构

精神卫生医疗机构应根据所在地市重性精神疾病管理治疗网络工作要求和承担的任务，确定适当数量、业务能力强的精神科执业医师、精神科专业护士专职或者兼职开展重性精神疾病管理治疗工作。所有人员在上岗前必须经过相关培训并通过考试。

精神卫生医疗机构要采取措施，保持从事重性精神疾病管理治疗的人员稳定。从事重性精神疾病管理治疗工作的精神科执业医师，每月应当有一定比例时间参加临床诊疗工作，以保持其临床诊疗能力和知识得到不断更新。

1.2.1.2 精神卫生防治技术管理和指导机构

精防机构应根据工作量，确定适当数量、业务能力强的精神科执业医师、精神科专业护士以及公共卫生专业人员专职开展重性精神疾病管理治疗工作。所有人员在上岗前必须经过相关培训并通过考试。

精防机构要采取措施，保持人员稳定，提高工作能力。

1.2.1.3 基层医疗机构

社区卫生服务中心、乡镇卫生院应当根据本辖区管理的重性精神疾病患者数量，确定适当人数的执业（助理）医师、注册护士专职或者兼职开展重性精神疾病的社区（乡镇）防治工作。所有人员在上岗前必须经过相关培训和考核。

社区卫生服务中心、乡镇卫生院要采取措施，保持从事精神疾病社区（乡镇）防治医师或者护士（以下简称"精防医师"、"精防护士"）人员稳定，不断提高专业能力。

1.2.1.4 疾病预防控制机构

疾病预防控制机构应根据其在重性精神疾病管理治疗工作中承担的不同工作任务以及工作量，确定适当数量、业务能力强的相应专业人员专职工作。所有人员在上岗前必须具备相应岗位的工作能力，经过相关培训并通过考试。

疾病预防控制机构要采取措施，保持人员稳定，提高工作能力。

1.2.2 保障条件

根据承担重性精神疾病管理治疗工作任务的各级机构职责，参照国家有关部门制定的精神专科机构基本建设标准，为重性精神疾病管理治疗任务提供工作用房，安排人员和工作经费，配置相应的仪器设备。

2.患者的发现和登记

符合本《工作规范》开展管理治疗的对象为常住重性精神疾病患者。常住重性精神疾病患者是指在本辖区内有固定居所（包括家庭、康复与照料机构等，精神专科医院除外），并且连续居住时间在半年以上的患者。

2.1 发现疑似患者

2.1.1 线索调查

在社区或者乡镇开展重性精神疾病管理治疗工作之初进行，在上级卫生行政部门安排下，由社区卫生服务中心和乡镇卫生院组织，使用《行为异常人员线索调查问题清单》（表1-1），在辖区常住人口（指连续居住在半年及以上者）中开展疑似患者调查。

在征得监护人同意后（有地方立法规定的除外），将发现的疑似患者情况填入《重性精神疾病线索调查登记表》（表1-2），报县级精防机构。县级精防机构按照本规范"2.4精神专科诊断与诊断复核"的原则组织诊断或复核诊断。

在线索调查中，要充分依靠乡镇政府/街道办事处、村民委员会/居民委员会和当地民政、残联、救助管理站等的力量，提供搜集信息。

2.1.2 患者报告

社区卫生服务中心和乡镇卫生院、社区卫生服务站和村卫生室，以及街道办事处和居民委员会、乡镇政府和村民委员会，发现有危及他人生命安全或严重影响社会秩序和形象行为者为疑似精神疾病患者时，应立即拨打"110"向当地公安机关报警，由公安机关执行公务的人员送往就近或者当地卫生行政部门指定的精神卫生医疗机构明确诊断。

2.1.3 精神专科诊断与诊断复核

重性精神疾病的诊断和诊断复核必须由精神科执业医师依据《临床诊疗指南-精神病学分册》、《中国精神障碍分类与诊断标准（第3版）》及相关诊疗规范，结合患者精神状况检查、既往病史、体检和辅助检查等进行。

精神卫生医疗机构在人员资质、诊断条件具备的情况下，可以做出诊断或复核诊断；条件不具备，或者不能确定诊断的，请上级精神卫生医疗机构进行诊断或者复核诊断。

2.2 出院病例通知

各级精神卫生医疗机构在征得患者本人，或监护人或近亲属同意并签署《参加重性精神疾病管理治疗网络知情同意书》（表1-3）（有地方立法规定的除外）后，应在患者出院时将《重性精神疾病患者出院信息单》（表1-4）每月定期通知本机构所在地的县级精防机构。后者应每月定期将《出院信息单》转至患者居住地的县级精防机构。

2.3 登记确诊患者

县级精防机构应将线索调查和患者报告中明确诊断为重性精神疾病的本地居住患者，以及精神卫生医疗机构治疗后出院的患者，纳入本地区重性精神疾病管理治疗的对象。同时，通知患者居住地的社区卫生服务中心或者乡镇卫生院开展患者管理，提供《出院信息单》复印件，并要求基层医疗卫生机构上报患者《居民个人健康档案》相关信息。

县级精防机构应及时将《出院信息单》和患者的相关信息录入全国重性精神疾病管理治疗信息系统。

3.社区/乡镇管理

在精神卫生专业机构指导下，由社区卫生服务机构或农村卫生服务机构等基层医疗卫生机构承担患者社区/乡镇管理，分为患者基础管理、患者个案管理。

根据《关于促进基本公共卫生服务逐步均等化的意见》要求，所有的社区和农村基层医疗卫生机构均应开展患者基础管理。

实施"中央补助地方重性精神疾病管理治疗项目"的地区，应开展患者个案管理。有条件的其他地区，在做好患者基础管理的基础上，可逐步开展患者个案管理。

3.1 患者基础管理

3.1.1 危重情况处置

询问和检查有无出现暴力、自杀自伤等危险行为，以及急性药物不良反应和严重躯体疾病。

若有,对症处理后立即转诊。

3.1.2 分类干预

若无上述危重情况,应进一步对患者原有的病情进行评估。检查患者的精神状况,包括感觉、知觉、思维、情感和意志行为、自知力等,询问患者的躯体疾病、社会功能状况、服药情况及各项实验室检查结果等,并根据患者的精神症状是否消失、自知力是否完全恢复和工作、社会功能是否恢复以及患者是否存在药物不良反应或躯体疾病情况,对患者进行分类干预。

3.1.2.1 病情稳定患者

病情稳定患者,指精神症状基本消失,自知力基本恢复,社会功能处于一般或良好状态,无严重药物不良反应,躯体疾病稳定的患者。

要求:

若无其他异常,基层医疗卫生机构继续执行上级医院制定的治疗方案,3个月时随访。

3.1.2.2 病情基本稳定患者

病情基本稳定患者,指精神症状、自知力、社会功能状况至少有一方面较差,处于"病情不稳定"和"病情稳定"之间的患者。

要求:

若无其他异常,基层医疗卫生机构的医生可在现用药物基础上在规定剂量范围内调整剂量,必要时与患者原主管精神科执业医生取得联系。调整过一次剂量后,可连续观察4-6周,若患者症状稳定或比上次已有好转,可维持目前治疗方案,3个月时随访。若仍无效果,转诊到上级医院,2周内随访转诊结果。若同时伴有躯体症状恶化或药物不良反应,要查找原因对症治疗,2周时随访,观察治疗效果。若有必要,转诊到上级医院,2周内随访转诊情况。

3.1.2.3 病情不稳定患者

病情不稳定患者,指精神症状明显,自知力缺乏,社会功能较差,有影响社会或家庭的行为,有严重药物不良反应或躯体疾病的患者。

要求:

基层医疗卫生机构进行对症治疗后建议转诊到上级医院,2周内随访转诊情况。

3.1.3 其他要求

(1)每次随访根据患者病情的控制情况,对患者及其家属进行有针对性的健康教育和生活技能训练等方面的康复指导,对家属提供心理支持和帮助。

(2)每年应至少进行1次健康检查,可与随访相结合。内容包括血压、体重、空腹血糖,一般体格检查和视力、听力、活动能力的一般检查,有条件的地区建议增加血常规、尿常规、血脂、眼底、心电图、大便潜血、B超等项目。

(3)有条件的地方建议增加对患者的随访次数和工作内容。

3.1.4 记录和报告

基层医疗卫生机构应按照《国家基本公共卫生服务规范》"重性精神疾病患者管理服务规范"的要求,对确诊的、在家居住患者建立"居民个人健康档案"和《重性精神疾病患者个人信息补充表》;按规定分类随访干预登记患者;填写《重性精神疾病患者随访服务记录表》(相关表格参见《国家基本公共卫生服务规范》)。

随访中,发现患者死亡,或者外出打工、迁居他处、走失等原因,或者连续3次失访,基层医疗卫生机构应填写《重性精神疾病失访(死亡)患者登记表》(表1-5),每月定期上报县级精防机构。

基层医疗卫生机构应每3个月定期将基础管理患者的随访情况填报《重性精神疾病社区/乡镇基础管理情况季度报表》(表1-6),上报县级精防机构。

3.2 患者个案管理

个案管理是指对已经明确诊断的患者,根据患者的社会、经济状况和心理社会功能特点与需求,通过评估患者的功能损害或者面临的主要问题,有针对性地为患者制定阶段性治疗方案,以及生活职业能力康复措施(又称"个案管理计划")并实施,以使患者的疾病得到持续治疗、生活能力和劳动能力得到恢复,实现帮助患者重返社会生活的目的。

只对本《工作规范》"3.1 患者基础管理"中的"病情基本稳定患者"开展个案管理,患者个案管理应在患者基础管理基础上,逐步开展。

3.2.1 人员组成

实施患者个案管理的人员应以精防医师和精防护士为主,可以吸收经过相关培训并通过考试的社会工作者、心理卫生人员参加。所有人员组成个案管理组,根据各自的专业特长,分工合作对每一名患者实施管理。个案管理组长一般由精防医师担任,也可以由从事个案管理工作经验丰富的精防护士担任。

根据情况,个案管理组可以吸收社区卫生服务站、村卫生室经过相关培训并通过考试的执业(助理)医师、乡村医生、注册护士参加。

经当地街道办事处、乡镇政府同意,可以吸收基层民政、公安、残联等单位和组织的民政干事、民警、助残员等相关人员,以及居民委员会、村民委员会的人员参与患者个案管理。

3.2.2 制定个案管理计划

在精神科执业医师指导下,个案管理组负责制定患者个案管理计划,其中,用药方案由精神科执业医师制定。

个案管理计划分医疗计划、生活职业能力康复计划2个部分。医疗计划主要包括病史采集,患者精神、躯体状况、危险性、服药依从性和药物不良反应检查评估,制定用药方案。生活职业能力康复计划主要包括患者个人日常生活、家务劳动、家庭关系、社会人际交往、社区适应、职业与学习状况、康复依从性与主动性检查评估,提出康复措施等。

制定和实施患者个案管理计划首先应当从医疗计划开始。有条件的地方,逐步增加生活职业能力康复计划。

3.2.3 实施个案管理计划

个案管理计划由个案管理员负责指导、督促和帮助患者与家属执行。

3.2.3.1 危险性评估

危险性评估共分为6级。

0级:无符合以下1-5级中的任何行为。

1级:口头威胁,喊叫,但没有打砸行为。

2级:打砸行为,局限在家里,针对财物。能被劝说制止。

3级:明显打砸行为,不分场合,针对财物。不能接受劝说而停止。

4级:持续的打砸行为,不分场合,针对财物或人,不能接受劝说而停止。

5级:持管制性危险武器的针对人的任何暴力行为,或者纵火、爆炸等行为。无论在家里还是公共场合。

个案管理员对新进入个案管理的患者,首先应开展危险性评估。

个案管理员在每次随访时,都应进行危险性评估,或根据需要随时进行。一旦发现患者出现危害行为(危险性评估在1级和2级)或者出现严重药物不良反应等需要紧急处置的情况(见"应急医疗处置"部分),应及时请精神科执业医师会诊,同时向个案管理组长报告,增加随访频度,至少1次/周。发现患者危险性评估在3级以上,应及时请精神科执业医师会诊,同时向个案管理组长报告,实时紧急住院治疗。

3.2.3.2 管理分级

根据以下要求对个案管理患者分级。

（1）一级管理（符合下列其中之一）：（危险性评估为 1-5 级）

A.半年内出现过口头威胁，喊叫，但没有打砸行为；

B.半年内出现过自杀行为或明显自杀企图者；

C.半年内有影响社会或家庭的行为者（指冲动、伤人、毁物行为或倾向、或违犯《中华人民共和国治安管理处罚法》的其他行为）；

D.半年内有明显幻觉、妄想、行为紊乱者。

（2）二级管理（符合下列其中之一）：（危险性评估为 0 级）

A.经治疗后，精神病性症状基本得到控制，时间持续半年以上、两年以内，基本能按照医嘱维持治疗；

B.曾有轻度自伤行为或企图、或有轻度冲动行为但对社会、家庭影响极小，但目前无实施的可能性者；

C.病情基本稳定，时间持续半年以上、三年以内，虽不能或基本不能按照医嘱维持治疗，但无自杀、自伤行为或企图、无影响社会或家庭的行为者；

D.治疗或者个人生活料理需要别人协助者。

（3）三级管理（符合下列其中之一）：（危险性评估为 0 级）

A.病情稳定或基本稳定时间在两年以上、五年以内，按照医嘱维持治疗者；

B.病情稳定或基本稳定时间在三年以上、五年以内，虽不能或基本不能按照医嘱维持治疗者，但无自杀、自伤行为或企图、无影响社会或家庭的行为者。

（4）四级管理：（危险性评估为 0 级）

病情稳定或基本稳定时间在五年以上，同时无自杀、自伤行为或企图、无影响社会或家庭的行为者。

3.2.3.3 分级干预与报告

个案管理员按照"患者基础管理"中分类干预的随访时间要求开展患者随访，填写《患者个案管理记录手册》（附件2），基层医疗卫生机构应每3个月定期将个案管理患者的随访情况填写《重性精神疾病社区/乡镇个案管理情况季度报表》（表1-7），上报县级精防机构。

随访时间要求：

一级管理患者，执行"危重情况紧急处理"和"病情不稳定患者"的随访时间要求。

二级管理、三级管理患者，执行"病情基本稳定患者"的随访时间要求。

四级管理患者，执行"病情稳定患者"的随访时间要求。

随访内容包括：

A.执行患者基础管理的随访内容和要求。B.评估患者危险性和各项心理社会功能，提出个案管理计划更改建议。C.提出管理等级更改建议。D.如发现患者病情变化或者有发生危险性行为的可能，随时向组长报告，必要时向精神科执业医师报告。

个案管理中需要注意的问题：

（1）患者病情不稳定，要及时寻找可能原因，予以相应处理，包括提高治疗依从性措施、调整药物剂量、种类或者用药途径等等。

（2）发现患者和家属存在疾病的不良心理反应，要提供心理支持以及家庭教育。

（3）发现患者功能缺陷，提供具体的康复指导和训练，介绍到康复机构接受系统康复训练。

（4）对于已经恢复工作学习者，提供连续性支持，处理压力和治疗相关问题。

（5）与家属建立良好关系，积极争取家属参与个案管理。

3.2.3.4 会商与专业指导

个案管理组成员每 3 个月会商"病情基本稳定者"的情况。会商内容包括：A.根据评估结果，修订个案管理计划。B.调整患者管理类别。C.解决诊疗工作中其他问题。D.如遇特殊情况，个案管理组要随时会诊讨论，必要时邀请精神科执业医师参加。

精神科执业医师每季度到社区卫生服务中心和乡镇卫生院开展工作。内容包括：A.检查社区/乡镇管理的疑难患者精神状况和躯体状况，制定或更改治疗用药方案。B.指导个案管理组制定或更改个案管理计划。C.帮助解决基层人员在工作中遇到的疑难问题，指导个案管理计划实施。

3.3 社区/乡镇管理中的药物治疗原则

社区/乡镇管理中，对重性精神疾病的药物治疗原则应该遵循《临床诊疗指南-精神病学分册》、《精神疾病诊疗指南》和《中国精神疾病防治指南》的规定，遵循"安全、早期、适量、全程、有效、个体化"的原则。患者治疗药物处方由精神科执业医师出具。

患者治疗前，应该由患者或者其监护人签订知情同意书。精神科执业医师或者精防医师需向患者及家属说明药物性质和作用、可能发生的不良反应及对策，争取他们的主动配合，使患者能遵医嘱按时按量用药。

3.3.1 安全性

力求做到既能够通过治疗控制症状，减少疾病造成的危害，又避免患者出现严重的药物不良反应。做到以下几点：

(1)全面考虑患者症状特点、年龄、躯体状况、药物的耐受性、有无并发症。

(2)考虑药物作用的特点。用药前必须做好常规体格检查和神经系统检查以及血常规、血生化(包含肝肾功能)和心电图检查；治疗过程中定期(每季度)对上述项目复查。

(3)排除用药禁忌证；注意药物之间配伍禁忌。

(4)及时识别和处理药物不良反应。

(5)必要时请上级医疗单位做血药浓度检测。

3.3.2 及时性

一旦确定诊断，尽早治疗，争取最佳疗效。

3.3.3 有效性

根据疾病表现，选择正确药物种类和个体化有效治疗剂量。

3.3.4 经济性

选择患者经济条件许可完成全程治疗的药物。

3.3.5 个体化

用药种类和剂型，考虑到患者的躯体特点、个人意愿、长期治疗的依从性、既往的疗效；用药剂量，应以达到最佳疗效和能耐受为目标。

3.3.6 单一性

除非有必要，抗精神病药之间、抗抑郁药之间最好不联用；急性期治疗有效的药物则在维持期继续使用。

3.3.7 系统性

在足够剂量、足长疗程后评价疗效；有换药指征者合理换药。

3.3.8 长期性

坚持完成急性治疗期、巩固治疗期和维持治疗期全程治疗，要特别注意功能恢复。

3.4 效果评估

3.4.1 个体效果评估

主要有以下方面：患者治疗有效性、遵医嘱情况；患者心理功能、社会功能损害减轻情况；

患者参与社会生活程度、能力改善或发展情况;患者客观处境和自我感受改善情况等方面。

3.4.2 群体效果评估

(1)患者管理率

患者管理率=所有登记在册的确诊患者数/辖区内 15 岁及以上人口总数×患病率×100%

注:按照浙江省、河北省调查 15 岁及以上人群中重性精神疾病患病率为 1%。在缺乏精神疾病流行病学调查的地区,建议使用此患病率。

(2)患者规范管理率

患者规范管理率=每年按照规范要求进行管理的患者数/所有登记在册的确诊患者数×100%

(3)显好率

显好率=最近一次随访时分类为病情稳定的患者数/所有登记在册的确诊患者数×100%

(4)社会活动参与率

参与率=(最近一次随访时参与社会活动患者数/每年按照规范要求进行管理的患者数)×100%

(参与社会活动患者数:是指生活上能处理、参加家务劳动,社会中能够参加社会生产和社会活动的精神病患者数。)

(5)管理患者轻度滋事率

管理患者轻度滋事率=(已管理患者中轻度滋事人次数/所有登记在册的确诊患者数)×100%

(轻度滋事:是指公安机关出警但仅作一般教育等处理的案情,例如患者打、骂他人或者扰乱秩序,但没有造成生命财产损害的,属于此类。)

(6)管理患者肇事肇祸率

管理患者肇事肇祸率=(已管理患者中肇事肇祸人次数/所有登记在册的确诊患者数)×100%

(肇事肇祸:包括"肇事行为"和"肇祸行为"二类。肇事行为是指患者行为触犯了我国《治安管理处罚法》但未触犯我国《刑法》,例如患者有行凶伤人毁物等但未导致被害人轻、重伤的。肇祸行为是指患者行为触犯了我国《刑法》,属于犯罪行为的。)

(7)患者肇事肇祸率

患者肇事肇祸率=患者中肇事肇祸人次数/辖区内 15 岁及以上人口总数×患病率×100%

4.应急医疗处置

突发重性精神疾病,或重性精神疾病患者病情急剧变化,已经出现或可能出现对自身的伤害(自杀、自伤行为),或者对他人造成伤害、对财物造成重大损失、严重扰乱社会治安等(危害社会行为);者出现急性或严重药物不良反应,需要通过应急医疗处置及时采取干预措施,以避免伤害和损失的发生或者减轻伤害和损失程度。

除已经纳入重性精神疾病管理治疗的疾病外,例如癫痫所致精神疾病、精神活性物质所致精神疾病等其他精神疾病患者,也可能出现上述需要应急医疗处置的情况。

在精神卫生医疗机构对患者实施应急医疗处置之前,患者家属或者监护人应在《重性精神疾病应急医疗处置非自愿医疗意见书》(表 1-8)上签字同意。《非自愿治疗医疗意见书》不能及时送达患者家属或者监护人时,由在现场履行公务的公安机关公务人员签字证实。

4.1 处置原则

(1)合理:应急医疗处置判断要准确,方法要恰当,严格遵循相关的法律法规。

(2)及时:工作人员应该及时赶到现场,采取干预措施,尽可能缩短造成伤害和损失的时间。

(3)安全:采取的一切处置措施,均旨在保护患者、家属、周围人群以及实施应急医疗处置的医疗人员的人身安全;保护公共和私人财物;必要时应联系当地公安机关协助。

4.2 处置前准备

4.2.1 应急医疗处置组

参加重性精神疾病管理治疗工作的精神卫生医疗机构应当建立应急医疗处置组,制定针对危害社会行为的重性精神疾病患者的应急医疗处置预案。

应急医疗处置组由具有连续 5 年以上精神科临床工作经验、并且接受过重性精神疾病规范化治疗培训的精神科执业医师,以及具有连续 3 年以上精神科临床工作经验的精神科专业护士组成。组长应为具有临床和应急处理经验的副主任职称以上精神科高年资医师。应急医疗处置组人员实行 24h 轮班。在执行应急医疗处置任务时,所有医护人员需佩戴胸牌,标明身份。

4.2.2 其他参与人员

患者家属或监护人和(或)公安机关公务人员,在需要采取保护性或强制性应急医疗处置措施(如保护性约束、强制性治疗)时,应参与并协同实施应急医疗处置措施。

执行应急医疗处置任务的救护车驾驶员、护理员,须接受危险行为防范措施培训。

在对已接受社区/乡镇管理的患者进行应急医疗处置时,基层精防医生和精防护士应尽可能全程参与现场临时性应急医疗处置过程,并在应急医疗处置组到达现场前做必要的前期处置和准备工作。

4.2.3 绿色通道

承担应急医疗处置任务的精神卫生医疗机构应设立 24h 有人值守的应急医疗处置专用电话。

应急医疗处置专用电话主要用于:A.在已纳入社区/乡镇管理患者出现紧急情况时,用于应急医疗处置组与基层精防医生或精防护士、片区民警、患者家属等其他相关人员联系;B.在条件许可地区,为尚未纳入社区/乡镇管理患者或者疑似患者、非本地常住患者或者疑似患者提供应急医疗处置服务。

4.2.4 设备和设施

具有必要安全防护设施并且设有保护性约束功能的救护车及相关的精神科药品。

4.3 应急事件指征 4.3.1 危害公共安全或者危害他人安全的行为

危险性评估在 3 级及以上,已经或可能对他人造成人身伤害、对财物和公共安全造成损失的患者。

4.3.2 自伤或者自杀行为

患者出现下列行为之一的:

(1)有明显的自杀观念,可能出现自伤或者自杀行为。

(2)已经出现有自伤或者自杀行为,对自身造成人身伤害。

(3)有扩大性自伤或者自杀的言语、企图或行为,对他人可能或已经造成人身伤害。

4.3.3 急性的或严重的药物不良反应

包括急性药物中毒(自杀或误服),或者长期服药过程中出现的需及时处理的严重药物不良反应。

4.4 应急事件报告

已经接受社区/乡镇管理的患者发生应急事件的,患者家属或监护人可以向所在社区卫生服务中心或者乡镇卫生院报告。后者在接到报告后,应及时报告上级精神卫生医疗机构。情况紧急的,患者家属或监护人可以直接向就近精神卫生医疗机构报告。

尚未接受社区/乡镇管理的患者或者疑似患者发生应急事件的,患者家属或监护人可以直接送往就近精神卫生医疗机构;目击者、知情者或者当事人可以拨打"110"向当地公安机关报警,送往当地卫生行政部门指定的精神卫生医疗机构。

非本地常住居民,包括临时居住人员、观光旅游人员、流浪乞讨人员中的精神病患者或者疑似患者发生应急事件的,目击者、知情者或者当事人可以拨打"110"向当地公安机关报警,送往就近精神卫生医疗机构。

4.5 处置方式

精神卫生医疗机构采取的有关应急医疗处置措施,应该遵循《疾病诊疗规范-精神病分册》和《中国精神疾病防治指南》的规定。对"精神科门诊留观"或者"精神科紧急住院治疗"的患者,应按照门诊留观和紧急住院的要求办理相关手续。

4.5.1 现场临时性处置

用于疾病诊断明确,问题清楚,处理措施不复杂的情况。主要针对一般的急性药物不良反应患者,或病情不重,治疗依从性较好,患者家庭有一定管理条件的患者。

对已经接受社区/乡镇管理的患者,在现场临时性应急医疗处置完毕后,基层精防医生或者精防护士应每4h随访一次。连续2次随访病情稳定后可停止随访。

如果现场临时性应急医疗处置未能达到预期效果,应及时转为精神科门诊留观或精神科紧急住院治疗。

4.5.2 精神科门诊留观

用于能立即确诊,需进一步检查或观察;疾病诊断虽已明确,但处理措施较简单,预计问题可以在24h内得到解决的情况。主要针对较严重的急性药物不良反应,或患者家属/监护人有较强看护能力并且危险性评估在2级及以下的患者。

如果估计病情不能在24h内得到有效控制,或有继续发展加重的趋势,应随时转为精神科紧急住院治疗。

4.5.3 精神科紧急住院治疗

用于患者病情危重,需要保护性治疗或强制性治疗;处理措施复杂,病情需要较长时间(24h以上)才能控制;不能确诊,需进一步检查、观察或会诊的情况。主要针对危险性评估在3级及以上的患者,或出现严重的急性药物不良反应患者。

4.5.4 院外应急医疗处置常用措施

(1)心理危机干预。

使用支持性和解释性言语,缓解患者紧张、恐惧和愤怒情绪,劝说患者停止危害行为。同时对现场其他人的焦虑、紧张、恐惧情绪给予必要的安慰性疏导、转移。

(2)保护性约束。

保护性约束为及时控制和制止危害行为发生或者升级,而对患者实施的保护性措施。

经患者监护人(家属)同意,在当地公安机关公务人员协同下,使用有效的保护性约束手段对患者进行约束,对其所携危险物品及时全部搜缴、登记、暂存,将患者限制于相对安全的场所。

(3)快速药物镇静。

为迅速控制患者情绪,经应急医疗处置组的精神科执业医师诊断并处方,可使用抗精神病药物(如氟哌啶醇等,或加用苯二氮卓类药物)快速镇静。用药后,应注意观察药物不良反应。

(4)持续性药物治疗。

对已经接受社区/乡镇管理的患者,根据疾病诊断和既往治疗情况,应及时制定和调整长期药物治疗方案,以巩固治疗效果,控制并缓解病情。

(5)其他治疗。

查看并处理患者出现的身体损伤。必要时,请就近综合性医院会诊或协助诊疗。

4.6 处置后患者管理

已经接受社区/乡镇管理的患者,在应急医疗处置结束后仍然在家居住的,社区卫生服务中心或者乡镇卫生院按照要求进行患者社区/乡镇管理。

尚未接受社区/乡镇管理的本地常住患者,在应急医疗处置结束后仍然在家居住的,社区卫生服务中心或者乡镇卫生院在征得患者本人,或者监护人或近亲属同意并签署《参加重性精神疾病管理治疗网络知情同意书》后(有地方立法规定的除外),按照要求登记和开展患者社区/乡镇管理。

4.7 几种常见危害行为的处置原则

4.7.1 暴力攻击行为

(1)评估患者危险性。

根据患者病史及目前的状况,评估冲动和暴力行为发生的可能性以及可能带来的不良后果,进行危险性评估。

(2)非药物性干预措施。

A.一般的安全技巧:与对方保持一定的距离,避免直接的目光对视,不要随便打断患者的谈话,要有安全的逃离通道,及时发现患者愤怒的迹象,取走患者携带的凶器等。

B.检查技巧:避免给患者过度的刺激(声光),予以足够的个人空间,尽量保持开放的身体姿势,尊重、认可患者的感受,向患者表示随时愿意提供帮助。多做言语的安抚,以减少患者的恐惧,劝阻患者停止暴力无效时,则予以身体约束。

(3)药物治疗。

采用快速镇静疗法,如使用氟哌啶醇,或氯硝西泮肌肉注射。

(4)积极处理原发疾病。

4.7.2 自伤自杀行为

(1)阻止自伤自杀行为,救治躯体损伤。

立即阻止正在实施的自伤自杀行为;快速进行必要的躯体检查,实施现场急救,恢复并维持生命体征正常。视躯体损伤程度及医疗处理条件,决定是否转入综合性医院急诊科急救,或请其他科会诊。

如生命体征平稳,应将患者转移至安全场地,由专人看护,避免再度发生自伤自杀行为。如在社区内缺少安全保护措施,应采取精神科门诊留观或紧急住院治疗。

(2)快速药物镇静。

(3)积极处理原发疾病。

适时开始或调整针对原发疾病的治疗方案。了解并分析自伤自杀的成因,给予支持性心理治疗。

4.7.3 与抗精神病药相关的急性不良反应

抗精神病药不良反应较多,特异质反应也常见,所以处理和预防药物的不良反应与治疗原发病同等重要。常见的急性药物不良反应有锥体外系反应、恶性综合征、体位性低血压、药物过量中毒等。

处置急性药物不良反应,应遵照《疾病诊疗规范-精神病分册》、《中国精神疾病防治指南》的要求实施。

4.8 处置记录和报告

执行应急医疗处置任务的精神科执业医师,在应急医疗处置完成后 24h 内应填写《重性精神疾病应急医疗处置记录单》一式二份。

《应急医疗处置记录单》一份留应急医疗处置组存档,另一份随同应急医疗处置有关的材料一并移交有关部门。采取"现场临时性处置"的,移交社区卫生服务中心或者乡镇卫生院保存;采取"精神科门诊留观"的,移交接诊医院的精神科门诊;采取"精神科紧急住院治疗"的,移交接诊医院的精神科住院部。

精神卫生医疗机构应每季度定期将《重性精神疾病应急医疗处置季度报表》(表 1-10)报所在地县级精防机构。

5.人员培训与健康教育

5.1 人员培训

5.1.1 工作起步阶段

5.1.1.1 培训目的

A.使行政管理人员了解开展重性精神疾病管理治疗工作的目的、意义、主要工作内容等。

B.使精神卫生专业人员掌握重性精神疾病管理治疗工作要求、工作程序和相关诊疗规定。

C. 使基层医疗卫生工作人员掌握必要的重性精神疾病管理治疗知识和技能、相关工作要求和规定,能够开展社区/乡镇管理。

D. 使社区其他相关人员了解开展重性精神疾病管理治疗工作的目的和意义,掌握必要基本技能,主动配合、协助开展工作。

5.1.1.2 培训对象

行政管理人员,包括政府和精神卫生相关部门的行政管理人员等。精神卫生专业人员,包括精神科执业(助理)医师、注册护士等专业人员。

基层医疗卫生工作人员,包括在社区卫生和乡村卫生机构中从事精神疾病防治工作的精防医生、精防护士等

社区其他相关人员,包括患者家属、公安机关人员、居委会(村委会)干部、社区助残员等。

5.1.1.3 培训内容及方式

培训内容包括:重性精神疾病防治工作管理、患者规范化治疗、个案管理、计算机数据管理与质量控制、患者家属护理教育、民警和居委会人员相关知识与技能等。

培训方式:各级依照本规范的职责分工开展培训。

5.1.2 后续阶段

培训对象同工作起步阶段,培训内容可根据当地情况及各地需求进行选定。

5.1.3 培训评估

培训举办单位应在每次培训结束时,对培训效果、内容、教材、教员、培训班组织管理等进行评估,根据评估结果及时改进培训。

5.2 健康教育与宣传

5.2.1 职责和任务

对首诊确诊为重性精神疾病的患者及其亲属,在进行临床治疗的同时开出健康教育处方,降低患者及家属的病耻感,提高他们对于重性精神疾病的应对能力,预防向慢性和残疾转化。

对于慢性精神病病人,健康教育要围绕提高自知力和社会适应能力为主。

预防措施以早发现为主,在社区中要积极开展早期识别重性精神疾病的宣传教育,鼓励疑有重性精神疾病的人员及早去正规的精神卫生医疗机构咨询。

5.2.2 农村地区健康宣传

可以通过精神卫生医疗机构下乡送知识送技术的方式,提高乡村医生对于常见重性精神疾病早期症状的识别能力和跟踪随访治疗能力。

在乡镇卫生院重点培养精神卫生专(兼)职人员熟悉重性精神疾病防治的宣传要点和核心信息,利用广播、电视和宣传材料等为农村常住及流动人口、乡镇企业工人等进行重性精神疾病防治宣传教育。

5.2.3 城市社区健康教育与健康促进

在精防机构指导下,依托健康教育机构和社区卫生服务机构开展重性精神疾病防治知识

的普及宣传工作。

社区居委会等要积极倡导社区居民对已经患有重性精神疾病的患者和家庭给予理解和关心,平等对待病人,促进社区和谐稳定。

5.2.4 学校健康教育与宣传

根据重性精神疾病多在青壮年发病的特点,配合学校健康教育,开展有针对性的讲座,通过宣传墙报或手册,提高青少年对于重性精神疾病早期症状的知晓。

在有条件的学校配备心理辅导老师,对学生开展心理咨询和行为干预。

5.2.5 健康教育与宣传评估

应开展健康教育材料的形成评估,健康教育和宣传活动的过程评估、效果评估,根据评估结果及时改进健康教育与宣传的方法和内容。

6.资料信息管理与工作总结、进度报表

6.1 资料信息管理

收集、整理、审核、汇总、分析重性精神疾病管理治疗工作资料信息的目的,是为制定和调整管理治疗策略和措施、评价管理治疗效果提供依据。

所有参加重性精神疾病管理管理治疗工作的人员,在工作完成后,应及时将有关资料、信息交资料管理员集中管理,不得据为己有,不得丢失、自行销毁或拒绝归档。各级精防机构应当确定专人负责管理患者个案资料,不得泄漏相关信息。

6.1.1 资料管理员

开展重性精神疾病管理治疗工作的各级精防机构、精神卫生医疗机构、社区卫生和乡村卫生等基层医疗机构应该配备资料管理员。

资料管理员应具备精神疾病相关专业知识,熟知精神疾病管理治疗工作内容和相关制度,熟悉所有资料的存档方式,并能进行存档工作的改进,熟练掌握办公自动化软件。

资料管理员职责:A.负责本单位与重性精神疾病管理治疗工作有关的文件、资料、数据存档管理工作。B.按照要求,做好文件、资料和数据收文登记并分发、存档。C.遵守《重性精神疾病管理治疗工作资料信息管理和保密制度》,确保资料的安全、完整,定期清点整理资料。

6.1.2 资料分类及管理要求

6.1.2.1 政策类

政策类资料是指各级政府及卫生和相关部门发布的有关重性精神疾病管理治疗工作的文件和函件。主要包括相关法规、规划、计划、实施方案、工作制度等规范性文件、批示和批复等函件。

此类资料的管理要求按自然年度、按时间顺序,从前向后整理、归档。如果资料内容较多,可以再适当细分。

6.1.2.2 技术类

(1)患者个案资料

患者个案资料是指精神卫生医疗机构、社区卫生和乡村卫生等基层医疗机构,在开展重性精神疾病管理治疗工作过程中,产生的与患者治疗和管理有关的患者个人的所有信息和资料。主要包括:摸底调查和诊断复核、门诊和住院治疗、应急医疗处置、社区/乡镇管理、家属教育和康复指导等过程中产生的资料信息。其中,尤其要注意保存患者申请治疗、应急医疗处置的申请和审批资料、知情同意书等资料。

患者个案资料由专人保管,不得泄漏。

患者个案资料信息应一人一档,以居委会、村委会为单位,按年度、依时间顺序做好登记,由社区卫生服务中心和乡镇卫生院负责保存。其中,患者在精神卫生医疗机构门诊和住院治疗的资料,按照医疗机构诊疗的规定由精神卫生医疗机构存档。

社区卫生服务中心和乡镇卫生院应整理患者个案档案,并按以下编号要求给每份档案编号。全部编号完成以后的新增患者,按顺序依次编号。

重性精神疾病管理治疗患者编号办法按照卫生部"居民个人健康档案"编码要求,采用16位码制。(此号码同时也将作为患者在"全国重性精神疾病管理治疗信息系统"中的计算机编号):

患者编号即:区县国标码(6位)+街道(乡镇)编码(3位)+居委会(村委会)编码(2位)+患者顺序号码(5位)

区县国标码:按照《中华人民共和国行政区划代码(国家标准)(GB/T2260～1999)》要求执行。

街道(乡镇)编码:按照《县级以下行政区划代码编制规则(国家标准)(GB/T10114-2003)》要求执行。当地已对街道(乡镇)编码的,执行现有编码;当地尚未对街道(乡镇)编码的,由县级卫生行政部门依照上述国家标准规则进行编码。

居委会(村委会)编码:由街道(乡镇)按顺序编排(注意:编排顺序应与"居民健康档案管理服务规范"的顺序一致)。

患者顺序号码:与"居民个人健康档案"号码一致,由社区卫生服务中心和乡镇卫生院按要求编排。

(2)患者管理过程中的资料信息

患者管理过程中的资料信息是指各级精防机构、社区卫生和乡村卫生等基层医疗机构在开展重性精神疾病管理治疗工作过程中,产生的与患者管理治疗、管理人员、管理流程等有关的各种统计、汇总、报告等资料和信息。主要包括:各种管理流程文件、各级管理人员和个案管理员联络信息、工作信息和统计报表、工作方案和总结报告等。

县级精防机构负责对患者管理过程中的资料信息的收集、分析、统计工作,并按有关要求逐级上报,并将统计分析结果向社区卫生服务中心和乡镇卫生院反馈。

对此类资料的管理,要求先按类别细分(如管理流程,管理人员,工作方案和总结,患者管理治疗情况统计信息和报表等),再按自然年度、按时间顺序整理、归档。如果资料内容较多,如对患者管理治疗情况统计信息和报表一类资料,还可以按照工作流程再细分为登记和复核诊断、门诊和住院(含解锁)、应急医疗处置、随访管理等。

6.1.2.3 工作和管理类

工作和管理类资料是指各级精防机构、社区卫生和乡村卫生等基层医疗机构开展重性精神疾病管理治疗工作产生的相关资料。主要包括:健康教育和宣传、人员培训、患者管理治疗质量控制、工作督导检查和评估考核等的计划方案、总结报告、教材、图片、音像资料等资料。

对此类资料的管理,要求先按类别细分,再按自然年度、按时间顺序整理、归档。

6.2 工作总结和进度报表

工作总结和进度报表是各级卫生行政部门和重性精神疾病管理治疗工作实施单位,通过自我检查和评估,了解各项任务完成情况及其效果的常用方法。

6.2.1 工作总结

工作总结包括年度工作总结、单项活动总结。

年度工作总结主要包括:

A.一般情况

本地区城市、农村的人口数及15岁及以上年龄构成、村或居委会数、乡镇或街道数、区县数、地市数等；城镇职工基本医疗保险、城镇居民基本医疗保险、新型农村合作医疗的覆盖率和报销办法；当地精神卫生医疗机构、社区和农村基层医疗机构的数量等

B.工作开展情况

（1）政策制度。包括：地方政府、卫生行政部门以及相关部门发布的有关重性精神疾病管理治疗政策；财政对精神卫生医疗机构、社区和农村基层医疗机构开展重性精神疾病管理治疗工作的机构、人员补助政策等。

（2）组织管理。包括：政府工作领导、协调组织的活动情况；本地区重性精神疾病管理治疗工作的执行主管机构以及相关的人员数量、职称等。

（3）网络建设。包括：参与开展重性精神疾病管理治疗服务的各种机构数、人员数等。

（4）工作进展和效果评估。包括：登记符合诊断的重性精神疾患者数；社区/乡镇管理患者数以及管理情况；应急医疗处置患者数以及应急医疗处置效果；药物治疗补助患者数、住院治疗补助患者数及平均住院日；患者出现轻度滋事、肇事肇祸危险行为情况等。

（5）人员培训和健康教育与宣传。包括：培训内容、对象、天数、人数和效果评估；各类健康教育和宣传活动的内容、方式、覆盖人数和效果评估等。

（6）经费保障。包括：人员经费、工作经费来源、使用情况；设备配置情况等。

（7）督导。包括：各类督导时间和内容、次数与参加人员；督导的主要发现（成绩、经验、存在的问题、解决意见），对存在问题的改进措施等。

单项活动总结可以选取上述一项或几项内容进行总结。

6.2.2 进度报表

各级卫生行政部门应该将每年1月1日至12月31日的工作情况汇总为《重性精神疾病管理治疗工作进度报表》，在下一年的2月28日以前逐级汇总上报到卫生部疾病预防控制局。

《重性精神疾病管理治疗工作进度报表》由各级精防机构负责收集、整理、统计、汇总和填写上报，同级卫生行政部门对数据的真实性、逻辑性进行审核、把关。

实行书面报表和电子报表两种形式，其中书面报表应加盖卫生行政部门公章。下一级卫生行政部门向上一级卫生行政部门报送报表，应同时抄送上一级精防机构。

7.督导、绩效考核、评价

督导、绩效考核、评价是各级卫生行政部门检查、指导下级部门或者单位的工作进展和效果、发现和解决工作中存在问题、总结工作经验与不足等的常用方法。

7.1 人　　员

执行督导（绩效考核、评价）的人员应得到组织实施督导（绩效考核、评价）的卫生行政部门或者单位的授权或许可。

所有人员在开展督导（绩效考核、评价）前，应该事先了解督导（绩效考核、评价）计划，知晓督导（绩效考核、评价）内容和程序；在督导（绩效考核、评价）过程中，要遵照督导（绩效考核、评价）计划进行检查，客观公正；在督导（绩效考核、评价）结束后，要实事求是反映检查发现，及时完成督导（绩效考核、评价）报告，并提交主持实施督导（绩效考核、评价）的卫生行政部门或者单位。

执行督导、绩效考核和评价的人员通常为以下二类：

A.卫生行政管理人员。要求：熟悉重性精神疾病管理治疗工作的相关政策和管理要求。

B.精神卫生专业人员。要求：副高及以上技术职称，熟悉重性精神疾病管理治疗的相关技术和管理要求。

根据需要,督导、绩效考核也可以请其他行政管理人员(如民政、公安等部门)和有关组织的管理人员(如残联等)参加。

7.2 督　　导

督导是上级卫生行政部门组织或者委托同级精防机构组织,对下级卫生行政部门工作情况进行个别检查和指导的一种方式。通过督导,促进下级提高工作质量,改进工作方式,总结成绩和发掘典型事例,发现问题并提出改进意见。

7.2.1 内　　容

主要围绕工作制度和机制建立情况、各项工作内容开展情况、人财物等保障措施落实情况等方面进行检查。主要有:

(1)领导及协调机制、工作制度、工作流程等制度落实情况。

(2)各项技术指标的完成数量和质量。

(3)各类人员配备及其职责。

(4)人员经费、工作经费、患者门诊及住院治疗补助经费的数量、经费管理。

(5)总结工作成绩和先进典型事例。

(6)协调、指导、帮助解决工作中存在的管理问题和技术问题。

7.2.2 要求

(1)准备

A.制定督导计划。

明确本次督导目的,根据目的确定督导内容,撰写督导计划,拟定督导表格并明确填表须知,提出本次督导的特殊要求。

B.事先准备被督导地区或者单位既往工作情况和相关资料,供督导中备用。

C.确定参加督导人员,拟定日程安排。

(2)现场检查和指导

A.汇报座谈会。

督导组长向被督导单位说明督导目的,介绍督导主要内容和过程;听取被督导单位的工作汇报;双方共同讨论,提出问题或者进一步了解情况。

B.现场检查,收集信息,分别填写《重性精神疾病管理治疗工作督导检查表(A)(卫生行政部门用)》、《重性精神疾病管理治疗工作督导检查表(B)(业务单位用)》(表1-11)。

在重性精神疾病管理治疗工作的具体落实单位、患者家庭、社区等场所开展现场检查。现场检查场所应能满足收集督导信息的要求,并具有代表性。根据督导目的,现场检查场所可以随机抽取,也可以指定。现场检查全过程应与相关人员讨论和分析问题,必要时进行现场指导。

现场检查主要包括:a.检查各种管理或技术指导性文件、会议材料、医学记录,包括病案、表、册、卡片及登记资料。b.检查核实各种重要数据和填报内容。c.观察被督导者实际具体工作程序及诊断治疗操作过程。d.与患者、家属、社区管理人员、民警等个别交谈,访谈对象应由督导员选定。

C.分析评估。

现场检查结束后,督导组成员集体讨论和分析,总结被督导单位的成绩和亮点,找出主要问题,分析问题产生的原因,并提出解决问题的建议,形成督导意见。

D.反馈交流会。

督导结束后,督导组与被督导单位及其上级部门召开反馈交流会。督导组应口头反馈督导发现和结果,提出改进意见和建议,并与被督导单位及其上级部门就相关工作意见进行交流。

（3）总结

督导组在督导结束后应及时向派出单位提交督导报告和记录表格。督导报告应有督导组全体成员签字；记录表格应有被督导单位主管领导签字。

督导报告内容包括：基本情况，督导活动内容概述，成绩、问题及整改建议。

督导报告和记录表格的原件，以及督导相关资料，由组织督导工作的同级精防机构保存。

7.3 绩效考核

绩效考核是上级卫生行政部门对照已经下达的重性精神疾病管理治疗的工作目标、指标和要求，全面检查下级部门和单位工作绩效的一种方式。绩效考核一般与奖惩措施、绩效工资制度等挂钩。

7.3.1 内容

绩效考核内容以各项工作完成的数量和质量为主，同时检查工作制度和机制、人财物等保障措施等落实情况。主要有：

（1）领导及协调机制、工作制度、工作流程等制度落实情况。

（2）各项技术指标的完成数量和质量。

（3）各类人员配备及工作质量。

（4）人员经费、工作经费、患者门诊及住院治疗补助经费的数量、经费管理。

7.3.2 要求

（1）准备

A.制定绩效考核计划。

根据有关重性精神疾病管理治疗的工作目标、指标和要求，制定绩效考核计划和方案，提出各项内容的考核方法、评分方式和计分权重，拟定绩效考核表格并明确填表须知。

B.确定参加绩效考核人员，拟定日程安排。

（2）现场考核

根据绩效考核计划和方案进行。主要包括听取汇报，现场收集信息等。

（3）分析与总结

绩效考核组在考核结束后，应及时分析资料，提出绩效考核报告。

绩效考核各项资料和记录的原件，以及相关资料，由组织绩效考核的部门保存。

7.4 评　　价

评价是对某地区开展重性精神疾病管理治疗工作效果、患者需求、相关措施的有效性等进行考量的一种方法。评价由各级卫生行政部门负责组织，可以委托具备评价能力的精防机构或者科研单位等承担。

应根据不同的评价目的，采用制定相应评价计划和方案。

附录七　《司法鉴定程序通则》

第一章　总则

第一条　为了规范司法鉴定机构和司法鉴定人的司法鉴定活动,保障司法鉴定质量,保障诉讼活动的顺利进行,根据《全国人民代表大会常务委员会关于司法鉴定管理问题的决定》和有关法律、法规的规定,制定本通则。

第二条　司法鉴定程序是指司法鉴定机构和司法鉴定人进行司法鉴定活动应当遵循的方式、方法、步骤以及相关的规则和标准。

本通则适用于司法鉴定机构和司法鉴定人从事各类司法鉴定业务的活动。

第三条　司法鉴定机构和司法鉴定人进行司法鉴定活动,应当遵守法律、法规、规章,遵守职业道德和职业纪律,尊重科学,遵守技术操作规范。

第四条　司法鉴定实行鉴定人负责制度。司法鉴定人应当依法独立、客观、公正地进行鉴定,并对自己做出的鉴定意见负责。

第五条　司法鉴定机构和司法鉴定人应当保守在执业活动中知悉的国家秘密、商业秘密,不得泄露个人隐私。

未经委托人的同意,不得向其他人或者组织提供与鉴定事项有关的信息,但法律、法规另有规定的除外。

第六条　司法鉴定机构和司法鉴定人在执业活动中应当依照有关诉讼法律和本通则规定实行回避。

第七条　司法鉴定人经人民法院依法通知,应当出庭作证,回答与鉴定事项有关的问题。

第八条　司法鉴定机构应当统一收取司法鉴定费用,收费的项目和标准执行国家的有关规定。

第九条　司法鉴定机构和司法鉴定人进行司法鉴定活动应当依法接受监督。对于有违反有关法律规定行为的,由司法行政机关依法给予相应的行政处罚;有违反司法鉴定行业规范行为的,由司法鉴定行业组织给予相应的行业处分。

第十条　司法鉴定机构应当加强对司法鉴定人进行司法鉴定活动的管理和监督。司法鉴定人有违反本通则或者所属司法鉴定机构管理规定行为的,司法鉴定机构应当予以纠正。

第二章　司法鉴定的委托与受理

第十一条　司法鉴定机构应当统一受理司法鉴定的委托。

第十二条　司法鉴定机构接受鉴定委托,应当要求委托人出具鉴定委托书,提供委托人的身份证明,并提供委托鉴定事项所需的鉴定材料。委托人委托他人代理的,应当要求出具委托书。

本通则所指鉴定材料包括检材和鉴定资料。检材是指与鉴定事项有关的生物检材和非生物检材;鉴定资料是指存在于各种载体上与鉴定事项有关的记录。

鉴定委托书应当载明委托人的名称或者姓名、拟委托的司法鉴定机构的名称、委托鉴定的事项、鉴定事项的用途以及鉴定要求等内容。

委托鉴定事项属于重新鉴定的,应当在委托书中注明。

第十三条 委托人应当向司法鉴定机构提供真实、完整、充分的鉴定材料,并对鉴定材料的真实性、合法性负责。

委托人不得要求或者暗示司法鉴定机构和司法鉴定人按其意图或者特定目的提供鉴定意见。

第十四条 司法鉴定机构收到委托,应当对委托的鉴定事项进行审查,对属于本机构司法鉴定业务范围,委托鉴定事项的用途及鉴定要求合法,提供的鉴定材料真实、完整、充分的鉴定委托,应当予以受理。

对提供的鉴定材料不完整、不充分的,司法鉴定机构可以要求委托人补充;委托人补充齐全的,可以受理。

第十五条 司法鉴定机构对符合受理条件的鉴定委托,应当即时做出受理的决定;不能即时决定受理的,应当在七个工作日内做出是否受理的决定,并通知委托人;对通过信函提出鉴定委托的,应当在十个工作日内做出是否受理的决定,并通知委托人;对疑难、复杂或者特殊鉴定事项的委托,可以与委托人协商确定受理的时间。

第十六条 具有下列情形之一的鉴定委托,司法鉴定机构不得受理:

(一)委托事项超出本机构司法鉴定业务范围的;

(二)鉴定材料不真实、不完整、不充分或者取得方式不合法的;

(三)鉴定事项的用途不合法或者违背社会公德的;

(四)鉴定要求不符合司法鉴定执业规则或者相关鉴定技术规范的;

(五)鉴定要求超出本机构技术条件和鉴定能力的;

(六)不符合本通则第二十九条规定的;

(七)其他不符合法律、法规、规章规定情形的。

对不予受理的,应当向委托人说明理由,退还其提供的鉴定材料。

第十七条 司法鉴定机构决定受理鉴定委托的,应当与委托人在协商一致的基础上签订司法鉴定协议书。

司法鉴定协议书应当载明下列事项:

(一)委托人和司法鉴定机构的基本情况;

(二)委托鉴定的事项及用途;

(三)委托鉴定的要求;

(四)委托鉴定事项涉及的案件的简要情况;

(五)委托人提供的鉴定材料的目录和数量;

(六)鉴定过程中双方的权利、义务;

(七)鉴定费用及收取方式;

(八)其他需要载明的事项。

因鉴定需要耗尽或者可能损坏检材的,或者在鉴定完成后无法完整退还检材的,应当事先向委托人讲明,征得其同意或者认可,并在协议书中载明。鉴定事项涉及复杂、疑难、特殊的技术问题或者检验过程需要较长时间的,经本机构负责人批准,完成鉴定的时间可以延长,延长时间一般不得超过三十个工作日。在进行司法鉴定过程中需要变更协议书内容的,应当由协议双方协商确定。

第三章 司法鉴定的实施

第十八条 司法鉴定机构受理鉴定委托后,应当指定本机构中具有该鉴定事项执业资格的司法鉴定人进行鉴定。

委托人有特殊要求的,经双方协商一致,也可以从本机构中选择符合条件的司法鉴定人进行鉴定。

第十九条 司法鉴定机构对同一鉴定事项,应当指定或者选择二名司法鉴定人共同进行鉴定;对疑难、复杂或者特殊的鉴定事项,可以指定或者选择多名司法鉴定人进行鉴定。

第二十条 司法鉴定人本人或者其近亲属与委托人、委托的鉴定事项或者鉴定事项涉及的案件有利害关系,可能影响其独立、客观、公正进行鉴定的,应当回避。

司法鉴定人自行提出回避的,由其所属的司法鉴定机构决定;委托人要求司法鉴定人回避的,应当向该鉴定人所属的司法鉴定机构提出,由司法鉴定机构决定。委托人对司法鉴定机构是否实行回避的决定有异议的,可以撤销鉴定委托。

第二十一条 司法鉴定机构应当严格依照有关技术规范保管和使用鉴定材料,严格监控鉴定材料的接收、传递、检验、保存和处置,建立科学、严密的管理制度。

司法鉴定机构和司法鉴定人因严重不负责任造成鉴定材料损毁、遗失的,应当依法承担责任。

第二十二条 司法鉴定人进行鉴定,应当依下列顺序遵守和采用该专业领域的技术标准和技术规范:

(一)国家标准和技术规范;

(二)司法鉴定主管部门、司法鉴定行业组织或者相关行业主管部门制定的行业标准和技术规范;

(三)该专业领域多数专家认可的技术标准和技术规范。

不具备前款规定的技术标准和技术规范的,可以采用所属司法鉴定机构自行制定的有关技术规范。

第二十三条 司法鉴定人进行鉴定,应当对鉴定过程进行实时记录并签名。记录可以采取笔记、录音、录像、拍照等方式。记录的内容应当真实、客观、准确、完整、清晰,记录的文本或者音像载体应当妥善保存。

第二十四条 司法鉴定人在进行鉴定的过程中,需要对女性作妇科检查的,应当由女性司法鉴定人进行;无女性司法鉴定人的,应当有女性工作人员在场。

在鉴定过程中需要对未成年人的身体进行检查的,应当通知其监护人到场。

对被鉴定人进行法医精神病鉴定的,应当通知委托人或者被鉴定人的近亲属或者监护人到场。

对需要到现场提取检材的,应当由不少于二名司法鉴定人提取,并通知委托人到场见证。

对需要进行尸体解剖的,应当通知委托人或者死者的近亲属或者监护人到场见证。

第二十五条 司法鉴定机构在进行鉴定的过程中,遇有特别复杂、疑难、特殊技术问题的,可以向本机构以外的相关专业领域的专家进行咨询,但最终的鉴定意见应当由本机构的司法鉴定人出具。

第二十六条 司法鉴定机构应当在与委托人签订司法鉴定协议书之日起三十个工作日内完成委托事项的鉴定。

司法鉴定机构与委托人对完成鉴定的时限另有约定的,从其约定。

在鉴定过程中补充或者重新提取鉴定材料所需的时间,不计入鉴定时限。

第二十七条 司法鉴定机构在进行鉴定过程中,遇有下列情形之一的,可以终止鉴定:

(一)发现委托鉴定事项的用途不合法或者违背社会公德的;

(二)委托人提供的鉴定材料不真实或者取得方式不合法的;

(三)因鉴定材料不完整、不充分或者因鉴定材料耗尽、损坏,委托人不能或者拒绝补充提

供符合要求的鉴定材料的;

（四）委托人的鉴定要求或者完成鉴定所需的技术要求超出本机构技术条件和鉴定能力的;

（五）委托人不履行司法鉴定协议书规定的义务或者被鉴定人不予配合,致使鉴定无法继续进行的;

（六）因不可抗力致使鉴定无法继续进行的;

（七）委托人撤销鉴定委托或者主动要求终止鉴定的;

（八）委托人拒绝支付鉴定费用的;

（九）司法鉴定协议书约定的其他终止鉴定的情形。

终止鉴定的,司法鉴定机构应当书面通知委托人,说明理由,并退还鉴定材料。

终止鉴定的,司法鉴定机构应当根据终止的原因及责任,酌情退还有关鉴定费用。

第二十八条 有下列情形之一的,司法鉴定机构可以根据委托人的请求进行补充鉴定:

（一）委托人增加新的鉴定要求的;

（二）委托人发现委托的鉴定事项有遗漏的;

（三）委托人在鉴定过程中又提供或者补充了新的鉴定材料的;

（四）其他需要补充鉴定的情形。

补充鉴定是原委托鉴定的组成部分。

第二十九条 有下列情形之一的,司法鉴定机构可以接受委托进行重新鉴定:

（一）原司法鉴定人不具有从事原委托事项鉴定执业资格的;

（二）原司法鉴定机构超出登记的业务范围组织鉴定的;

（三）原司法鉴定人按规定应当回避没有回避的;

（四）委托人或者其他诉讼当事人对原鉴定意见有异议,并能提出合法依据和合理理由的;

（五）法律规定或者人民法院认为需要重新鉴定的其他情形。

接受重新鉴定委托的司法鉴定机构的资质条件,一般应当高于原委托的司法鉴定机构。

第三十条 重新鉴定,应当委托原鉴定机构以外的列入司法鉴定机构名册的其他司法鉴定机构进行;委托人同意的,也可以委托原司法鉴定机构,由其指定原司法鉴定人以外的其他符合条件的司法鉴定人进行。

第三十一条 进行重新鉴定,有下列情形之一的,司法鉴定人应当回避:

（一）有本通则第二十条第一款规定情形的;

（二）参加过同一鉴定事项的初次鉴定的;

（三）在同一鉴定事项的初次鉴定过程中作为专家提供过咨询意见的。

第三十二条 委托的鉴定事项完成后,司法鉴定机构可以指定专人对该项鉴定的实施是否符合规定的程序、是否采用符合规定的技术标准和技术规范等情况进行复核,发现有违反本通则规定情形的,司法鉴定机构应当予以纠正。

第三十三条 对于涉及重大案件或者遇有特别复杂、疑难、特殊的技术问题的鉴定事项,根据司法机关的委托或者经其同意,司法鉴定主管部门或者司法鉴定行业组织可以组织多个司法鉴定机构进行鉴定,具体办法另行规定。

第四章 司法鉴定文书的出具

第三十四条 司法鉴定机构和司法鉴定人在完成委托的鉴定事项后,应当向委托人出具司法鉴定文书。

司法鉴定文书包括司法鉴定意见书和司法鉴定检验报告书。

司法鉴定文书的制作应当符合统一规定的司法鉴定文书格式。

第三十五条 司法鉴定文书应当由司法鉴定人签名或者盖章。多人参加司法鉴定,对鉴定意见有不同意见的,应当注明。

司法鉴定文书应当加盖司法鉴定机构的司法鉴定专用章。

司法鉴定机构出具的司法鉴定文书一般应当一式三份,两份交委托人收执,一份由本机构存档。

第三十六条 司法鉴定机构应当按照有关规定或者与委托人约定的方式,向委托人发送司法鉴定文书。

第三十七条 委托人对司法鉴定机构的鉴定过程或者所出具的鉴定意见提出询问的,司法鉴定人应当给予解释和说明。

第三十八条 司法鉴定机构完成委托的鉴定事项后,应当按照规定将司法鉴定文书以及在鉴定过程中形成的有关材料整理立卷,归档保管。

第五章 附　则

第三十九条 本通则是司法鉴定机构和司法鉴定人进行司法鉴定活动应当遵守和采用的一般程序规则,不同专业领域的鉴定事项对其程序有特殊要求的,可以另行制定或者从其规定。

第四十条 本通则自 2007 年 10 月 1 日起施行。司法部 2001 年 8 月 31 日发布的《司法鉴定程序通则(试行)》(司发通〔2001〕092 号)同时废止。

发布部门:司法部　发布日期:2007 年 08 月 07 日　实施日期:2007 年 10 月 01 日

附录八 《劳动能力鉴定标准》(节录)

残疾分级表

伤残类别	分　级									
	1	2	3	4	5	6	7	8	9	10
智能损伤	极重度	重度		中度		轻度				
精神症状			1、精神病性症状表现为危险或冲动行为者	精神病性症状致使缺乏社交能力者		精神病性症状影响职业劳动能力者		人格改变		
癫痫			重度		中度				轻度	

说明:

一、智能损伤

1、症状标准

(1)记忆减退,最明显的是学习新事物的能力受损;

(2)以思维和信息处理过程减退为特征的智能损害,如抽象概括能力减退,难以解释成语、谚语掌握词汇量减少,不能理解抽象意义的词汇,难以概括同类事物的共同特征,或判断力减退;

(3)情感障碍,如抑郁、淡漠,或敌意增加等;

(4)意志减退,如懒散、主动性降低;

(5)其他高级皮层功能受损,如失语、失认、失用,或人格改变;

(6)无意识障碍。

2、严重标准

日常生活或社会功能受损

3、病程标准

符合症状标准和严重标准至少已6个月。

4、智能损伤分级

(1)极重度智能损伤

1)记忆损伤,记忆商0~19;

2)智商<20;

3)生活完全不能自理。

(2)重度智能损伤

1)记忆损伤,记忆商20~34;

2)智商20~34;

3)生活大部分不能自理。

(3)中度智能损伤

1)记忆损伤,记忆商35~49;

2)智商35~49;

3)生活能部分自理。

（4）轻度智能损伤

1)记忆损伤,记忆商 50 ～ 69;

2)智商 50 ～ 69;

3)生活勉强能自理,能做一般简单的非技术性工作。

二、精神病性症状

有下列表现之一者:

1、突出的妄想;

2、持久或反复出现的幻觉;

3、病理性思维联想障碍;

4、紧张综合症,包括紧张性兴奋与紧张性木僵;

5、情感障碍显著,且妨碍社会功能(包括生活自理功能、社交功能及职业和角色功能)。

三、人格改变

个体原来特有的人格模式发生了改变,一般需有两种或两种以上的下列特征,至少持续 6 个月方可诊断:

1、语速和语流明显改变,如以赘述或粘滞为特征;

2、目的性活动能力降低,尤以耗时较久才能得到满足的活动更明显;

3、认知障碍,如偏执观念、过分沉湎于某一主题(如宗教),或单纯以对或错来对他人进行僵化的分类;

4、情感障碍,如情绪不稳、欣快、肤浅、情感流露不协调、易激惹,或淡漠;

5、不可抑制的需要冲动(不顾后果和社会规范要求)。

四、癫痫的诊断分级

1、轻度

需系统服药治疗方能控制的各种类型癫痫发作者。

2、中度

各种类型的癫痫发作,经系统服药治疗两年后,全身性强直-阵挛发作、单纯或复杂部分发作,伴自动症或精神症状(相当于大发作、精神运动性发作)平均每月一次或一次以下,失神发作和其他类型发作平均每周一次以下。

3、重度

各种类型的癫痫发作,经系统服药治疗两年后,全身性强直-阵挛发作、单纯或复杂部分发作,伴自动症或精神症状(相当于大发作、精神运动性发作)平均每月一次以上,失神发作和其他类型发作平均每周一次以上者。

附录九 《精神残疾鉴定标准》

一、精神残疾的定义

精神残疾,是指各类精神障碍持续一年以上未痊愈,由于存在认知、情感和行为障碍,以致影响其日常生活和社会参与。

二、精神残疾的分级

18岁以上(含)的精神障碍患者根据《世界卫生组织残疾评定量表Ⅱ》(WHO-DASⅡ)分数和下述的适应行为表现,把精神残疾划分为四级:

精神残疾一级:

WHO-DASⅡ值≥116分,适应行为严重障碍;生活完全不能自理,忽视自己的生理、心理的基本要求。不与人交往,无法从事工作,不能学习新事物。需要环境提供全面、广泛的支持,生活长期、全部需他人监护。

精神残疾二级:

WHO-DASⅡ值在106～115分之间,适应行为重度障碍;生活大部分不能自理,基本不与人交往,只与照顾者简单交往,能理解照顾者的简单指令,有一定学习能力。监护下能从事简单劳动。能表达自己的基本需求,偶尔被动参与社交活动;需要环境提供广泛的支持,大部分生活仍需他人照料。

精神残疾三级:

WHO-DASⅡ值在96～105分之间,适应行为中度障碍;生活上不能完全自理,可以与人进行简单交流,能表达自己的情感。能独立从事简单劳动,能学习新事物,但学习能力明显比一般人差。被动参与社交活动,偶尔能主动参与社交活动;需要环境提供部分的支持,即所需要的支持服务是经常性的、短时间的需求,部分生活需由他人照料。

精神残疾四级:

WHO-DASⅡ值在52～95分之间,适应行为轻度障碍;生活上基本自理,但自理能力比一般人差,有时忽略个人卫生。能与人交往,能表达自己的情感,体会他人情感的能力较差,能从事一般的工作,学习新事物的能力比一般人稍差;偶尔需要环境提供支持,一般情况下生活不需要由他人照料。

多重残疾

存在两种或两种以上残疾为多重残疾。多重残疾应指出其残疾的类别。多重残疾分级按所属残疾中最重类别残疾分级标准进行分级。

参考文献

[1] 张梦欣.劳动能力鉴定标准[M].北京:中国劳动社会保障出版社,2007.

[2] 刘哲宁.精神科护理学[M].北京:人民卫生出版社,2008.

[3] 郝伟.精神病学第六版[M].北京:人民卫生出版社,2008.

[4] 马莹,顾瑜琦.心理咨询技术与方法[M].北京:人民卫生出版社,2009.

[5] 沈渔邨.精神病学第五版[M].北京:人民卫生出版社,2009.

[6] 赵靖平.精神病学新进展[M].北京:中国医学电子音像出版社,2009.

[7] 张明园.临床诊疗指南精神病学分册[M].北京:人民卫生出版社,2010.

[8] 江开达.精神病学第二版[M].北京:人民卫生出版社,2010.

[9] 郭念锋.心理咨询师基础知识[M].北京:民族出版社,2011.

[10] 杨艳杰.护理心理学第三版[M].人民卫生出版社,2012.

[11] 于竟进,江建荣,王羽.中华人民共和国精神卫生法医务人员培训教材[M].北京:中国法制出版社,2013.